Sarwar Zahid / Kari Branham
Dana Schlegel / Mark E. Pennesi
Michel Michaelides / John Heckenlively
Thiran Jayasundera

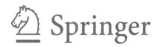 Springer

视网膜营养不良
基因图谱

Retinal Dystrophy
Gene Atlas

编　著　〔美〕萨瓦尔·扎希德　等
主　译　雷　博

天 津 出 版 传 媒 集 团
天津科技翻译出版有限公司

著作权合同登记号:图字:02-2020-126

图书在版编目(CIP)数据

视网膜营养不良基因图谱 / (美)萨瓦尔·扎希德
(Sarwar Zahid)等编著;雷博主译. —天津:天津科
技翻译出版有限公司,2022.7
书名原文: Retinal Dystrophy Gene Atlas
ISBN 978-7-5433-4218-7

Ⅰ.①视… Ⅱ.①萨… ②雷… Ⅲ.①视网膜疾病–
图谱 Ⅳ.①R774.1-64

中国版本图书馆 CIP 数据核字(2022)第 046597 号

授权单位:Springer Nature Switzerland AG.
出　　　版:天津科技翻译出版有限公司
出 版 人:刘子媛
地　　　址:天津市南开区白堤路 244 号
邮政编码:300192
电　　　话:(022)87894896
传　　　真:(022)87893237
网　　　址:www.tsttpc.com
印　　　刷:天津海顺印业包装有限公司分公司
发　　　行:全国新华书店
版本记录:889mm×1194mm　16 开本　14.5 印张　300 千字
　　　　　2022 年 7 月第 1 版　2022 年 7 月第 1 次印刷
　　　　　定价:180.00 元

(如发现印装问题,可与出版社调换)

译校者名单

主　译

雷　博

译校者（按姓氏笔画排序）

付乐铭　朱　青　李　亚　李　杰

张璐佳　周庆儒　施晓萌　陶思羽

秘　书

郭庆歌　谢坤鹏

（译校者单位：河南省人民医院/河南省眼科研究所/河南省立眼科医院）

编者名单

Sarwar Zahid, MS, MD
Kellogg Eye Center
University of Michigan
Ann Arbor, Michigan, USA

Dana Schlegel, MS, MPH, CGC
Kellogg Eye Center
University of Michigan
Ann Arbor, Michigan, USA

Michel Michaelides, MB, MD
Institute of Ophthalmology
Moorfields Eye Hospital UCL
London, UK

Thiran Jayasundera, MD
Kellogg Eye Center
University of Michigan
Ann Arbor, Michigan, USA

Kari Branham, MS, CGC
Kellogg Eye Center
University of Michigan
Ann Arbor, Michigan, USA

Mark E. Pennesi, MD, PhD
Casey Eye Institute
Oregon Health & Science University
Portland, Oregon, USA

John Heckenlively, MD
Kellogg Eye Center
University of Michigan
Ann Arbor, Michigan, USA

中文版序言

视网膜营养不良(RD)也被泛称为遗传性视网膜疾病(IRD)，是一类影响全世界数百万人口的神经变性性疾病。这类疾病的主要病理特征是视网膜发生不可逆的神经细胞变性，引起视力下降，甚至引起失明，是导致不可逆盲的一个主要原因。此外，基于精准诊断困难和缺乏有效的治疗方法，此类疾病也是眼科主要的危重疑难病。遗传性视网膜疾病与基因发生致病变异密切相关，遵循显性、阴性和性连锁等方式。根据它们是单独影响视网膜，还是与其他全身性疾病一起出现，可以将这类疾病分为非综合征性 RD (也被称为孤立性 RD)和综合征 RD 两大类。常见的非综合征 RD 有视网膜色素变性(RP)、视锥-视杆细胞营养不良、Leber 先天性黑蒙(LCA)和 Best 病等。常见的综合征性 RD 有 Usher 综合征和 Bardet-Biedl 综合征等。

虽然绝大多数遗传性视网膜疾病仍然是不治之症，但是人类积极探索对其精准诊断和治疗的脚步却从未停止。进入 21 世纪以来，二代测序(NGS)，甚至三代和四代测序技术的出现，彻底改变了对遗传病的诊断方法，对疾病的诊断达到了前所未有的新水平。对人类基因组的认识以及各种新技术的应用揭示了大量新的基因型和临床表型的关系。众多的新致病基因和新致病变异的发现和验证对遗传性眼病的精准诊断提供了保证。迄今为止，已鉴定出超过 260 个与遗传性视网膜疾病相关的基因，并且更多的致病基因和致病变异不断被发现。在治疗方面，各国的医生和科学家也在加紧研发针对致病基因和致病变异的精准基因治疗和非特异性的治疗方法，数十个基因治疗的临床试验正在开展。可以预见，在未来 5~10 年会有一批基因治疗的药物被应用于临床。

无论是从遗传性视网膜疾病的精准基因诊断出发，还是从其治疗的角度出发，基因都是核心。因此，了解基因及其相关的疾病至关重要。然而，为满足临床诊断的需求，以往的教科书、参考书都是从疾病的角度出发论述致病基因的情况。由于遗传性视网膜疾病有显著的基因异质性，传统以疾病为中心的论述方法可能会导致相关基因信息不全或是遗漏相关的基因信息。在另一方面，一般的参考书籍对获得基因检测结果的医生和患者能提供的直接帮助有限。由 Zahid 等博士编写的《视网膜营养不良基因图谱》一书是第一本从基因角度讨论遗传性视网膜疾病的书籍。本书列举了常见的导致视网膜营养不良的 84 个基因。从每一个基因目录下面可以直接查询该基因变异所导致的遗传性眼病。书中大量的图片会进一步帮助读者加深对基因及其相关疾病的了解。相信眼科医生、科研人员、遗传咨询师、各类医学生等均会从本书中获益。

杨正林

中国科学院院士

电子科技大学医学院/电子科技大学附属医院/四川省人民医院

2022 年 3 月 24 日于成都

中文版前言

当遗传性视网膜营养不良（遗传性视网膜变性）患者问起准确的病因和治疗方法时，我们总是一筹莫展。一方面是由于这些疾病是眼科常见的疑难病和罕见病，我们对其了解还非常肤浅。另一方面，迄今对这一类疾病仍未有过有效的治疗手段。我们告诉患者这些疾病是不治之症，也就意味着患者只能在绝望中接受视力下降，甚至失明的痛楚。面对每一例患者及其家庭成员失望的神情，每一位有责任心的眼科医生都会感到深深的愧疚。

由于新一代高通量测序技术和基因治疗技术的飞速进展，近20年来不仅大多数这类疾病可以得到分子水平的精准诊断，在遗传性视网膜变性疾病的基因治疗领域也有了长足的进步。2017年，首个治疗先天性黑蒙的基因治疗药物获得美国食品和药品管理局（FDA）批准，这是医学发展史上的又一个里程碑。目前，更多针对这类疾病的基因治疗药物正在临床试验中。可以预见，在近10年内将有更多的针对遗传性视网膜营养不良的基因治疗药物出现并且被应用于临床。精准医学的进展为患者保持一定的视力带来了希望。精准诊断、精准治疗将会改善许多疾病"不治之症"的现况。

为迎接眼病精准基因治疗时代的来临，需要进一步丰富我们的知识，深入了解这些疾病的病因和临床表现的特点。目前，已发现导致遗传性视网膜营养不良的致病基因有300多种。由于这类疾病具有很强的基因异质性和临床表现异质性，因此给临床诊断带来了很多迷惑和困难。目前，为数不多的遗传性眼病专著往往是从疾病的临床诊断和表现入手，未能以基因为主线对疾病进行描述，而基因治疗却恰恰需要从基因的角度去了解相关疾病。

《视网膜营养不良基因图谱》是第一部以基因为主线对遗传性视网膜疾病做出描述的专著。美国和英国的一批眼科医学科学家以精炼的文字和丰富的图片展示了基因变异可通过不同遗传方式导致不一样的临床表现型。全书对84个常见的遗传性视网膜营养不良的基因进行了清晰、明了的描述。虽然遗传病存在种族差异，本书的主要资料也源自白种人和中东人，但我们发现本书所包括的基因与东亚人常见的遗传性视网膜营养不良的常见致病基因基本相同。

我们相信，本书不仅有助于临床医生和遗传病咨询师加快查阅相关基因变异的临床表现，也可以成为遗传生物信息分析者的一部非常实用的参考书籍。同时，眼病患者及家属也可以通过查阅相关基因了解病情的发展、转归和预后情况。眼科医生、研究人员、研究生、规培生、进修生、医学生、遗传咨询师、生物信息分析师及其他遗传眼病相关工作者都能够从本书中得到相关知识。

为将国内缺乏的相关知识传播给读者，我们怀着极大的热情和责任心翻译了这部著作。本书前后经过4遍校对和修改，尽量做到忠实于原著，并将原著的精华转奉于读者。

由于时间有限，如有不妥或疏漏之处，敬请各位读者和同道谅解并不吝斧正。

睿博

2022 年 4 月 6 日

前　言

几个世纪以来,尽管医学实践已经发生了变化,但是希波克拉底提出的"无害原则"的核心准则仍然是中心原则。随着基因检测技术迅速发展到下一代测序、全外显子测序,甚至全基因组测序,患者和医生获得的信息迅速增多。然而,作为一个职业工作者,我们在给患者做基因诊断时必须小心谨慎。我们希望本书能够帮助医疗保健专业人员建立基因型和表现型的相关联系。当我们遇到以前未报道或意义不明的遗传变异时,我们鼓励医生和遗传咨询师参考本书中的相关章节,了解这些遗传性视网膜疾病的多样性。

本书的编写和图片收集是团队努力的结果。怀着帮助医生和患者更多地了解这些疾病的共同信念,来自 3 个机构(俄勒冈健康与科学大学凯西眼科研究所、摩尔菲尔德眼科医院和密西根大学凯洛格眼科中心)的医生、遗传咨询师和研究人员,通过友好地协作共同完成了各章节的编写工作。

在莎士比亚的《李尔王》中,被弄瞎双眼、赶出王国的葛罗斯特伯爵到处躲藏并失去了所有的尊严,而被他自己放逐的儿子爱德加帮助,脱离苦难。这不仅是拯救一个盲人的行为,也是一种爱和责任。在医学领域我们都是爱德加,我们爱我们的患者和我们的职业,从我们决定行医的那一刻起,我们就对患者负有责任。

我们只有通过共同努力,才能推动"孤儿病"领域的发展。随着多个临床试验的启动,让我们共同分享宝贵的病例资源,使其成为最有希望的临床试验的治疗对象。让我们团结起来保护我们的患者,同时告诉他们参与临床试验的机会。我们必须仔细权衡每一位患者的风险和获益。

我们首先要明确参与这些临床试验的原因:改善、阻止或延缓遗传性视网膜疾病患者视力下降。我们希望新诊断为视网膜营养不良的儿童和成人,在不久的将来会得到更好的治疗。

我们永远感激所有为视网膜营养不良转变成今天这样充满活力和不断发展壮大的领域作出贡献的人们。谨将此书奉献给合作精神,这种精神对实现基因诊断和治疗领域的重大突破不可或缺。

感谢 Naheed Khan、Fernanda Abalem 以及 Mahdi Mahmood 为本书做出的贡献。

目　录

这不仅是一本医学专著
更是读者的高效阅读解决方案

建议配合二维码使用本书

【特配线上资源】

推荐阅读：获取更多眼科学图书推荐。

读者交流群：加入读者交流群，同本书读者交流阅读心得，分享眼科基因方面的知识，开拓视野，提升自我水平。

【入群步骤】

第一步 微信扫码

第二步 根据提示加入读者交流群

第三步 可在群内发表读书心得，
与书友交流专业医学知识

扫码添加
智能阅读向导

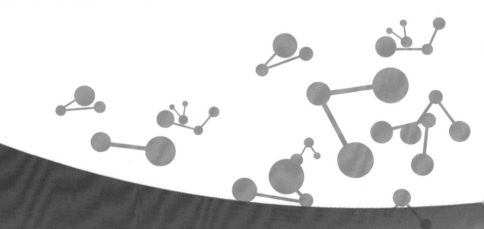

第 1 章

ABCA4

ABCA4 基因在视锥细胞和视杆细胞中表达,编码 ATP 结合盒转运蛋白,这种蛋白作为视循环的一部分参与 N–视黄基–磷脂酰–乙醇胺和全反式视黄醛的转运。隐性遗传突变可以引起多种 *ABCA4* 相关的视网膜疾病,包括 Stargardt 病、眼底黄色斑点症、视网膜色素变性(视杆–视锥细胞营养不良)样表型,以及视锥细胞营养不良和视锥–视杆细胞营养不良[1-3]。

Stargardt 病(STGD)患者通常在出生后 10~20 年中出现中心视觉功能障碍(视力下降、色素沉着和视觉对比敏感度降低)。本病的第二个特征是儿童期发病的患者比成年早期发病的患者疾病进展快。少数患者在 40~60 岁发病,这类患者的视力相对稳定,也相对保留了中心凹的结构和功能,是"黄斑回避型 STGD"[4]。视力下降的程度通常有所差异,范围为 20/40~20/200,与中心凹受累的程度相关。发病较晚的患者比儿童期发病的患者更有可能保持高于 20/200 的视力[5]。患者的光敏性或夜盲症/周边视野缺损的程度不同,范围从未受到很严重的影响,可以通过视觉电生理来进行评估(参见下文)。

典型的眼底表现包括黄斑中心萎缩和后极部的黄白色斑点,主要在视网膜色素上皮(RPE)水平(图 1.1a,图 1.2b,图 1.3a,图 1.4a 和图 1.5a)。然而,眼底表现有相当大的表型异质性,包括斑点和视网膜色素改变的存在/缺失、分布和范围(图 1.2a),以及黄斑萎缩的程度,也可表现为牛眼样黄斑病变(BEM)(图 1.3)。约 1/3 的非毒性 BEM 患者由 *ABCA4* 的致病突变所致[6]。在发现 *ABCA4* 基因之前,通常把有视网膜斑点,但没有明显黄斑萎缩的患者描述成眼底黄色斑点症(FFM)。在发现 *ABCA4* 突变可以引起 STGD 和 FFM 之后,FFM 这个术语现在已较少使用。

在 STGD 中已经确定了 3 种具有预后价值的电生理表型[7,8]。第 1 组患者功能障碍局限于黄斑部;第 2 组有黄斑和广泛视锥系统功能障碍;第 3 组有黄斑、广泛视锥系统和广泛视杆系统的功能障碍。对 STGD 患者的随访研究发现,所有基线视杆系统功能障碍的患者均有视网膜电图(ERG)反应的显著下降;只有 20%基线全视野 ERG 正常的患者显示病情显著进展[8]。第 3 组 STGD 患者的 Goldmann 视野(GVF)有中心暗点,与所有 STGD 患者一样,伴有周边视野逐渐缩小。因此,该组患者有更严重的视力受损[9]。

眼底自发荧光(FAF)可以显示后极部增强或减弱的自发荧光(AF)的变化,黄斑萎缩表现出中心自发荧光减弱,这一点有助于诊断,尤其是对儿童患者。在疾病晚期,视盘周围 AF 保留可提示 *ABCA4* 相关疾病[10,11]。此外,通过检测 AF 随时间的变化可以监测疾病的进展(图 1.1b 和图 1.5b)[8,12]。一项对 STGD 中 FAF 的随访研究发现,基线 AF 的类型影响黄斑萎缩区的扩大,并且具有遗传相关性[8]。荧光素血管造影(FA)可能会显示"暗脉络膜"改变(图 1.4b),但自 FAF 出现以来这种现象并不常见,并且随着基因检测的普及,FA 对 STGD 的诊断变得不再那么重要[13]。如果广泛的萎缩妨碍观察暗脉络膜,可以通过 FA 视盘周围的弱荧光环(视盘周围暗脉络膜环)来诊断,该环在 FAF 表现为保留的正常区域[14]。然而,没有暗脉络膜并不能排除 *ABCA4* 相关疾病,因为一些病情较轻的患者可能不会出现暗脉络膜[2]。此外,现代眼底照相机上的自动对比功能,可能使暗脉络膜难以观察。

BEM 的特征是黄斑区有明显病变 (图 1.3)[6]。Kurz–Levin 等人根据牛眼样病灶内外白发荧光的相对强弱描述了 3 种不同的 FAF 表型[15]。可以在视锥–

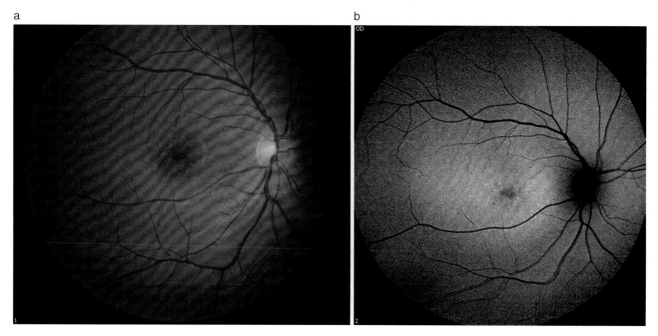

图 1.1　病例摘要：21 岁女性 Stargardt 病患者。(a)右眼的眼底彩照,显示有小黄色斑点并伴有黄斑中心萎缩。(b)右眼的眼底自发荧光,显示黄斑荧光增强并且有强自发荧光小斑点。在黄斑萎缩区域中心有弱自发荧光,用自发荧光成像可以更好地观察到这一现象。

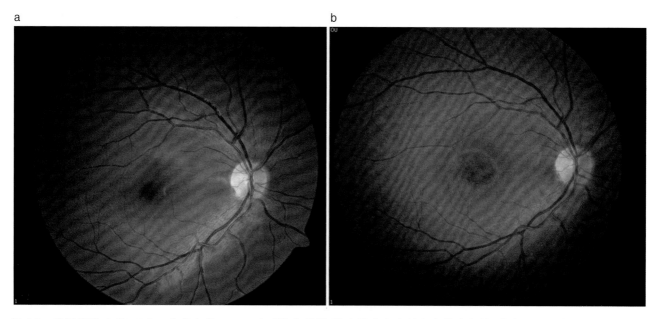

图 1.2　病例摘要：8 岁 ABCA4 突变患儿。(a)8 岁时眼底彩照,除右眼黄斑少量斑点样病变外,其余眼底正常,但是视力仅为20/200。左眼视力和眼底表现相同。(b)11 岁时眼底彩照,显示发展为中心凹萎缩以及后极部的斑点增多。

视杆细胞营养不良或 STGD 中观察到与 ABCA4 突变相关的 BEM。ABCA4 至少与 30% 的隐性遗传视锥-视杆细胞营养不良相关 [16]。这些患者通常在出生后10~20 年出现视物模糊和视力下降；随后可出现夜盲症和周边视野缺损[17]。在疾病进程中,视力可能从

儿童期的 20/30 到晚期的 20/200 直至光感,但有明显的异质性[17]。一些研究还描述了某些孤立杂合突变的位点,患者有轻度表型并且发病较晚,但这些患者的单个 ABCA4 突变是否致病尚不清楚[18,19]。

　　有关 ABCA4 突变引起常染色体隐性遗传视网膜

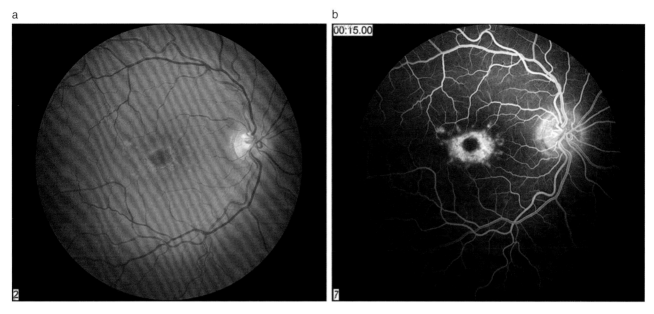

图 1.3　病例摘要:29 岁男性 BEM 患者。(a)右眼眼底彩照,显示被视网膜沉着物包围的黄斑牛眼样萎缩病变。(b)右眼荧光血管造影(动-静脉期),显示牛眼样萎缩区域的窗样缺损。沉着物表现为强荧光染色。

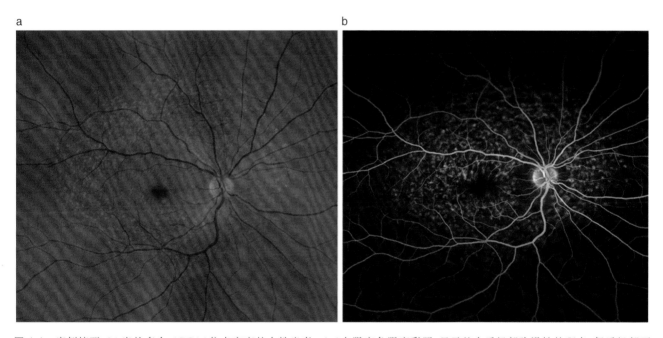

图 1.4　病例摘要:24 岁的多个 ABCA4 位点突变的女性患者。(a)右眼广角眼底彩照,显示整个后极部弥漫性的斑点,但后极部不伴任何相关的萎缩。(b)广角荧光血管造影(动-静脉期)显示暗脉络膜背景上强荧光斑点。

色素变性(RP)样表型的报道很少。这些患者通常在出生后 10~20 年出现夜盲症,视力非常差。眼底表现包括经典的 RP 表现,如视盘苍白、血管变细、骨细胞样色素沉着以及后极部萎缩[20]。ERG 和 GVF 通常表现为视杆-视锥细胞变性的改变(图 1.6)。

据报道,携带疑似致病的 ABCA4 等位基因的频率高达 1:20,迄今为止,已鉴定出 700 多种 ABCA4 突变。较高的等位基因异质性,导致对 ABCA4 相关视网膜疾病的分子遗传分析非常困难。据报道,对 ABCA4 整个编码区进行 Sanger 直接测序(50 个外显子),能检测到已报道致病等位基因中的 66%~80%;然而,由于时间和成本的限制,在大量患者群体中应用这种方法具有

a
b

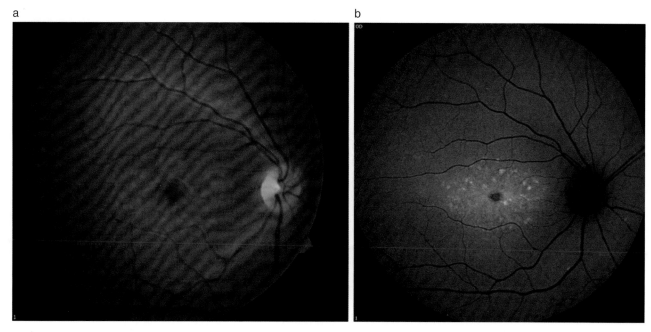

图 1.5 病例摘要:患有 Stargardt 病的 13 岁女孩。(a)右眼眼底彩照,显示整个黄斑区斑点,但没有明显的黄斑萎缩。(b)右眼眼底自发荧光,显示在黄斑区荧光增强的背景上强荧光斑点。病灶中心的弱自发荧光提示萎缩,在眼底照相中不明显。

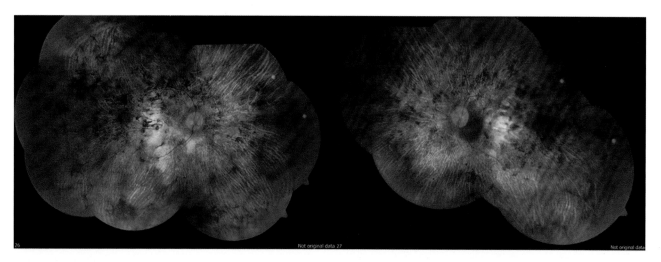

图 1.6 64 岁男性视杆-视锥细胞营养不良表型患者。右眼和左眼的广角眼底照片,显示有弥漫性骨细胞样色素沉着和萎缩,ERG 记录不到,Goldmann 视野仅存周边视岛。

显著的局限性[21]。

借助阵列引物延伸(APEX)技术开发的 ABCA4 基因分型微阵列,已经可以对所有先前报道的、已知的 ABCA4 突变进行筛查;APEX 可以检测到 65%~75% 的所有疾病相关的等位基因。然而,APEX 技术无法检测到新的突变,因此需要使用其他方法对整个编码区进行高通量测序,特别是在一个或两个致病等位基因未被列入微阵列的病例中。

Zernant 等人用二代测序(NGS)技术检测未包含在 APEX 微阵列中的新 ABCA4 突变;使用扩增子标记聚合酶链式反应(PCR)平行扩增 168 例患者 ABCA4 的 50 个外显子,并将所得的扩增子进行二代测序[22]。这一 NGS 策略被重复应用于另一项人群研究并获得相似结果,在应用 APEX 技术,并且只发现一个致病等位基因的队列中,有 48% 的患者发现了第二个致病等位基因[8]。这些研究表明,ABCA4 基因中许多与疾病相关的突变非常罕见且尚未被发现,这导致基于 PCR 的 NGS 成为一种选择性的筛查方法或者是一种在患者中 APEX 未检测到两种突变的补充方法。

（李亚 译　雷博 校）

参考文献

1. Klevering BJ, Blankenagel A, Maugeri A, Cremers FP, Hoyng CB, Rohrschneider K. Phenotypic spectrum of autosomal recessive cone-rod dystrophies caused by mutations in the ABCA4 (ABCR) gene. Invest Ophthalmol Vis Sci. 2002;43(6):1980–5.
2. Burke TR, Tsang SH. Allelic and phenotypic heterogeneity in ABCA4 mutations. Ophthalmic Genet. 2011;32(3):165–74.
3. Martinez-Mir A, Paloma E, Allikmets R, Ayuso C, del Rio T, Dean M, et al. Retinitis pigmentosa caused by a homozygous mutation in the Stargardt disease gene ABCR. Nat Genet. 1998;18(1):11–2.
4. Noble KG, Carr RE. Stargardt's disease and fundus flavimaculatus. Arch Ophthalmol. 1979;97(7):1281–5.
5. Rotenstreich Y, Fishman GA, Anderson RJ. Visual acuity loss and clinical observations in a large series of patients with Stargardt disease. Ophthalmology. 2003;110(6):1151–8.
6. Michaelides M, Chen LL, Brantley MA Jr, Andorf JL, Isaak EM, Jenkins SA, et al. ABCA4 mutations and discordant ABCA4 alleles in patients and siblings with bull's-eye maculopathy. Br J Ophthalmol. 2007;91(12):1650–5.
7. Lois N, Holder GE, Bunce C, Fitzke FW, Bird AC. Phenotypic subtypes of Stargardt macular dystrophy-fundus flavimaculatus. Arch Ophthalmol. 2001;119(3):359–69.
8. Fujinami K, Lois N, Mukherjee R, McBain VA, Tsunoda K, Tsubota K, et al. A longitudinal study of Stargardt disease: quantitative assessment of fundus autofluorescence, progression, and genotype correlations. Invest Ophthalmol Vis Sci. 2013;54(13):8181–90.
9. Zahid S, Jayasundera T, Rhoades W, Branham K, Khan N, Niziol LM, et al. Clinical phenotypes and prognostic full-field electroretinographic findings in Stargardt disease. Am J Ophthalmol. 2013;155(3):465–73 e463.
10. Lois N, Halfyard AS, Bird AC, Holder GE, Fitzke FW. Fundus autofluorescence in Stargardt macular dystrophy-fundus flavimaculatus. Am J Ophthalmol. 2004;138(1):55–63.
11. Cideciyan AV, Swider M, Aleman TS, Sumaroka A, Schwartz SB, Roman MI, et al. ABCA4-associated retinal degenerations spare structure and function of the human parapapillary retina. Invest Ophthalmol Vis Sci. 2005;46(12):4739–46.
12. Fujinami K, Zernant J, Chana RK, Wright GA, Tsunoda K, Ozawa Y, et al. Clinical and molecular characteristics of childhood-onset Stargardt disease. Ophthalmology. 2015;122(2):326–34.
13. Fishman GA, Farber M, Patel BS, Derlacki DJ. Visual acuity loss in patients with Stargardt's macular dystrophy. Ophthalmology. 1987;94(7):809–14.
14. Jayasundera T, Rhoades W, Branham K, Niziol LM, Musch DC, Heckenlively JR. Peripapillary dark choroid ring as a helpful diagnostic sign in advanced stargardt disease. Am J Ophthalmol. 2010;149(4):656–60 e652.
15. Kurz-Levin MM, Halfyard AS, Bunce C, Bird AC, Holder GE. Clinical variations in assessment of bull's-eye maculopathy. Arch Ophthalmol. 2002;120(5):567–75.
16. Maugeri A, Klevering BJ, Rohrschneider K, Blankenagel A, Brunner HG, Deutman AF, et al. Mutations in the ABCA4 (ABCR) gene are the major cause of autosomal recessive cone-rod dystrophy. Am J Hum Genet. 2000;67(4):960–6.
17. Birch DG, Peters AY, Locke KL, Spencer R, Megarity CF, Travis GH. Visual function in patients with cone-rod dystrophy (CRD) associated with mutations in the ABCA4(ABCR) gene. Exp Eye Res. 2001;73(6):877–86.
18. Souied EH1, Ducroq D, Rozet JM, Gerber S, Perrault I, Sterkers M, Benhamou N, Munnich A, Coscas G, Soubrane G, Kaplan J. A novel ABCR nonsense mutation responsible for late-onset fundus flavimaculatus. Invest Ophthalmol Vis Sci. 1999;40(11):2740–4.
19. Klevering BJ1, Deutman AF, Maugeri A, Cremers FP, Hoyng CB. The spectrum of retinal phenotypes caused by mutations in the ABCA4 gene. Graefes Arch Clin Exp Ophthalmol. 2005;243(2):90–100. Epub 2004 Dec 22.
20. Cremers FP, van de Pol DJ, van Driel M, den Hollander AI, van Haren FJ, Knoers NV, et al. Autosomal recessive retinitis pigmentosa and cone-rod dystrophy caused by splice site mutations in the Stargardt's disease gene ABCR. Hum Mol Genet. 1998;7(3):355–62.
21. Shroyer NF, Lewis RA, Yatsenko AN, Wensel TG, Lupski JR. Cosegregation and functional analysis of mutant ABCR (ABCA4) alleles in families that manifest both Stargardt disease and age-related macular degeneration. Hum Mol Genet. 2001;10(23):2671–8.
22. Zernant J, Schubert C, Im KM, Burke T, Brown CM, Fishman GA, et al. Analysis of the ABCA4 gene by next-generation sequencing. Invest Ophthalmol Vis Sci. 2011;52(11):8479–87.

第 2 章

AIPL1

AIPL1 编码芳基-烃相互作用样蛋白 1,在发育和成熟的光感受器细胞中表达,可能对蛋白质折叠和运输非常重要。该蛋白还能影响光感受器的功能,以及通过调控视锥细胞 PDE6 和 RetGC1 影响信号转导[1]。AIPL1 突变能够引起隐性遗传 Leber 先天性黑蒙(LCA)、青少年发病的视杆-视锥细胞营养不良,以及显性遗传视锥-视杆细胞营养不良。

AIPL1 突变能够导致 4%~8% 的 LCA[2]。患儿通常在出生后 1 年内出现症状,可能会出现夜盲症,对光敏感或趋光。通常能够观察到 Franceschetti 指眼征、钟摆性眼球震颤、圆锥角膜(在纯合突变患者中更常见)和白内障。视力从 20/400 到光感[3]。早期眼底可能正常,但高达 84% 的患者在疾病晚期通常会显示出视盘苍白、骨细胞样色素沉着(从轻度的中周部沉着到严重的弥漫性沉着以及脉络膜视网膜萎缩),80% 的患者出现黄斑病变(出生后 10 年内从轻度的中心凹萎缩到黄斑斑点、发育不全或萎缩),并且随着时间而恶化(图 2.1 和图 2.2)[4,5]。Tan 等人也报道了一些伴有视网膜白点的患者[6]。相较于携带 RPE65 和 GUCY2D 突变的 LCA 患者,携带 AIPL1 突变的 LCA 患者更可能出现黄斑病变、圆锥角膜和白内障[4]。在大多数早期患者中不能记录 ERG 记录不到波形,并且 GVF 也检测不到或仅有非常有限的视野[7]。然而,Pennesi 等报道 3 例携带 AIPL1 突变的年轻患者有一些残留的暗适应 ERG 反应和较大的视野[8]。Tan 等人还报道了 1 例 2 岁患者有残余的视杆细胞功能[6]。光学相干断层扫描(OCT)显示中心凹感光细胞缺失、外核层缺失、中心凹厚度减少、视网膜内层厚度增加或层状紊乱。

有报道 AIPL1 突变隐性遗传导致青少年视杆-视锥细胞营养不良,患者 10 岁以前出现视力降低、周边视力下降和夜盲症。随着时间的推移,这些患者逐渐失去中心和周边视力。在 40 多岁时,患者视力可能达到 20/60,但是可在 20 年内下降到 20/400 以下[7]。未见圆锥角膜报道。眼底表现包括黄斑区 RPE 保留,在变细的血管弓之外的中周部有牛眼样病变和色素萎缩(图 2.3)。也有视盘疣的报道。近红外成像可显示色素沉着的区域,眼底自发荧光可显示萎缩区和强荧光骨细胞样色素沉着(使用 NIR-RAFI)。OCT 显示中心凹萎缩、光感受器和 ONL 缺失以及某些区域视网膜厚度增加[7]。GVF 显示周边视野缩窄和视杆-视锥反应下降,其中心视野随着年龄减小而消失。ERG 显示仍有视杆和视锥细胞反应,但是显著下降(在一项研究中下降 90%)[7]。

Sohocki 等人报道 AIPL1 突变能够引起显性视锥-视杆细胞营养不良[2]。

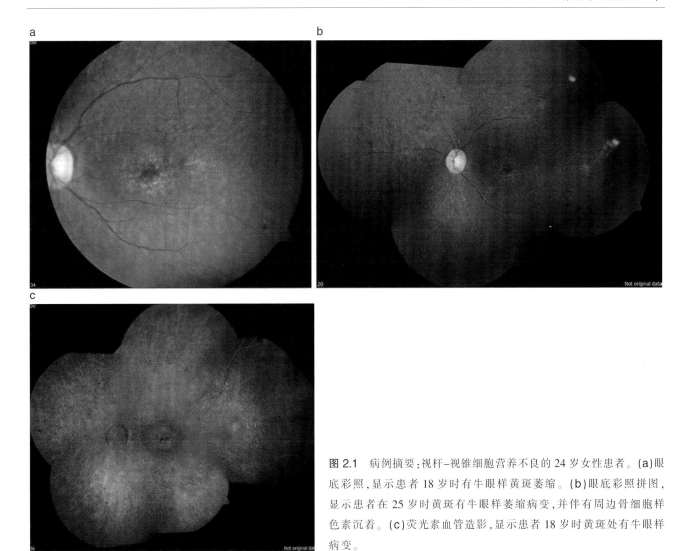

图 2.1　病例摘要:视杆–视锥细胞营养不良的 24 岁女性患者。(a)眼底彩照,显示患者 18 岁时有牛眼样黄斑萎缩。(b)眼底彩照拼图,显示患者在 25 岁时黄斑有牛眼样萎缩病变,并伴有周边骨细胞样色素沉着。(c)荧光素血管造影,显示患者 18 岁时黄斑处有牛眼样病变。

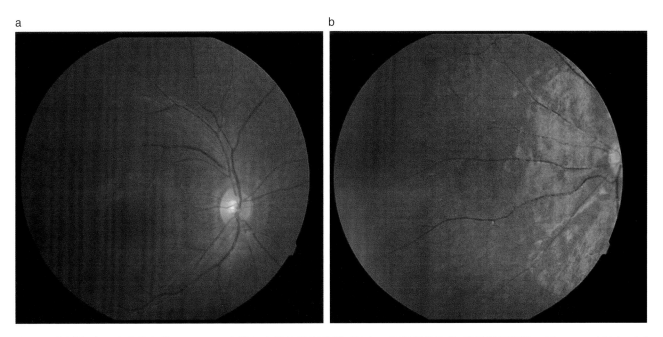

图 2.2　病例摘要:6 岁儿童患者(CEI24800)右眼和左眼的眼底彩照,显示 RPE 斑驳状改变,但无明显萎缩。(Courtesy of Richard G. Weleber)

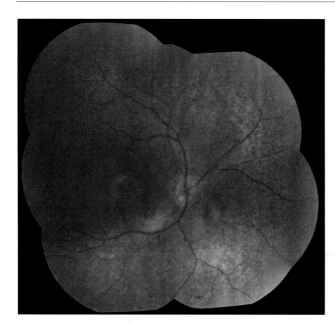

图2.3 病例摘要：15 岁男性患者(CEI22551)的右眼眼底彩照，显示沿血管弓及血管弓外广泛的 RPE 萎缩，周边有少量色素沉着以及黄斑萎缩。(Courtesy of Richard G. Weleber)

(李亚 译 雷博 校)

参考文献

1. Kolandaivelu S, Singh RK, Ramamurthy V. AIPL1, A protein linked to blindness, is essential for the stability of enzymes mediating cGMP metabolism in cone photoreceptor cells. Hum Mol Genet. 2014;23(4):1002–12.
2. Sohocki MM, Perrault I, Leroy BP, Payne AM, Dharmaraj S, Bhattacharya SS, et al. Prevalence of AIPL1 mutations in inherited retinal degenerative disease. Mol Genet Metab. 2000;70(2):142–50.
3. Walia S, Fishman GA, Jacobson SG, Aleman TS, Koenekoop RK, Traboulsi EI, et al. Visual acuity in patients with Leber's congenital amaurosis and early childhood-onset retinitis pigmentosa. Ophthalmology. 2010;117(6):1190–8.
4. Dharmaraj S, Leroy BP, Sohocki MM, Koenekoop RK, Perrault I, Anwar K, et al. The phenotype of Leber congenital amaurosis in patients with AIPL1 mutations. Arch Ophthalmol. 2004; 122(7):1029–37.
5. Galvin JA, Fishman GA, Stone EM, Koenekoop RK. Evaluation of genotype-phenotype associations in leber congenital amaurosis. Retina. 2005;25(7):919–29.
6. Tan MH, Mackay DS, Cowing J, Tran HV, Smith AJ, Wright GA, et al. Leber congenital amaurosis associated with AIPL1: challenges in ascribing disease causation, clinical findings, and implications for gene therapy. PLoS One. 2012;7(3):e32330.
7. Jacobson SG, Cideciyan AV, Aleman TS, Sumaroka A, Roman AJ, Swider M, et al. Human retinal disease from AIPL1 gene mutations: foveal cone loss with minimal macular photoreceptors and rod function remaining. Invest Ophthalmol Vis Sci. 2011;52(1):70–9.
8. Pennesi ME, Stover NB, Stone EM, Chiang PW, Weleber RG. Residual electroretinograms in young Leber congenital amaurosis patients with mutations of AIPL1. Invest Ophthalmol Vis Sci. 2011;52(11):8166–73.

第3章

ALMS1

ALMS1 编码一种参与纤毛功能和(或)纤毛发生有关的蛋白质,其位于纤毛基体中[1,2]。该基因突变会导致伴有 Alström 综合征(AS)症状的进行性视锥-视杆细胞营养不良。

ALMS1 突变是 AS 的唯一致病原因[3],在纤毛类疾病中[4]表现为常染色体隐性遗传[5]。AS 的发病率约为 1/1 000 000[3]。在婴儿期发病,对光敏感和眼球震颤是常见的首发症状[6-9]。进行性视锥-视杆细胞营养不良是本病的标志[7]。本病在发病年龄和进展速度方面表现出显著的家系内和家系外表型异质性[8]。然而,一般而言,本病的进展似乎比典型的视锥-视杆细胞营养不良更加迅速[8,9]。在 3 例瑞典患者中,所有儿童在 3 岁时视力为 20/100~2/200[8]。在另一项针对来自 5 个不相关、无血缘关系的中国家系的 7 例儿童患者的研究中,所有患者(5~14 岁)的最佳矫正视力为 20/200[3]。AS 患者也可出现双眼囊膜下白内障[8,10]。眼底检查显示视网膜血管变细[3,10]、视盘苍白、RPE 萎缩[8,10],并可能存在玻璃膜疣(图 3.1a)[9]。有些患者在生命早期表现出血管变细和色素沉着,但有的患者在 8~10 岁之前可能不会出现任何眼底异常[8]。也可能出现星状玻璃体性变、视盘疣和骨细胞样色素沉着[10]。据报道,一例患者出现了牛眼样黄斑病变[8]。OCT 显示 5 岁患者 RPE 和椭圆体带变

薄[3,9]、黄斑发育停滞[9,10]、内层视网膜各层存留,但外层视网膜连接纤毛缺如(图 3.1b)[9]。视网膜电图与中心视力下降程度相关,表明疾病早期视锥细胞受到影响,随后出现视杆细胞功能受损。视锥系统反应在 4~6 个月时无法检测[8,10],至 10 岁时仅略有下降。视杆系统反应在婴儿期通常在正常范围内,但在 5~6 岁时可能出现明显下降或呈熄灭型改变[8,10],或者在 10 岁时仅有轻度下降[8]。患者之间 GVF 结果差异很大,其中一些患者 12 岁时 V:4e 等视线视野缩小<5°,其他患者 10 岁时 I:4e 等视线视野缩小 50°[8]。色觉也有很大差异,一些患者在 10 岁时色觉正常,但另一些患者在 12 岁时完全失去色觉[8]。

其他症状包括从婴儿期到成年期可随时出现(在儿童期常见)的双侧感觉神经性听力缺损[10]、Ⅱ型糖尿病、躯干性肥胖、扩张型心肌病、颅面特征、甲状腺功能减退、肝转氨酶升高、肾功能不全、性腺功能障碍、月经不调[5,11]、青春期发育停滞、身材矮小和脊柱侧凸[7]。与另一种纤毛类疾病 Bardet-Biedl 综合征不同,AS 一般不会出现多指畸形(尽管有报道显示多达 2% 的 AS 患者有多指和综合征症状[8]),但感觉神经性听力下降[4]。其并发症和死亡原因通常是由肝脏、心脏、肺和肾纤维化引起的多器官衰竭[7]。

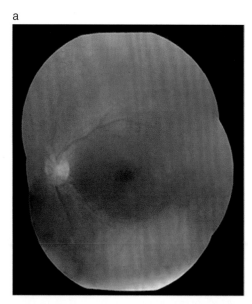

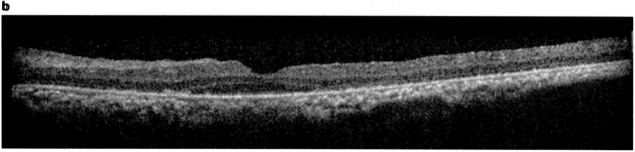

图 3.1   病例摘要:具有 *ALMS1* c.6436C>T p.Arg2146X 纯合突变的 11 岁女孩(CEI24864),其视力不佳(双眼光感),有 Ⅱ 型糖尿病病史,双眼玻璃体积血,左眼行玻璃体切割术。(a)左眼的眼底彩照,显示视网膜周边 RPE 改变。(b)频域 OCT,显示外层视网膜萎缩伴有黄斑区椭圆体带缺失。

(李亚 译 雷博 校)

参考文献

1. Jagger D, Collin G, Kelly J, Towers E, Nevill G, Longo-Guess C, et al. Alström syndrome protein ALMS1 localizes to basal bodies of cochlear hair cells and regulates ciulium-dependent planar cell polarity. Hum Mol Genet. 2011;20(3):466–81.
2. O'Neill MJF, McKusick VA. ALMS1 GENE; ALMS1. OMIM. 606844. 2012. Retrieved from http://www.omim.org/entry/606844.
3. Liang X, Hui L, Huajin L, Xu F, Dong F, Sui R, et al. Novel ALMS1 mutations in Chinese patients with Alström syndrome. Mol Vis. 2013;19:1885–91.
4. Piñeiro-Gallego T, Cortón M, Ayuso C, Baiget M, Valverde D. Molecular approach in the study of Alström syndrome: analysis of ten Spanish families. Mol Vis. 2012;18:1794–802.
5. Kaya A, Orbak Z, Çayir A, Döneray H, Taşdemir Ş, Ozantürk A, et al. Combined occurrence of Alström syndrome and bronchiectasis. Pediatrics. 2014;133(3):e780–3.
6. Casey J, McGettigan P, Brosnahan D, Curtis E, Treacy E, Ennis S, et al. Atypical Alstrom syndrome with novel ALMS1 muta-tions precluded by current diagnostic criteria. Eur J Med Genet. 2014;57(2–3):55–9.
7. Kuburovic V, Marshall JD, Collin GB, Nykamp K, Kuburović N, Milenković T, et al. Differences in the clinical spectrum of two ado-lescent male patients with Alström syndrome. Clin Dysmorphol. 2013;22(1):7–12.
8. Malm E, Ponjavic V, Nishina PM, Naggert JK, Hinman EG, Andréasson S, et al. Full-field electroretinography and marked vari-ability in clinical phenotype of Alström syndrome. Arch Opthalmol. 2008;126(1):51–7.
9. Vingolo EM, Salvatore S, Grenga PL, Maffei P, Milan G, Marshall J. High-resolution spectral domain optical coherence tomography images of Alström syndrome. J Pediatr Ophthalmol Strabismus. 2010;47 Online:e1–3.
10. Marshall JD, Maffei P, Collin GB, Naggert JK. Alström syndrome: genetics and clinical overview. Curr Genomics. 2011;12(3):225–35.
11. Bahmad F Jr, Costa CS, Teixeira MS, Barros Filho JD, Viana LM, Marshall J. Familial Alström syndrome: a rare cause of bilateral progressive hearing loss. Braz J Otorhinolaryngol. 2014;80(2):99–104.

第 4 章

ARL6/BBS3

ARL6 或 *BBS3* 编码一种可结合纤毛膜蛋白复合物的蛋白,该蛋白复合物含有 7 种 Bardet-Biedl 综合征(BBS)蛋白质[1]。该基因突变可导致视杆-视锥(86.9%)和视锥-视杆(13.1%)细胞营养不良[2],以及和 BBS 相关的症状。*ARL6* 突变也可能导致散发的 RP[3,4]。

在沙特阿拉伯患者中,大部分的常染色体隐性遗传 BBS 由 *ARL6* 突变引起,Abu Safieh 等在 7 个 BBS 家系中发现 3 个家系有 *ARL6* 突变[4]。*ARL6* 突变在其他人群中很少见到,在 163 个北美、欧洲、纽芬兰、土耳其、伊拉克、巴基斯坦和印度的 BBS 家系中只有 2 个家系有该突变[5]。在丹麦的一项研究中,BBS 的平均诊断年龄为 11.8 岁[6]。在巴西的一项研究中,只有 21% 的 BBS 患者视力较好,有超过 20/40 的视力[2]。早在 5 岁时,携带 *ARL6* 突变的患者就可能出现夜盲症[7]。在 26% 的 BBS 患者中观察到双眼眼球震颤,其中一些患者出现斜视[2]。logMAR 视力表中心视力每年下降 1 行,而周边视力在暗适应环境中每年下降 0.19 个对数单位[2];73% 的 BBS 患者在十几岁或二十几岁时出现失明[8]。一些报道称,由 *BBS1* 突变引起的 BBS 表型最轻、视力最佳[6,9]。但是,Abu Safieh 等发现 *ARL6* 突变表型最轻[4]。据报道 *ARL6* 突变的患者更有可能患有近视[8]。然而,一些研究人员称 BBS 没有显著的基因型-表型相关性[2]。眼底检查发现,42.8% 的 BBS 患者视盘苍白,67% 的患者视网膜血管变细,67% 有广泛的视网膜色素上皮异常,42.8% 有黄斑异常,23.8% 有外周色素沉着[2]。虽然某些患者的眼底有表面褶皱或轻微的骨细胞样色素沉着,但大多数患者是无色素型(没有色素)[8]。年轻患者往往症状较轻,如视盘周围萎缩和内界膜的轻微斑片状改变。*ARL6* 突变的老年患者通常表现出更严重的视网膜萎缩和黄斑萎缩。一些患者可能会出现后囊下白内障[8]。BBS 患者的光学相干断层扫描显示光感受器细胞层变薄,但保留了内层视网膜的结构[10]。视网膜电图检查,发现 91.3% 患者的暗适应视杆反应和暗适应最大反应为熄灭型,65.2% 患者的视锥反应为熄灭型。暗适应阈值在所有可检测的患者中都升高[2]。

BBS 患者的全身表现包括食欲旺盛引起的肥胖、智力障碍、肾脏异常、多指/趾畸形和生殖腺发育不全[11,12]。其他特征包括发育迟缓、言语发育延迟、先天性心脏病、协调性差、牙齿发育不全,以及糖尿病和高血压的发病率增高[11,13]。据报道,*ARL6* 突变的患者通常有多指/趾畸形[13]。

也有 1 例 *ARL6* 突变患者仅有单纯 RP 而没有其他的全身症状的报道[3,4]。

(李亚 译 雷博 校)

参考文献

1. Amberger JS, McKusick VA. ADP-ribosylation factor-like 6; ARL6. OMIM. 608845. 2004, updated 2015. http://omim.org/entry/608845. Accessed 1 Mar 2017.
2. Berezovsky A, Rocha DM, Sacai PY, Watanabe SS, Cavascan NN, Salomão SR. Visual acuity and retinal function in patients with Bardet-Biedl syndrome. Clinics (Sao Paulo). 2012;67(2):145–9.
3. Aldahmesh MA, Safieh LA, Alkuraya H, Al-Rajhi A, Shamseldin H, Hashem M, et al. Molecular characterization of retinitis pigmentosa in Saudi Arabia. Mol Vis. 2009;15:2464–9.

4. Abu Safieh L, Aldahmesh MA, Shamseldin H, Hashem M, Shaheen R, Alkuraya H, et al. Clinical and molecular characterization of Bardet-Biedl in consanguineous populations: the power of homozygosity mapping. J Med Genet. 2010;47(4):236–41.
5. Beales PL, Warner AM, Hitman GA, Thakker R, Flinter FA. Bardet-Biedl syndrome: a molecular and phenotypic study of 18 families. J Med Genet. 1997;34(2):92–8.
6. Hjortshøj TD, Grønskov K, Philp AR, Nishimura DY, Riise R, Sheffield VC, et al. Bardet-Biedl syndrome in Denmark—report of 13 novel sequence variations in six genes. Hum Mutat. 2010;31(4):429–36.
7. Khan S, Ullah I, Irfanullah TM, Basit S, Khan MN, et al. Novel homozygous mutations in the genes ARL6 and BBS10 underlying Bardet-Biedl syndrome. Gene. 2013;515(1):84–8.
8. Heon E, Westall C, Carmi R, Elbedour K, Panton C, Mackeen L, et al. Ocular phenotypes of three genetic variants of Bardet-Biedl syndrome. Am J Med Genet A. 2005;132A(3):283–7.
9. Daniels AB, Sandberg MA, Chen J, Weigel-DiFranco C, Fielding Hejtmancic J, Berson EL. Genotype-phenotype correlations in Bardet-Biedl syndrome. Arch Ophthalmol. 2012;130(7):901–7.
10. Billingsley G, Bin J, Fieggen KJ, Duncan JL, Gerth C, Ogata K, et al. Mutations in chaperonin-like BBS genes are a major contributor to disease development in a multiethnic Bardet-Biedl syndrome patient population. J Med Genet. 2010;47(7):453–63.
11. Xing DJ, Zhang HX, Huang N, KC W, Huang XF, Huang F, et al. Comprehensive molecular diagnosis of Bardet-Biedl syndrome by high-throughput targeted exome sequencing. PLoS One. 2014;9(3):e90599.
12. Zhang Q, Hu J, Ling K. Molecular views of Arf-like small GTPases in cilia and ciliopathies. Exp Cell Res. 2013;319(15):2316–22.
13. Pawlik B, Mir A, Iqbal H, Li Y, Nürnberg G, Becker C, et al. A novel familial BBS12 mutation associated with a mild phenotype: implications for clinical and molecular diagnostic strategies. Mol Syndromol. 2010;1(1):27–34.

第 5 章

BBS1

BBS1 编码 Bardet-Biedl 综合征 1 蛋白，该蛋白是 BBSome 复合物(*BBS1-9*)的一部分，被认为参与纤毛的发生。*BBS1* 突变与 BSS 和非综合征型视网膜色素变性相关[1,2]。BBS 的临床特征是视网膜变性和几种全身表现，包括躯干性肥胖、肌肉-骨骼异常[如多指/趾畸形、并指/趾畸形、短指和(或)指/趾弯曲]、泌尿生殖道异常(肾囊肿)、第二性征发育障碍(如性腺功能减退)、耳聋以及不同程度的认知和行为异常[3]。*BBS1* 相关的 BBS 呈常染色体隐性遗传模式。*BBS1* 是 BBS 最常见的致病基因，约占 BBS 的 23%。多指/趾畸形通常在婴儿期被发现，并且唯一的残余证据可能是断指部位的瘢痕。有视网膜表现的患者可能伴有(综合征)或不伴有(非综合征)BBS 表型谱的其他眼外表现[2]。

患者通常在出生后 20 年内出现夜盲症。视力最初较好(20/40~20/50)，但随着时间逐渐降低。*BBS1* 相关的 BBS 视力可能优于如 *BBS2*、*BBS3*、*BBS5*、*BBS7*、*BBS10* 和 *BBS12* 等其他基因变异引起的 BBS[4]。综合征和非综合征 RP 患者通常合并白内障。眼底检查通常发现骨细胞样色素沉着和小动脉变细[5]。随着疾病的发展，可能会出现黄斑萎缩以及牛眼样黄斑病变(图5.1a，图 5.2a，图 5.3a 和图 5.4a)。在血管弓也可以观察到 RPE 萎缩。Goldmann 视野通常显示环形暗点和主要在周边部位的视野缺损。ERG 通常显示出视杆-视锥细胞反应的下降，并且在早期通常记录不到[2,6]。与其他基因突变引起的 RP 相比，由 *BBS1* 引起的视网膜病变 ERG 参数更高[4]。一些患者的 ERG 呈负波型[6,7]。OCT 可显示黄斑中心凹、视网膜和外核层变薄，包括椭圆体带的缺失，但通常仍能够保持视网膜的各层结构。囊样黄斑水肿很常见(图 5.3c 和图 5.4c)[6-8]。眼底自发荧光可见中心凹强荧光以及黄斑萎缩区弱荧光，有时其呈牛眼样改变(图 5.1b，图 5.2b，图 5.3b 和图 5.4b)[7]。即使具有相同突变的患者也可表现出显著的表型异质性，临床表现从轻微的黄斑病变到弥漫性视网膜功能障碍[6]。一些表型异质性被认为和寡基因与其他基因座突变位点的相互作用有关[9]，但在没有这些基因修饰的情况下也存在异质性[6]。

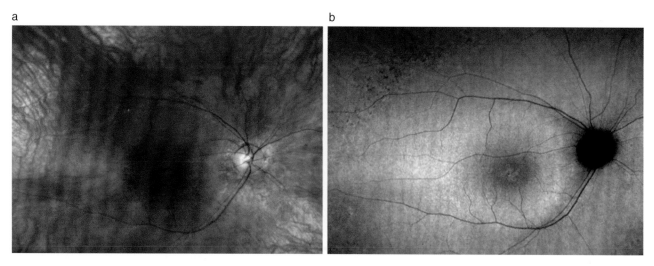

图 5.1 病例摘要:患有 BBS 的 11 岁男孩。(a)右眼的眼底彩照,显示黄斑萎缩,并且在中心凹处有脱色素现象。(b)眼底自发荧光,显示异常的黄斑区强自发荧光。

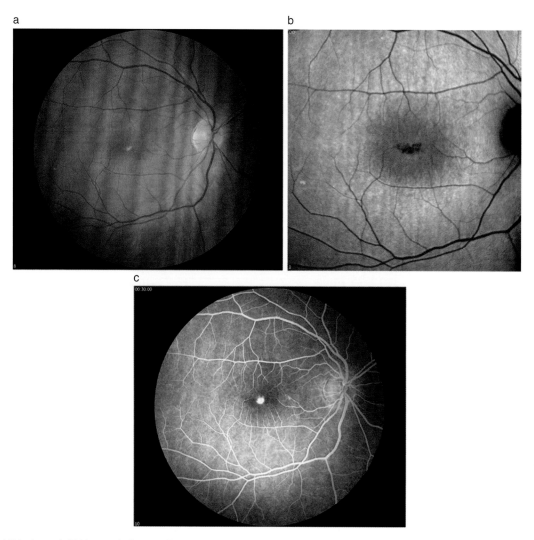

图 5.2 病例摘要:35 岁男性 BBS 患者。(a)右眼的眼底彩照,显示黄斑萎缩并伴有中心凹脱色素。(b)眼底自发荧光,显示中央凹弱自发荧光。(c)荧光血管造影,显示黄斑萎缩区窗样缺损。

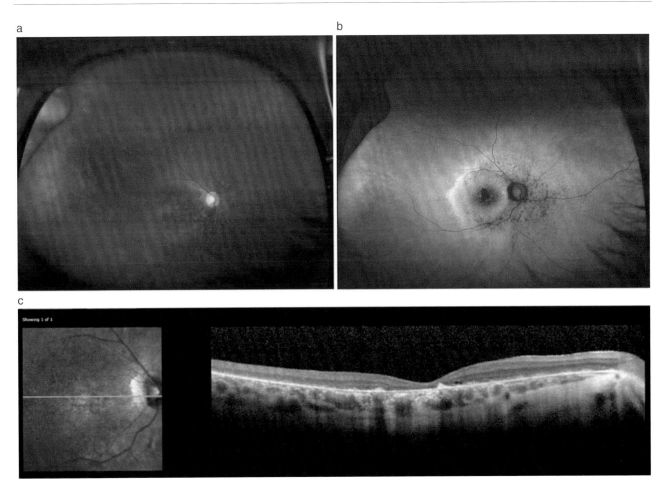

图 5.3　病例摘要：35 岁女性视网膜色素变性患者（CEI28435），有多指/趾畸形但无其他 BBS 表现。突变：*BBS1* c.1169T> G：p.
M390R；*BBS1* c.1169T>G：p.M390R。(a) 右眼的眼底彩照，显示黄斑萎缩。(b) 眼底自发荧光，显示中心凹弱自发荧光，在血管弓外有
一强自发荧光环。(c) 频域 OCT，显示视网膜外层萎缩，椭圆体带缺失。

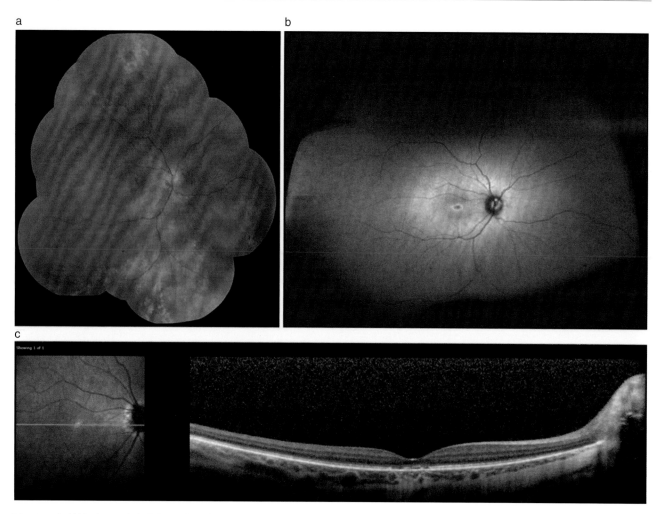

图 5.4　病例摘要：26 岁女性视网膜色素变性合并多指/趾畸形患者。突变：*BBS1* c.T1169G；p.M390R；*BBS1* c.T1169G；p.M390R。(a)右眼眼底彩照，显示黄斑萎缩并伴有周边色素沉着和萎缩。(b)眼底自发荧光，显示中心凹弱荧光，在中央凹外围有强自发荧光环，在血管弓附近有另外一个强自发荧光环。(c)频域 OCT，显示中心凹处椭圆体带(EZ)破损，该区域外 EZ 存留。

（李亚 译　雷博 校）

参考文献

1. Mykytyn K, Nishimura DY, Searby CC, Shastri M, Yen HJ, Beck JS, et al. Identification of the gene (BBS1) most commonly involved in Bardet-Biedl syndrome, a complex human obesity syndrome. Nat Genet. 2002;31(4):435–8.

2. Estrada-Cuzcano A, Koenekoop RK, Senechal A, De Baere EB, de Ravel T, Banfi S, et al. BBS1 mutations in a wide spectrum of phenotypes ranging from nonsyndromic retinitis pigmentosa to Bardet-Biedl syndrome. Arch Ophthalmol. 2012;130(11):1425–32.

3. Green JS, Parfrey PS, Harnett JD, Farid NR, Cramer BC, Johnson G, et al. The cardinal manifestations of Bardet-Biedl syndrome, a form of Laurence-Moon-Biedl syndrome. N Engl J Med. 1989;321(15):1002–9.

4. Daniels AB, Sandberg MA, Chen J, Weigel-DiFranco C, Fielding Hejtmancic J, Berson EL. Genotype-phenotype correlations in Bardet-Biedl syndrome. Arch Ophthalmol. 2012;130(7):901–7.

5. Ajmal M, Khan MI, Neveling K, Tayyab A, Jaffar S, Sadeque A, et al. Exome sequencing identifies a novel and a recurrent BBS1 mutation in Pakistani families with Bardet-Biedl syndrome. Mol Vis. 2013;19:644–53.

6. Azari AA, Aleman TS, Cideciyan AV, Schwartz SB, Windsor EA, Sumaroka A, et al. Retinal disease expression in Bardet-Biedl syndrome-1 (BBS1) is a spectrum from maculopathy to retina-wide degeneration. Invest Ophthalmol Vis Sci. 2006;47(11):5004–10.

7. Cox KF, Kerr NC, Kedrov M, Nishimura D, Jennings BJ, Stone EM, et al. Phenotypic expression of Bardet-Biedl syndrome in patients homozygous for the common M390R mutation in the BBS1 gene. Vis Res. 2012;75:77–87.

8. Gerth C, Zawadzki RJ, Werner JS, Heon E. Retinal morphology in patients with BBS1 and BBS10 related Bardet-Biedl syndrome evaluated by Fourier-domain optical coherence tomography. Vis Res. 2008;48(3):392–9.

9. Badano JL, Leitch CC, Ansley SJ, May-Simera H, Lawson S, Lewis RA, et al. Dissection of epistasis in oligogenic Bardet-Biedl syndrome. Nature. 2006;439(7074):326–30.

第 6 章

BBS2

BBS2 编码 7 种 BBS 蛋白中的一种，这些蛋白形成纤毛发生所需的蛋白质复合物的稳定核心，并且可能在膜转运至初级纤毛中有一定的功能。该基因发生突变可导致视杆-视锥（86.9%）和视锥-视杆（13.1%）细胞营养不良[2]以及和 BBS 相关的症状。

BBS2 突变可导致 8%~18% 的常染色体隐性遗传 BBS[3-6]。该基因突变在以色列内盖夫沙漠的贝都因人群中最为常见[4,7]。在 14 个伊朗家系的队列研究中，该基因突变的概率高达 28.6%[8]。该基因的常见突变是 Y24X，在欧洲人群中也最为常见[5]。此外，一些研究人员报道了 BBS 的双基因三联体遗传模式，也称为三等位基因假说[3,6,9-11]，但是从统计学分析结果来看，这可能仅是由于其他 BBS 基因中存在罕见的多态性或这些基因的突变有一定的人群携带频率所致[6]。在丹麦的一项研究中，*BBS2* 突变个体的平均诊断年龄为 7.8 岁[6]。在巴西的一项研究中，只有 21% 的 BBS 患者视力较好，视力超过 20/40[2]。BBS 患者通常在 9 岁时患有夜盲症，在 26% 的 BBS 患者中观察到双眼眼球震颤，其中一些患者也出现斜视[2]。logMAR 视力表显示中心视力每年下降 1 行，而在暗适应环境中周边视力每年下降 0.19 个对数单位[2]；88% 的 BBS 患者（来自有 *BBS6*、*BBS10* 或 *BBS12* 突变的队列）在 18 岁时出现失明[10]。有人发现，携带 *BBS2* 和 *BBS10* 突变的个体比携带 *BBS1* 突变的个体有更严重的表型[6]，但携带 *BBS2* 突变的患者往往没有肥胖[12]。然而，一些研究者称 BBS 没

有显著的基因型-表型相关性[2,13]。一般来说，在 BBS 患者中视觉功能随着年龄的增长而恶化，但屈光不正的变化没有显著的趋势[10]。对比视杆-视锥与视锥-视杆细胞营养不良，在统计学上似乎没有显著的基因型-表型相关性[10]。

眼底检查发现，42.8% 的 BBS 患者视盘苍白，67% 的患者视网膜血管变细，67% 有广泛的视网膜色素上皮异常，42.8% 有黄斑异常，并且 23.8% 有周边色素沉着（图 6.1a，图 6.1b）[2]。在一个有 *BBS2* 突变的以色列家系中，视网膜表面皱缩主要发生在儿童期，最初发生在后极部，并且在老年患者中主要存在于血管周围。该家系中没有明显的骨细胞样色素沉着[7]。BBS 患者的 OCT 显示光感受器细胞层变薄，但保留了内层视网膜的结构（图 6.1c）[10]。ERG 显示，91.3% 的 BBS 患者暗适应视杆反应和暗适应最大反应为熄灭型，65.2% 的患者视锥反应为熄灭型。在携带有 *BBS2* 突变的以色列家系中，最小的孩子（4 岁）有视锥-视杆系统混合反应，是正常值的 11%，而 17 岁的孩子 ERG 为熄灭型。所有可检测的 BBS 患者的暗适应视力阈值均有升高[2]。

BBS 患者的全身表现包括食欲过盛引起的肥胖、智力障碍、肾脏异常、多指/趾畸形和生殖腺发育不全[14,15]。其他特征包括发育迟缓、言语发育延迟、先天性心脏病、协调性差、牙发育不全以及糖尿病和高血压的发病率增高（图 6.1）[12,14]。

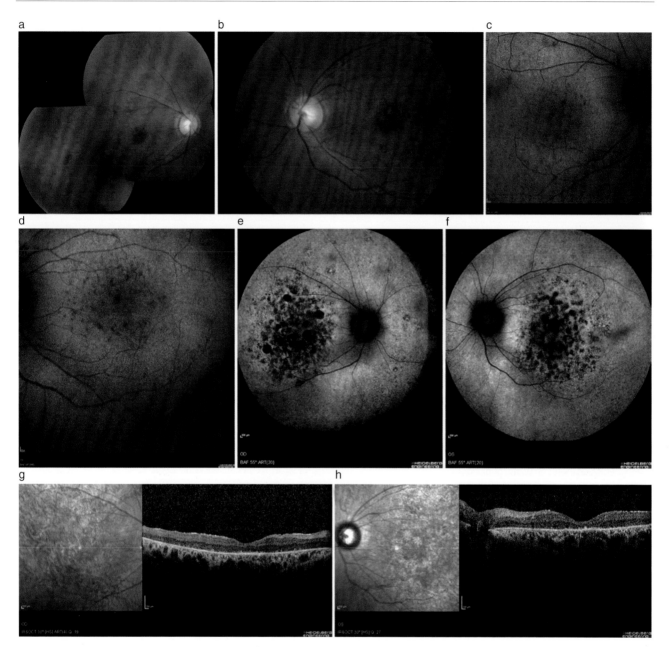

图 6.1　病例摘要：27 岁女性携带有 *BBS2* 纯合子突变（c.1237C>T）的 BBS 患者，双眼最佳矫正视力为 3/36。(a,b) 右眼的拼图和左眼的眼底彩照，显示黄斑部斑片状 RPE 萎缩、黄斑萎缩和稀疏的周边色素沉着。左眼黄斑萎缩与色素沉着相关。(c,d) 右眼和左眼的眼底自发荧光，显示疾病早期出现小范围的弱荧光光区（对应于 RPE 萎缩）。(e,f) 在较强荧光背景下较大的弱荧光光区，显示了疾病的进展过程。(g,h) 右眼和左眼的频域 OCT，显示广泛的黄斑椭圆体带缺失、RPE 上方的沉着物以及双眼轻度的视网膜前膜。

（李亚　译　雷博　校）

参考文献

1. Hamosh A, Tiller GE. BBS2 gene; BBS2. In:OMIM–online mendelian inheritance in man; 2013. http://omim.org/entry/606151. Accessed 10 Jan 2017.
2. Berezovsky A, Rocha DM, Sacai PY, Watanabe SS, Cavascan NN, Salomão SR. Visual acuity and retinal function in patients with Bardet-Biedl syndrome. Clinics (Sao Paulo). 2012;67(2):145–9.
3. Beales PL, Badano JL, Ross AJ, Ansley SJ, Hoskins BE, Kirsten B. Genetic interaction of BBS1 mutations with alleles at other BBS loci can result in non-Mendelian Bardet-Biedl syndrome. Am J Hum Genet. 2003;72(5):1187–99.
4. Daniels AB, Sandberg MA, Chen J, Weigel-DiFranco C, Fielding Hejtmancic J, Berson EL. Genotype-phenotype correlations in Bardet-Biedl syndrome. Arch Ophthalmol. 2012;130(7):901–7.
5. Deveault C, Billingsley G, Duncan JL, Bin J, Theal R, Vincent A, et al. BBS genotype-phenotype assessment of a multiethnic patient

cohort calls for a revision of the disease definition. Hum Mutat. 2011;32(6):610–9.

6. Hjortshøj TD, Grønskov K, Philp AR, Nishimura DY, Riise R, Sheffield VC, et al. Bardet-Biedl syndrome in Denmark – report of 13 novel sequence variations in six genes. Hum Mutat. 2010;31(4):429–36.

7. Héon E, Westall C, Carmi R, Elbedour K, Panton C, Mackeen L, et al. Ocular phenotypes of three genetic variants of Bardet-Biedl syndrome. Am J Med Genet A. 2005;132A(3):283–7.

8. Fattahi Z, Rostami P, Najmabadi A, Mohseni M, Kahrizi K, Akbari MR, et al. Mutation profile of BBS genes in Iranian patients with Bardet-Biedl syndrome: genetic characterization and report of nine novel mutations in five BBS genes. J Hum Genet. 2014;59(7):368–75.

9. Badano JL, Kim JC, Hoskins BE, Lewis RA, Ansley SJ, Cutler DJ, et al. Heterozygous mutations in BBS1, BBS2 and BBS6 have a potential epistatic effect on Bardet-Biedl patients with two mutations at a second BBS locus. Hum Mol Genet. 2003;12(14):1651–9.

10. Billingsley G, Bin J, Fieggen KJ, Duncan JL, Gerth C, Ogata K, et al. Mutations in chaperonin-like BBS genes are a major contribu-
tor to disease development in a multiethnic Bardet-Biedl syndrome patient population. J Med Genet. 2010;47(7):453–63.

11. Katsanis N, Ansley SJ, Badano JL, Eichers ER, Lewis RA, Hoskins BE, et al. Triallelic inheritance in Bardet-Biedl syndrome, a Mendelian recessive disorder. Science. 2001;293(5538):2256–9.

12. Pawlik B, Mir A, Iqbal H, Li Y, Nürnberg G, Becker C, et al. A novel familial BBS12 mutation associated with a mild phenotype: implications for clinical and molecular diagnostic strategies. Mol Syndromol. 2010;1(1):27–34.

13. Stoetzel C, Muller J, Laurier V, Davis EE, Zaghloul NA, Vicaire S, et al. Identification of a novel BBS gene (BBS12) highlights the major role of a vertebrate-specific branch of chaperonin-related proteins in Bardet-Biedl syndrome. Am J Hum Genet. 2007;80(1):1–11.

14. Xing DJ, Zhang HX, Huang N, KC W, Huang XF, Huang F, et al. Comprehensive molecular diagnosis of Bardet-Biedl syndrome by high-throughput targeted exome sequencing. PLoS One. 2014;9(3):e90599.

15. Zhang Q, Hu J, Ling K. Molecular views of Arf-like small GTPases in cilia and ciliopathies. Exp Cell Res. 2013;319(15):2316–22.

第 7 章

BBS4

BBS4 编码 7 种 BBS 蛋白中的一种，这些蛋白形成了纤毛发生所需的蛋白质复合物的稳定核心，并且可能在膜转运至初级纤毛中有一定的功能[1,2]。该基因发生突变可导致视杆-视锥（86.9%）和视锥-视杆（13.1%）细胞营养不良[3]以及和 BBS 相关的症状。

在对 14 个伊朗家系的研究中发现，*BBS4* 突变导致约 14% 的常染色体隐性遗传 BBS[4]。在马萨诸塞州 Berman-Gund 实验室的研究中发现，*BBS4* 突变导致约 1.2% 的 BBS[5]。*BBS4* 突变在中东人群中更常见[6]。该基因是土耳其和巴基斯坦人群中 BBS 患者最常见的突变基因[4,7]，也是以色列内盖夫沙漠的贝都因人群中 BBS 患者最常见的突变基因之一[5]。

此外，一些研究人员报道了 BBS 的双基因三联体遗传模式，也称为三等位基因假说[8-12]，但从统计学分析结果来看，这可能仅仅是由于其他 BBS 基因中存在罕见的多态性或这些基因的突变有一定的人群携带频率所致[11]。

在一项由 *BBS4* 突变引起的 3 对同胞兄妹 BBS 的研究中发现，视网膜营养不良的发病年龄范围为 2~7 岁，平均 4 岁[13]。巴西的一项研究表明，只有 21% 的 BBS 患者视力较好，超过 20/40[3]。BBS 患者通常在 9 岁时患有夜盲症，26% 的 BBS 患者中观察到双眼眼球震颤，其中一些患者也出现斜视[3]。BBS 患者的中心视力在 logMAR 视力表上显示每年下降 1 行，而在暗适应环境中周边视力每年下降 0.19 个对数单位[3]；88% 的 BBS 患者（来自有 *BBS6*、*BBS10* 或 *BBS12* 突变的队列）在 18 岁时出现失明[10]。

研究表明，携带 *BBS4* 突变的个体比其他 BBS 患者更容易患高度近视[5,14]，可能有更明显和早发型的肥胖[6,15]，并且更多的时候出现上肢多指[6,16]。然而，BBS 并没有显著的基因型-表型相关性[2,13]。一般来说，BBS 患者的视觉功能随着年龄的增长而恶化，但屈光不正的变化没有显著的趋势[10]。对比视杆-视锥和视锥-视杆细胞营养不良，其在统计学上似乎没有显著的基因型-表型相关性[10]。

眼底检查发现，42.8% 的 BBS 患者视盘苍白，67% 视网膜血管变细，67% 有广泛的视网膜色素上皮异常，42.8% 有黄斑异常，并且 23.8% 有周边色素沉着[3]。在一项由 *BBS4* 突变引起的 3 对同胞患 BBS 的研究中发现，6 例患者都有"不定形"色素沉着而不是骨细胞样色素沉着[13]。眼底自发荧光显示中心凹弱荧光，在视网膜色素上皮萎缩和色素沉着的区域有外周斑片状强荧光（图 7.1a）。BBS 患者的 OCT 显示光感受器细胞层变薄，但保留了内层视网膜的结构（图 7.1b）[10]。ERG 显示，91.3% 的 BBS 患者暗适应视杆反应和暗适应最大反应为熄灭型，65.2% 的患者视锥反应为熄灭型[3]。在携带 *BBS4* 突变的 3 对同胞兄妹的研究中，所有患者 ERG 的视杆和视锥反应为熄灭型，患者中年龄最小的是 13 岁[17]。在一项对 23 例 BBS 患者的研究中发现，所有 BBS 患者可检测的暗适应视力阈值均有升高[3]。

BBS 患者的全身表现包括食欲过盛引起的肥胖、智力障碍、肾脏异常、多指/趾畸形和生殖腺发育不全[18,19]。其他特征包括发育迟缓、言语发育延迟、先天性心脏病、协调性差、牙发育不全以及糖尿病和高血压的发病率增加（图 7.1）[16,18]。

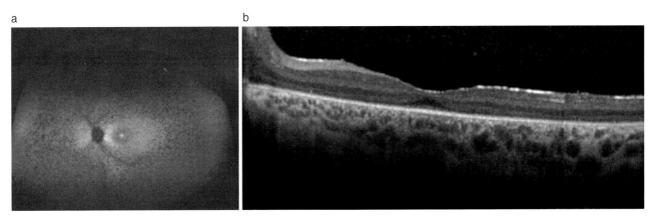

图 7.1　病例摘要：伴有视杆–视锥细胞营养不良表现的 13 岁女性 BBS 患者（CEI25963），*BBS4* 基因纯合剪接供体位点突变（IVS10+1G>A，CEI 2011）。（a）左眼的眼底自发荧光，显示中心凹强自发荧光周边斑片状视网膜色素上皮萎缩强自发荧光。（b）频域 OCT，显示轻度视网膜前膜和广泛的黄斑椭圆体带缺失。

（李亚 译　雷博 校）

参考文献

1. Hamosh A, Tiller GE. BBS2 gene; BBS2. In:OMIM–online mendelian inheritance in man; 2013. http://omim.org/entry/606151. Accessed 10 Jan 2017.

2. Hartz PA, McKusick VA. BBS4 gene; BBS4. In:OMIM–online mendelian inheritance in man; 2014. http://www.omim.org/entry/600374. Accessed 10 Jan 2017.

3. Berezovsky A, Rocha DM, Sacai PY, Watanabe SS, Cavascan NN, Salomão SR. Visual acuity and retinal function in patients with Bardet-Biedl syndrome. Clinics (Sao Paulo). 2012;67(2):145–9.

4. Fattahi Z, Rostami P, Najmabadi A, Mohseni M, Kahrizi K, Akbari MR, et al. Mutation profile of BBS genes in Iranian patients with Bardet-Biedl syndrome: genetic characterization and report of nine novel mutations in five BBS genes. J Hum Genet. 2014;59(7):368–75.

5. Daniels AB, Sandberg MA, Chen J, Weigel-DiFranco C, Fielding Hejtmancic J, Berson EL. Genotype-phenotype correlations in Bardet-Biedl syndrome. Arch Ophthalmol. 2012;130(7):901–7.

6. Ghadami M, Tomita HA, Najafi MT, Damavandi E, Farahvash MS, Yamada K, et al. Bardet-Biedl syndrome type 3 in an Iranian family: clinical study and confirmation of disease location. Am J Med Genet. 2000;94(5):433–7.

7. Beales PL, Katsanis N, Lewis RA, Ansley SJ, Elcioglu N, Raza J, et al. Genetic and mutational analyses of a large multiethnic Bardet-Biedl cohort reveal a minor involvement of BBS6 and delineate the critical intervals of other loci. Am J Hum Genet. 2001;68(3):606–16.

8. Badano JL, Kim JC, Hoskins BE, Lewis RA, Ansley SJ, Cutler DJ, et al. Heterozygous mutations in BBS1, BBS2 and BBS6 have a potential epistatic effect on Bardet-Biedl patients with two mutations at a second BBS locus. Hum Mol Genet. 2003;12(14):1651–9.

9. Beales PL, Badano JL, Ross AJ, Ansley SJ, Hoskins BE, Kirsten B. Genetic interaction of BBS1 mutations with alleles at other BBS loci can result in non-Mendelian Bardet-Biedl syndrome. Am J Hum Genet. 2003;72(5):1187–99.

10. Billingsley G, Bin J, Fieggen KJ, Duncan JL, Gerth C, Ogata K, et al. Mutations in chaperonin-like BBS genes are a major contributor to disease development in a multiethnic Bardet-Biedl syndrome patient population. J Med Genet. 2010;47(7):453–63.

11. Hjortshøj TD, Grønskov K, Philp AR, Nishimura DY, Riise R, Sheffield VC, et al. Bardet-Biedl syndrome in Denmark – report of 13 novel sequence variations in six genes. Hum Mutat. 2010;31(4):429–36.

12. Katsanis N, Ansley SJ, Badano JL, Eichers ER, Lewis RA, Hoskins BE, et al. Triallelic inheritance in Bardet-Biedl syndrome, a Mendelian recessive disorder. Science. 2001;293(5538):2256–9.

13. Riise R, Tornqvist K, Wright AF, Mykytyn K, Sheffield VC. The phenotype in Norwegian patients with Bardet-Biedl syndrome with mutations in the BBS4 gene. Arch Ophthalmol. 2002;120(10):1364–7.

14. Héon E, Westall C, Carmi R, Elbedour K, Panton C, Mackeen L, et al. Ocular phenotypes of three genetic variants of Bardet-Biedl syndrome. Am J Med Genet A. 2005;132A(3):283–7.

15. Beales PL, Warner AM, Hitman GA, Thakker R, Flinter FA. Bardet-Biedl syndrome: a molecular and phenotypic study of 18 families. J Med Genet. 1997;34(2):92–8.

16. Pawlik B, Mir A, Iqbal H, Li Y, Nürnberg G, Becker C, et al. A novel familial BBS12 mutation associated with a mild phenotype: implications for clinical and molecular diagnostic strategies. Mol Syndromol. 2010;1(1):27–34.

17. Stoetzel C, Muller J, Laurier V, Davis EE, Zaghloul NA, Vicaire S, et al. Identification of a novel BBS gene (BBS12) highlights the major role of a vertebrate-specific branch of chaperonin-related proteins in Bardet-Biedl syndrome. Am J Hum Genet. 2007;80(1):1–11.

18. Xing DJ, Zhang HX, Huang N, Wu KC, Huang XF, Huang F, et al. Comprehensive molecular diagnosis of Bardet-Biedl syndrome by high-throughput targeted exome sequencing. PLoS One. 2014;9(3):e90599.

19. Zhang Q, Hu J, Ling K. Molecular views of Arf-like small GTPases in cilia and ciliopathies. Exp Cell Res. 2013;319(15):2316–22.

第 8 章

BBS5

BBS5 编码 7 种 BBS 蛋白中的一种,这些蛋白形成了纤毛发生所需的蛋白质复合物的稳定核心,并且可能在膜转运到初级纤毛中具有一定的功能[1]。特别是 *BBS5* 可能在调节视紫红质抑制蛋白 1 的光依赖性转运过程中发挥作用,后者根据光照条件在光感受器内外段之间移动[2]。该基因发生突变可导致视杆-视锥(86.9%)和视锥-视杆(13.1%)细胞营养不良[3]以及和 BBS 相关的症状。

BBS5 突变导致 2%~3% 的常染色体隐性遗传 BBS[4-6],主要来自非欧洲种族[7]。*BBS5* 突变以及 *BBS4* 和 *BBS8* 的突变在中东和非洲的 BBS 患者中尤为常见[8]。此外,一些研究人员报道了 BBS 的双基因三联体遗传模式,也称为三等位基因假说[8-12],但从统计学分析结果来看,这可能是由于其他 BBS 基因中存在罕见的多态性或这些基因的突变有一定的人群携带频率所致[12]。

在丹麦的一项研究中发现,BBS 的平均诊断年龄为 11.8 岁[12]。在巴西的一项研究中发现,只有 21% 的 BBS 患者视力较好,超过 20/40[3]。BBS 患者通常在 9 岁时有夜盲症,26% 的 BBS 患者观察到双眼眼球震颤,其中一些患者也出现斜视[3]。logMAR 视力表显示 BBS 患者的中心视力每年下降 1 行,而在暗适应环境中周边视力每年下降 0.19 个对数单位[3];88% 的 BBS 患者(来自有 *BBS6*、*BBS10* 或 *BBS12* 突变的队列)在 18 岁时出现失明[11]。BBS 患者视觉功能随着年龄的增大而恶化,但屈光不正的变化没有显著的趋势[11]。对比视杆-视锥与视锥-视杆细胞营养不良,其在统计学上似乎没有显著的基因型-表型相关性[11]。

眼底检查发现,42.8% 的 BBS 患者视盘苍白,67% 的视网膜血管变细,67% 有广泛的视网膜色素上皮异常,42.8% 有黄斑异常,23.8% 有周边色素沉着[3]。BBS 患者的 OCT 显示光感受器细胞层变薄,但保留了内层视网膜的结构[11](图 8.1)。ERG 显示,91.3% 的 BBS 患者暗适应视杆反应和暗适应最大反应为熄灭型,65.2% 的患者视锥反应为熄灭型。所有可检测的 BBS 患者的暗适应视力阈值均有升高[3]。

BBS 患者的全身表现包括食欲过盛引起的肥胖、智力障碍、肾脏异常、多指/趾畸形和生殖腺发育不全[14,16]。其他特征包括发育迟缓、言语发育延迟、先天性心脏病、协调性差、牙发育不全以及糖尿病和高血压的发病率增加[14,16]。

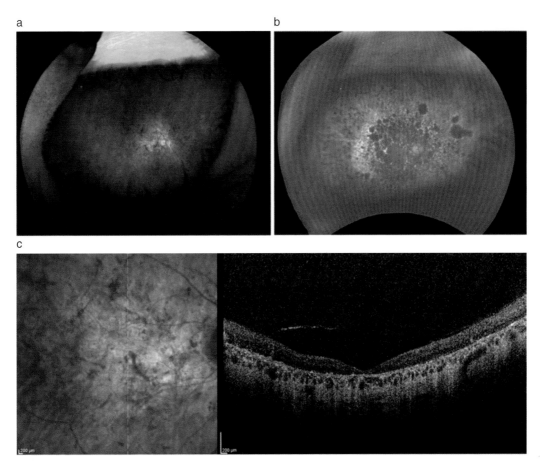

图 8.1 病例摘要：42 岁的 BBS 男性患者。(a) 右眼的超广角视野眼底彩照，显示弥漫性视网膜萎缩和色素沉着。(b) 右眼的超广角视野眼底自发荧光，显示后极部弱自发荧光，整个视网膜中有广泛的斑点状弱自发荧光。(c) 右眼频域 OCT，显示弥漫性视网膜变薄，椭圆体带缺失和中心凹萎缩。

（李亚 译 雷博 校）

参考文献

1. Hamosh A, Tiller GE. BBS2 gene; BBS2. OMIM. 606151. 2013. http://omim.org/entry/606151. Accessed 6 Mar 2017.

2. Smith TS, Spitzbarth B, Li J, Dugger DR, Stern-Schneider G, Sehn E, et al. Light-dependent phosphorylation of Bardet-Biedl syndrome 5 in photoreceptor cells modulates its interaction with arrestin1. Cell Mol Life Sci. 2013;70(23):4603–16.

3. Berezovsky A, Rocha DM, Sacai PY, Watanabe SS, Cavascan NN, Salomão SR. Visual acuity and retinal function in patients with Bardet-Biedl syndrome. Clinics (Sao Paulo). 2012;67(2):145–9.

4. Daniels AB, Sandberg MA, Chen J, Weigel-DiFranco C, Fielding Hejtmancic J, Berson EL. Genotype-phenotype correlations in Bardet-Biedl syndrome. Arch Ophthalmol. 2012;130(7):901–7.

5. Deveault C, Billingsley G, Duncan JL, Bin J, Theal R, Vincent A, et al. BBS genotype-phenotype assessment of a multiethnic patient cohort calls for a revision of the disease definition. Hum Mutat. 2011;32(6):610–9.

6. Li JB, Gerdes JM, Haycraft CJ, Fan Y, Teslovich TM, May-Simera H, et al. Comparative genomics identifies a flagellar and basal body proteome that includes the BBS5 human disease gene. Cell. 2004;117(4):541–52.

7. Hjortshøj TD, Grønskov K, Philp AR, Nishimura DY, Adeyemo A,

Rotimi CN, et al. Novel mutations in BBS5 highlight the importance of this gene in non-Caucasian Bardet-Biedl syndrome patients. Am J Med Genet A. 2008;146A(4):517–20.

8. Fattahi Z, Rostami P, Najmabadi A, Mohseni M, Kahrizi K, Akbari MR, et al. Mutation profile of BBS genes in Iranian patients with Bardet-Biedl syndrome: genetic characterization and report of nine novel mutations in five BBS genes. J Hum Genet. 2014;59(7):368–75.

9. Badano JL, Kim JC, Hoskins BE, Lewis RA, Ansley SJ, Cutler DJ, et al. Heterozygous mutations in BBS1, BBS2 and BBS6 have a potential epistatic effect on Bardet-Biedl patients with two mutations at a second BBS locus. Hum Mol Genet. 2003;12(14):1651–9.

10. Beales PL, Badano JL, Ross AJ, Ansley SJ, Hoskins BE, Kirsten B, et al. Genetic interaction of BBS1 mutations with alleles at other BBS loci can result in non-Mendelian Bardet-Biedl syndrome. Am J Hum Genet. 2003;72(5):1187–99.

11. Billingsley G, Bin J, Fieggen KJ, Duncan JL, Gerth C, Ogata K, et al. Mutations in chaperonin-like BBS genes are a major contributor to disease development in a multiethnic Bardet-Biedl syndrome patient population. J Med Genet. 2010;47(7):453–63.

12. Hjortshøj TD, Grønskov K, Philp AR, Nishimura DY, Riise R, Sheffield VC, et al. Bardet-Biedl syndrome in Denmark – report of 13 novel sequence variations in six genes. Hum Mutat. 2010;31(4):429–36.

13. Katsanis N, Ansley SJ, Badano JL, Eichers ER, Lewis RA, Hoskins

BE, et al. Triallelic inheritance in Bardet-Biedl syndrome, a Mendelian recessive disorder. Science. 2001;293(5538):2256–9.

14. Xing DJ, Zhang HX, Huang N, Wu KC, Huang XF, Huang F, et al. Comprehensive molecular diagnosis of Bardet-Biedl syndrome by high-throughput targeted exome sequencing. PLoS One. 2014;9(3):e90599.

15. Zhang Q, Hu J, Ling K. Molecular views of Arf-like small GTPases in cilia and ciliopathies. Exp Cell Res. 2013;319(15):2316–22.

16. Pawlik B, Mir A, Iqbal H, Li Y, Nürnberg G, Becker C, et al. A novel familial BBS12 mutation associated with a mild phenotype: implications for clinical and molecular diagnostic strategies. Mol Syndromol. 2010;1(1):27–34.

第 9 章

BBS7

BBS7 编码 7 种 BBS 蛋白中的一种，这些蛋白形成了纤毛发生所需的蛋白质复合物的稳定核心，并且可能在膜转运到初级纤毛中发挥作用[1]。该基因突变可导致视杆-视锥（86.9%）和视锥-视杆（13.1%）细胞营养不良[2]以及和 BBS 相关的症状。然而，眼部表现差异很大。在一个携带 *BBS7* 突变的中国家系中，患者有黄斑营养不良，而不是典型的 RP[3]。

BBS7 突变可导致 2%~9% 的常染色体隐性遗传 BBS[4-8]。此外，一些研究人员报道了 BBS 的双基因三联体遗传模式，也称为三等位基因假说[9-13]，但从统计学分析结果来看，这可能是由于其他 BBS 基因中存在罕见的多态性或这些基因的突变有一定的人群携带频率所致[12]。

在丹麦的一项研究中发现，BBS 诊断的平均年龄为 11.8 岁[12]。在巴西的一项研究中发现，只有 21% 的 BBS 患者视力较好，超过 20/40[2]。BBS 患者通常在 9 岁时患有夜盲症，26% 的 BBS 患者观察到双眼眼球震颤，其中一些患者也出现斜视[2]。logMAR 视力表显示 BBS 患者的中心视力每年下降 1 行，而周边视力在暗适应环境中，每年下降 0.19 个对数单位[3]；约 88% 的 BBS 患者（来自有 *BBS6*、*BBS10* 或 *BBS12* 突变的队列）在 18 岁时出现失明[11]。一般来说，BBS 患者视觉功能随着年龄的增大而恶化，但屈光不正的变化没有显著的趋势[11]。对比视杆-视锥与视锥-视杆细胞营养不良，其在统计学上似乎没有显著的基因型-表型相关性[11]。

眼底检查发现，42.8% 的 BBS 患者视盘苍白，67% 有视网膜血管变细，67% 有广泛的视网膜色素上皮异常，42.8% 有黄斑异常，23.8% 有周边色素沉着[2]。在一个由 *BBS7* 突变引起的 BBS 中国家系中，患者的血管变细、脉络膜视网膜萎缩和瘢痕形成、视盘苍白[3]。BBS

患者的 OCT 显示光感受器细胞层变薄，但保留了内层视网膜的结构[11]。来自多伦多的 5 例携带 *BBS7* 突变的患者视网膜变薄，先前的报道显示在相仿年龄组携带 *BBS7* 突变患者的视网膜层保留比 *BBS1* 和 *BBS10* 突变患者的要少[4]。ERG 显示，91.3% 的 BBS 患者暗适应视杆反应和暗适应最大反应为熄灭型，65.2% 的患者视锥反应为熄灭型。所有可检测的 BBS 患者的暗适应视力阈值均有升高[2]。

BBS 患者的全身表现包括食欲过盛引起的肥胖、智力障碍、肾脏异常、多指/趾畸形和生殖腺发育不全[14,15]。其他特征包括发育迟缓、言语发育延迟、先天性心脏病、协调性差、牙发育不全以及糖尿病和高血压的发病率增加[14,16]。

（李亚 译　雷博 校）

参考文献

1. Hamosh A, Tiller GE. BBS2 gene; BBS2. OMIM. 606151. 2013. http://omim.org/entry/606151. Accessed 6 Mar 2017.
2. Berezovsky A, Rocha DM, Sacai PY, Watanabe SS, Cavascan NN, Salomão SR. Visual acuity and retinal function in patients with Bardet-Biedl syndrome. Clinics (Sao Paulo). 2012;67(2):145–9.
3. Yang Z, Yang Y, Zhao P, Chen K, Chen B, Lin Y, et al. A novel mutation in BBS7 gene causes Bardet-Biedl syndrome in a Chinese family. Mol Vis. 2008;14:2304–8.
4. Bin J, Madhavan J, Ferrini W, Mok CA, Billingsley G, Héon E. BBS7 and TTC8 (BBS8) mutations play a minor role in the mutational load of Bardet-Biedl syndrome in a multiethnic population. Hum Mutat. 2009;30(7):E737–46.
5. Daniels AB, Sandberg MA, Chen J, Weigel-DiFranco C, Fielding Hejtmancic J, Berson EL. Genotype-phenotype correlations in Bardet-Biedl syndrome. Arch Ophthalmol. 2012;130(7):901–7.
6. Badano JL, Ansley SJ, Leitch CC, Lewis RA, Lupski JR, Katsanis N. Identification of a novel Bardet-Biedl syndrome protein, BBS7, that shares structural features with BBS1 and BBS2. Am J Hum Genet. 2003;72(3):650–8.
7. Deveault C, Billingsley G, Duncan JL, Bin J, Theal R, Vincent A,

et al. BBS genotype-phenotype assessment of a multiethnic patient cohort calls for a revision of the disease definition. Hum Mutat. 2011;32(6):610–9.

8. Fattahi Z, Rostami P, Najmabadi A, Mohseni M, Kahrizi K, Akbari MR, et al. Mutation profile of BBS genes in Iranian patients with Bardet-Biedl syndrome: genetic characterization and report of nine novel mutations in five BBS genes. J Hum Genet. 2014;59(7):368–75.

9. Badano JL, Kim JC, Hoskins BE, Lewis RA, Ansley SJ, Cutler DJ, et al. Heterozygous mutations in BBS1, BBS2 and BBS6 have a potential epistatic effect on Bardet-Biedl patients with two mutations at a second BBS locus. Hum Mol Genet. 2003;12(14):1651–9.

10. Beales PL, Badano JL, Ross AJ, Ansley SJ, Hoskins BE, Kirsten B, et al. Genetic interaction of BBS1 mutations with alleles at other BBS loci can result in non-Mendelian Bardet-Biedl syndrome. Am J Hum Genet. 2003;72(5):1187–99.

11. Billingsley G, Bin J, Fieggen KJ, Duncan JL, Gerth C, Ogata K, et al. Mutations in chaperonin-like BBS genes are a major contribu-tor to disease development in a multiethnic Bardet-Biedl syndrome patient population. J Med Genet. 2010;47(7):453–63.

12. Hjortshøj TD, Grønskov K, Philp AR, Nishimura DY, Riise R, Sheffield VC, et al. Bardet-Biedl syndrome in Denmark – report of 13 novel sequence variations in six genes. Hum Mutat. 2010;31(4):429–36.

13. Katsanis N, Ansley SJ, Badano JL, Eichers ER, Lewis RA, Hoskins BE, et al. Triallelic inheritance in Bardet-Biedl syndrome, a Mendelian recessive disorder. Science. 2001;293(5538):2256–9.

14. Xing DJ, Zhang HX, Huang N, Wu KC, Huang XF, Huang F, et al. Comprehensive molecular diagnosis of Bardet-Biedl syn-drome by high-throughput targeted exome sequencing. PLoS One. 2014;9(3):e90599.

15. Zhang Q, Hu J, Ling K. Molecular views of Arf-like small GTPases in cilia and ciliopathies. Exp Cell Res. 2013;319(15):2316–22.

16. Pawlik B, Mir A, Iqbal H, Li Y, Nürnberg G, Becker C, et al. A novel familial BBS12 mutation associated with a mild phenotype: implications for clinical and molecular diagnostic strategies. Mol Syndromol. 2010;1(1):27–34.

第 10 章

BBS9

BBS9 编码 7 种 BBS 蛋白中的一种，这些蛋白质构成纤毛发生所需的蛋白质复合物的稳定核心，并且可能在膜转运到初级纤毛中有一定的功能[1]。该基因突变可导致视杆–视锥（86.9%）和视锥–视杆（13.1%）细胞营养不良[2]以及和 BBS 相关的症状。

据报道，*BBS9* 基因突变占常染色体隐性遗传 BBS 的 1%~4%[3,4]。然而，在 14 例伊朗的 BBS 患者中，14% 的患者有 *BBS9* 突变[4]。此外，一些研究人员报道了 BBS 的双基因三联体遗传模式，也被称为三等位基因假说[5-9]，但从统计学分析结果来看，这可能是由于其他 BBS 基因中存在罕见的多态性或这些基因的突变有一定的人群携带频率所致[8]。

在丹麦的一项研究中发现，BBS 的平均诊断年龄为 11.8 岁[8]。在巴西的一项研究中，只有 21% 的 BBS 患者视力较好，超过 20/40[2]。BBS 患者通常在 9 岁时患有夜盲症，26% 的 BBS 患者观察到双眼眼球震颤，其中一些患者也出现斜视[2]。logMAR 视力表显示 BBS 患者的中心视力每年下降 1 行，而周边视力在暗适应环境中，每年下降 0.19 个对数单位[2]；约 88% 的 BBS 患者（来自有 *BBS6*、*BBS10* 或 *BBS12* 突变的队列）在 18 岁时出现失明[7]。一般来说，BBS 患者的视觉功能随着年龄的增长而恶化，但屈光不正的变化没有显著的趋势[7]。对比视杆–视锥与视锥–视杆细胞营养不良，其在统计学上似乎没有显著的基因型–表型相关性[7]。

眼底检查发现，42.8% 的 BBS 患者视盘苍白，67% 有视网膜血管变细，67% 有广泛的视网膜色素上皮异常，42.8% 有黄斑异常，23.8% 有周边色素沉着[2]。BBS 患者 OCT 显示光感受器细胞层变薄，但保留了内层视网膜的结构[7]。ERG 显示，91.3% 的 BBS 患者暗适应视杆反应和暗适应最大反应为熄灭型，65.2% 的患者视锥反应为熄灭型。所有可检测的 BBS 患者的暗适应视力阈值均有升高[2]。

BBS 患者的全身表现包括食欲过盛引起的肥胖、智力障碍、肾脏异常、多指/趾畸形和生殖腺发育不全[10,11]。其他特征包括发育迟缓、言语发育延迟、先天性心脏病、协调性差、牙发育不全以及糖尿病和高血压的发病率增加[10,12]。

（李亚 译　雷博 校）

参考文献

1. Hamosh A, Tiller GE. BBS2 gene; BBS2. OMIM. 606151. 2013. http://omim.org/entry/606151. Accessed 6 Mar 2017.
2. Berezovsky A, Rocha DM, Sacai PY, Watanabe SS, Cavascan NN, Salomão SR. Visual acuity and retinal function in patients with Bardet-Biedl syndrome. Clinics (Sao Paulo). 2012;67(2):145–9.
3. Deveault C, Billingsley G, Duncan JL, Bin J, Theal R, Vincent A, et al. BBS genotype-phenotype assessment of a multiethnic patient cohort calls for a revision of the disease definition. Hum Mutat. 2011;32(6):610–9.
4. Fattahi Z, Rostami P, Najmabadi A, Mohseni M, Kahrizi K, Akbari MR, et al. Mutation profile of BBS genes in Iranian patients with Bardet-Biedl syndrome: genetic characterization and report of nine novel mutations in five BBS genes. J Hum Genet. 2014;59(7):368–75.
5. Badano JL, Kim JC, Hoskins BE, Lewis RA, Ansley SJ, Cutler DJ, et al. Heterozygous mutations in BBS1, BBS2 and BBS6 have a potential epistatic effect on Bardet-Biedl patients with two mutations at a second BBS locus. Hum Mol Genet. 2003;12(14):1651–9.
6. Beales PL, Badano JL, Ross AJ, Ansley SJ, Hoskins BE, Kirsten B, et al. Genetic interaction of BBS1 mutations with alleles at other BBS loci can result in non-Mendelian Bardet-Biedl syndrome. Am J Hum Genet. 2003;72(5):1187–99.
7. Billingsley G, Bin J, Fieggen KJ, Duncan JL, Gerth C, Ogata K, et al. Mutations in chaperonin-like BBS genes are a major contributor to disease development in a multiethnic Bardet-Biedl syndrome patient population. J Med Genet. 2010;47(7):453–63.
8. Hjortshøj TD, Grønskov K, Philp AR, Nishimura DY, Riise R, Sheffield VC, et al. Bardet-Biedl syndrome in Denmark – report of 13 novel sequence variations in six genes. Hum Mutat. 2010;31(4):429–36.

9. Katsanis N, Ansley SJ, Badano JL, Eichers ER, Lewis RA, Hoskins BE, et al. Triallelic inheritance in Bardet-Biedl syndrome, a Mendelian recessive disorder. Science. 2001;293(5538):2256–9.

10. Xing DJ, Zhang HX, Huang N, Wu KC, Huang XF, Huang F, et al. Comprehensive molecular diagnosis of Bardet-Biedl syndrome by high-throughput targeted exome sequencing. PLoS One. 2014;9(3):e90599.

11. Zhang Q, Hu J, Ling K. Molecular views of Arf-like small GTPases in cilia and ciliopathies. Exp Cell Res. 2013;319(15):2316–22.

12. Pawlik B, Mir A, Iqbal H, Li Y, Nürnberg G, Becker C, et al. A novel familial BBS12 mutation associated with a mild phenotype: implications for clinical and molecular diagnostic strategies. Mol Syndromol. 2010;1(1):27–34.

第 11 章

BBS10

BBS10 编码的蛋白是 Ⅱ 型伴侣蛋白家族的一员，它与 *BBS12* 共同定位于初级纤毛的基底部，负责纤毛和脂肪的生成[1,2]。该基因突变可导致视杆-视锥(86.9%)和视锥-视杆(13.1%)细胞营养不良[3]以及和 BBS 相关的症状。

BBS10 基因突变占常染色体隐性遗传 BBS 的 20%[1,4,5]~43%[6]，其在欧洲和中东家系中具有相似的突变概率[4]。然而，在西班牙人群中，这一概率低至 7.6%[7]。*BBS10* 最常见的突变是 1bp 的插入突变(271DupT)，这导致了 4 个密码子(C91LfsX5)提前终止。这一突变占 *BBS10* 突变的 26%[1]~46%[4]，在欧洲人群中最常见[4,8]，但在土耳其和阿富汗家系中也可见到[4]。此外，一些研究人员报道了 BBS 的双基因三联体遗传模式，也被称为三等位基因假说[1,6,9,10]，但从统计学分析结果来看这可能是由于其他 BBS 基因中存在罕见的多态性或这些基因的突变有一定的人群携带概率所致[6]。据报道，携带 4 种 *BBS10* 突变的个体显示出更严重的表型[1]。在丹麦的一项研究中，*BBS10* 突变患者的平均诊断年龄为 8.7 岁[6]。在巴西的一项研究中，只有 21% 的 BBS 患者视力较好，超过 20/40[3]。BBS 患者通常在 9 岁时患有夜盲症，26% 的 BBS 患者观察到双眼眼球震颤，其中一些患者也出现斜视[3]。logMAR 视力表显示 BBS 患者的中心视力每年下降 1 行，而周边视力在暗适应环境中，每年下降 0.19 个对数单位[3]；约 88% 的 BBS 患者(来自有 *BBS6*、*BBS10* 或 *BBS12* 突变的队列)在 18 岁时出现失明[1]。有研究报道，与携带 *BBS1* 突变的个体相比，携带 *BBS10* 突变的个体比 *BBS1*[1,5,8,11]视力下降和视野缩小更加严重[11]。然而，一些研究表明，BBS 没有显著的基因型-表型相关性[3]。一般来说，BBS 患者视觉功能随着年龄的增长而恶化，但屈光不正的变化没有显著的趋势[1]。对比视杆-视锥与视锥-视杆细胞营养不良，其在统计学上似乎没有显著的基因型-表型相关性[1]。对于 *BBS10* 突变的患者，23 例中有 16 例出现眼球震颤，20 例中有 9 例出现白内障(包括轻度白内障)[11]。

眼底检查发现，42.8% 的 BBS 患者视盘苍白，67% 有视网膜血管变细，67% 有广泛的视网膜色素上皮异常，42.8% 有黄斑异常，23.8% 有周边色素沉着(图 11.1a~d)[3]。OCT 显示，携带 *BBS10* 和 *BBS1* 突变的患者保留了视网膜内层和外核层，但 IS/OS 层受损，RPE 变薄，中心凹区域的光感受器内外段减少(但仍存在)(图 11.1e~f)[11]。在邻近和前部 Bruch 膜出现可能与视网膜重塑有关的沉着物，这一现象在 *BBS10* 突变中较 *BBS1* 更为明显[11]。8 例 *BBS10* 或 *BBS1* 突变患者中有 3 例出现内界膜皱褶[11]。ERG 显示，91.3% 的 BBS 患者暗适应视杆反应和暗适应最大反应为熄灭型，65.2% 的患者视锥反应为熄灭型。所有可检测的 BBS 患者的暗适应视力阈值均有升高[3]。

BBS 患者的全身表现包括食欲过盛引起的肥胖、智力障碍、肾脏异常、多指/趾畸形和生殖腺发育不全[12,13]。其他特征包括发育迟缓、言语发育延迟、先天性心脏病、协调性差、牙发育不全以及糖尿病和高血压的发病率增加[12,14]。

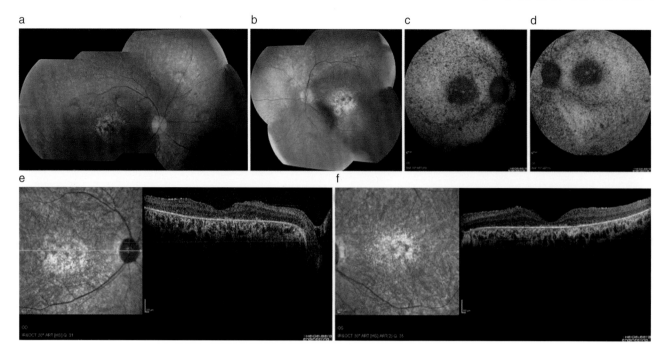

图 11.1　病例摘要：携带 *BBS10* 杂合突变（c.899A>C；c.306delCAGA）的 26 岁女性 BBS 患者，双眼最佳矫正视力均为 1/60。(a,b) 右眼和左眼的眼底彩照，显示有大范围的黄斑萎缩伴色素性改变，沿血管弓有弥漫性病灶，周边视网膜色素改变。(c,d) 右眼和左眼的眼底自荧光，显示相对于萎缩区，黄斑区和弥漫性斑片状区域的荧光减弱。(e,f) 右眼和左眼的频域 OCT，显示 RPE 上方广泛的黄斑椭圆体带缺失和视网膜下沉着物。

（李亚 译　雷博 校）

参考文献

1. Billingsley G, Bin J, Fieggen KJ, Duncan JL, Gerth C, Ogata K, et al. Mutations in chaperonin-like BBS genes are a major contributor to disease development in a multiethnic Bardet-Biedl syndrome patient population. J Med Genet. 2010;47(7):453–63.
2. Kniffin CL, VA MK. BBS10 GENE; BBS10. In:OMIM–online Mendelian inheritance in man; 2011. http://www.omim.org/entry/610148. Accessed 11 Jan 2017.
3. Berezovsky A, Rocha DM, Sacai PY, Watanabe SS, Cavascan NN, Salomão SR. Visual acuity and retinal function in patients with Bardet-Biedl syndrome. Clinics (Sao Paulo). 2012;67(2):145–9.
4. Stoetzel C, Laurier V, Davis EE, Muller J, Rix S, Badano JL, et al. BBS10 encodes a vertebrate-specific chaperonin-like protein and is a major BBS locus. Nat Genet. 2006;38(5):521–4.
5. Daniels AB, Sandberg MA, Chen J, Weigel-DiFranco C, Fielding Hejtmancic J, Berson EL. Genotype-phenotype correlations in Bardet-Biedl syndrome. Arch Ophthalmol. 2012;130(7):901–7.
6. Hjortshøj TD, Grønskov K, Philp AR, Nishimura DY, Riise R, Sheffield VC, et al. Bardet-Biedl syndrome in Denmark – report of 13 novel sequence variations in six genes. Hum Mutat. 2010;31(4):429–36.
7. Alvarez-Satta M, Castro-Sánchez S, Pereiro I, Piñeiro-Gallego T, Baiget M, Ayuso C, et al. Overview of Bardet-Biedl syndrome in Spain: identification of novel mutations in BBS1, BBS10 and BBS12 genes. Clin Genet. 2014;89(6):601–2.
8. Deveault C, Billingsley G, Duncan JL, Bin J, Theal R, Vincent A, et al. BBS genotype-phenotype assessment of a multiethnic patient cohort calls for a revision of the disease definition. Hum Mutat. 2011;32(6):610–9.
9. Badano JL, Kim JC, Hoskins BE, Lewis RA, Ansley SJ, Cutler DJ, et al. Heterozygous mutations in BBS1, BBS2 and BBS6 have a potential epistatic effect on Bardet-Biedl patients with two mutations at a second BBS locus. Hum Mol Genet. 2003;12(14):1651–9.
10. Beales PL, Badano JL, Ross AJ, Ansley SJ, Hoskins BE, Kirsten B. Genetic interaction of BBS1 mutations with alleles at other BBS loci can result in non-Mendelian Bardet-Biedl syndrome. Am J Hum Genet. 2003;72(5):1187–99.
11. Gerth C, Zawadzki RJ, Werner JS, Héon E. Retinal morphology in patients with BBS1 and BBS10 related Bardet-Biedl syndrome evaluated by Fourier-domain optical coherence tomography. Vis Res. 2008;48(3):392–9.
12. Xing DJ, Zhang HX, Huang N, KC W, Huang XF, Huang F, et al. Comprehensive molecular diagnosis of Bardet-Biedl syndrome by high-throughput targeted exome sequencing. PLoS One. 2014;9(3):e90599.
13. Zhang Q, Hu J, Ling K. Molecular views of Arf-like small GTPases in cilia and ciliopathies. Exp Cell Res. 2013;319(15):2316–22.
14. Pawlik B, Mir A, Iqbal H, Li Y, Nürnberg G, Becker C, et al. A novel familial BBS12 mutation associated with a mild phenotype: implications for clinical and molecular diagnostic strategies. Mol Syndromol. 2010;1(1):27–34.

第 **12** 章

BBS12

BBS12 编码的蛋白是伴侣蛋白家族的一员，它与 *BBS10* 共同定位于初级纤毛的基底部，负责纤毛和脂肪的生成[1,2]。该基因突变可导致视杆-视锥(86.9%)和视锥-视杆(13.1%)细胞营养不良[3]以及和 BBS 相关的症状。

BBS12 突变在常染色体隐性遗传 BBS 中占 3%～11%[1,4-7]。法国和美国的一项研究显示，这些家系成员大多数都是高加索人[7]，而加拿大的一项研究显示，这些家系成员大多数是非欧洲人[1]。一项对 14 个伊朗 BBS 家系的研究显示，*BBS12* 突变率高达 21.4%[8]。一些研究报道了 BBS 的双基因三联体遗传模式，也被称为三等位基因假说[1,6,9,10]，但从统计学分析结果来看，这可能是由于其他 BBS 基因中存在罕见的多态性或这些基因的突变有一定的人群携带频率所致[6]。这也显示 *BBS12* 似乎很少参与双基因遗传[11]。在丹麦的一项研究中，BBS 的平均诊断年龄为 11.8 岁[6]。在巴西的一项研究中，只有 21% 的 BBS 患者视力较好，超过 20/40[3]。BBS 患者通常在 9 岁时患有夜盲症，26% 的 BBS 患者观察到双眼眼球震颤，其中一些患者也出现斜视[3]。logMAR 视力表显示 BBS 患者的中心视力每年下降 1 行，而周边视力在暗适应环境中每年下降 0.19 个对数单位[3]；约 88% 的 BBS 患者(来自有 *BBS6*、*BBS10* 或 *BBS12* 突变的队列)在 18 岁时出现失明[1]。有研究报道，携带 *BBS12* 和 *BBS10* 突变的个体比携带 *BBS6* 突变的个体[1]视力下降更快[11]，但也有研究表明携带 *BBS12* 和 *BBS1* 突变的个体比携带 *BBS10* 突变的个体表型更轻[12]。然而，一些研究表明，BBS 没有显著的基因型-表型相关性[3,7]。一般来说，在 BBS 患者中视觉功能随着年龄的增长而恶化，但屈光不正的变化没有显著的趋势[1]。对比视杆-视锥与视锥-视杆细胞营养不良，其在统计学上似乎没有显著的基因型-表型相关性[1]。

眼底检查发现，42.8% 的 BBS 患者视盘苍白、67% 有视网膜血管变细、67% 有广泛的视网膜色素上皮异常、42.8% 有黄斑异常、23.8% 有周边色素沉着[3]（图 12.1a～d）。OCT 显示光感受器细胞层变薄，但保留了内层视网膜的结构[1]（图 12.1e～f）。ERG 显示，91.3% 的 BBS 患者暗适应视杆反应和暗适应最大反应为熄灭型，65.2% 的患者视锥反应为熄灭型。所有可检测的 BBS 患者的暗适应视力阈值均有升高[3]。

BBS 患者的全身表现包括食欲过盛引起的肥胖、智力障碍、肾脏异常、多指/趾畸形和生殖腺发育不全[13,14]。其他特征包括发育迟缓、言语发育延迟、先天性心脏病、协调性差、牙发育不全以及糖尿病和高血压的发病率增加[13,15]。

据报道，有 3 例患者携带 *BBS12* 基因纯合突变 p.*S701X*[15]，比其他任何已知的 *BBS12*[15]致病突变都更接近编码蛋白的 C 末端。这些患者来自一个有血缘关系的巴基斯坦家系，表现出较轻的 BBS 临床表型，为多指、牙发育不全和迟发性视网膜功能障碍；没有肾脏或生殖器异常、肥胖、学习障碍或其他 BBS 症状。这些患者在 13～15 岁开始出现夜盲症，但仅在 30 岁、27 岁和 19 岁时出现白天视力轻度受损。3 例均表现出视杆-视锥细胞营养不良、近视和散光，无 1 例符合 BBS 的临床诊断标准[15]。

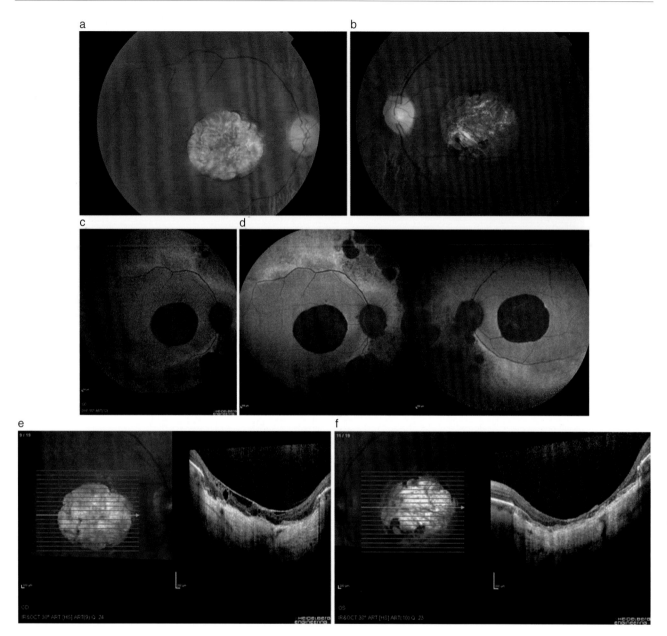

图 12.1　病例摘要：携带 *BBS12* 纯合突变（c.1418_1420del）的 51 岁男性 BBS 患者，右眼的最佳矫正视力为 2/60，左眼为 3/20。(a,b)右眼和左眼的眼底彩照，显示局限于双眼视网膜中央的大的圆形脉络膜视网膜萎缩。在双眼血管弓区域出现明显的视网膜色素上皮萎缩。(c,d)右眼和左眼的眼底自发荧光，显示相对于 RPE/光感受器细胞萎缩区域，双眼黄斑和血管弓外的圆形区域呈弱荧光。双眼没有萎缩的血管弓显示强荧光。在右眼，沿血管弓的上方显示有萎缩，并且弱荧光区域延伸到以前的强荧光区域。(e,f)右眼和左眼的频域 OCT，显示双眼 RPE 和椭圆体带萎缩伴瘢痕，右眼可见视网膜内囊腔和视网膜前膜。

（李亚 译　雷博 校）

参考文献

1. Billingsley G, Bin J, Fieggen KJ, Duncan JL, Gerth C, Ogata K, et al. Mutations in chaperonin-like BBS genes are a major contributor to disease development in a multiethnic Bardet-Biedl syndrome patient population. J Med Genet. 2010;47(7):453–63.

2. Kniffin CL, VA MK. BBS10 GENE; BBS10. In:OMIM–online Mendelian inheritance in man; 2011. http://www.omim.org/entry/610148. Accessed 11 Jan 2017.

3. Berezovsky A, Rocha DM, Sacai PY, Watanabe SS, Cavascan NN, Salomão SR. Visual acuity and retinal function in patients with Bardet-Biedl syndrome. Clinics (Sao Paulo). 2012;67(2):145–9.

4. Alvarez-Satta M, Castro-Sánchez S, Pereiro I, Piñeiro-Gallego T, Baiget M, Ayuso C, et al. Overview of Bardet-Biedl syndrome

in Spain: identification of novel mutations in BBS1, BBS10 and BBS12 genes. Clin Genet. 2014;89(6):601–2.

5. Daniels AB, Sandberg MA, Chen J, Weigel-DiFranco. C, Fielding Hejtmancic J, Berson EL. Genotype-phenotype correlations in Bardet-Biedl syndrome. Arch Ophthalmol. 2012;130(7):901–7.

6. Hjortshøj TD, Grønskov K, Philp AR, Nishimura DY, Riise R, Sheffield VC, et al. Bardet-Biedl syndrome in Denmark – report of 13 novel sequence variations in six genes. Hum Mutat. 2010;31(4):429–36.

7. Stoetzel C, Muller J, Laurier V, Davis EE, Zaghloul NA, Vicaire S, et al. Identification of a novel BBS gene (BBS12) highlights the major role of a vertebrate-specific branch of chaperonin-related proteins in Bardet-Biedl syndrome. Am J Hum Genet. 2007;80(1):1–11.

8. Fattahi Z, Rostami P, Najmabadi A, Mohseni M, Kahrizi K, Akbari MR, et al. Mutation profile of BBS genes in Iranian patients with Bardet-Biedl syndrome: genetic characterization and report of nine novel mutations in five BBS genes. J Hum Genet. 2014;59(7):368–75.

9. Badano JL, Kim JC, Hoskins BE, Lewis RA, Ansley SJ, Cutler DJ, et al. Heterozygous mutations in BBS1, BBS2 and BBS6 have a potential epistatic effect on Bardet-Biedl patients with two mutations at a second BBS locus. Hum Mol Genet. 2003;12(14):1651–9.

10. Beales PL, Badano JL, Ross AJ, Ansley SJ, Hoskins BE, Kirsten B. Genetic interaction of BBS1 mutations with alleles at other BBS loci can result in non-Mendelian Bardet-Biedl syndrome. Am J Hum Genet. 2003;72(5):1187–99.

11. Dulfer E, Hoefsloot LH, Timmer A, Mom C, van Essen AJ. Two sibs with Bardet-Biedl syndrome due to mutations in BBS12: no clues for modulation by a third mutation in BBS10. Am J Med Genet A. 2010;152A(10):2666–9.

12. Deveault C, Billingsley G, Duncan JL, Bin J, Theal R, Vincent A, et al. BBS genotype-phenotype assessment of a multiethnic patient cohort calls for a revision of the disease definition. Hum Mutat. 2011;32(6):610–9.

13. Xing DJ, Zhang HX, Huang N, Wu KC, Huang XF, Huang F, et al. Comprehensive molecular diagnosis of Bardet-Biedl syndrome by high-throughput targeted exome sequencing. PLoS One. 2014;9(3):e90599.

14. Zhang Q, Hu J, Ling K. Molecular views of Arf-like small GTPases in cilia and ciliopathies. Exp Cell Res. 2013;319(15):2316–22.

15. Pawlik B, Mir A, Iqbal H, Li Y, Nürnberg G, Becker C, et al. A novel familial BBS12 mutation associated with a mild phenotype: implications for clinical and molecular diagnostic strategies. Mol Syndromol. 2010;1(1):27–34.

第 13 章

BEST1

BEST1 编码卵黄样黄斑病变蛋白-1，一种存在于 RPE 的钙离子依赖蛋白。*BEST1* 突变可以引起显性卵黄样黄斑变性（BVMD）、成年黄斑中心凹营养不良（AOFVD）、常染色体显性玻璃体视网膜脉络膜病变（ADVRC）、小角膜、视杆-视锥细胞营养不良、白内障、后巩膜葡萄肿（MRCS）综合征和常染色体隐性卵黄样病变（ARB）[1]。

BVMD 是一种常染色体显性遗传疾病，表现为视力下降、视物变形、畏光或夜盲症，发病年龄从幼儿至 60 多岁不等（平均 33 岁）[1]。BVMD 患者常伴有远视，视力随着年龄逐渐下降，尤其在卵黄病变期视力下降较为明显，但也有患者视力多年保持稳定。脉络

膜新生血管（CNV）可能会导致急剧的视力下降，有报道显示在 BVMD 患者中 CNV 的发病率可达到 9%，并且通常有萎缩灶形成（图 13.1）。传统的抗 VEGF 治疗对 CNV 通常有效果。

BVMD 患者眼底起始表现为正常至轻微的黄斑区 RPE 病变（卵黄病变前期），然后发展为典型的"鸡蛋黄"样黄斑病变（图 13.2a），随后进入"卵黄破碎期"（图 13.3 和图 13.4a），和"假性积脓期"，假性积脓表现为随着脉络膜、视网膜萎缩和瘢痕形成后，出现下半区黄色液态物。过去认为不同分期间呈线性进展关系，但有证据表明患者可在不同分期之间进展、回退，且单眼可出现两种分期，甚至单个病变也会显示多个分期。还

a   b

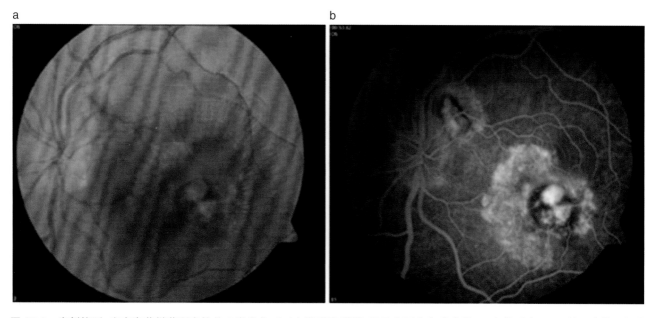

图 13.1　病例摘要：患有卵黄样黄斑变性的 8 岁患儿。(a)左眼眼底彩照，显示有两个色素病灶，一个靠近中心凹，另一个位于视盘颞上方。中央病灶区出现 CNV，周围有 RPE 脱色素改变，疑似隆起。(b)FFA 晚期，左眼中央黄斑区新生血管膜渗漏，病灶区周围有突窗样缺损染色。

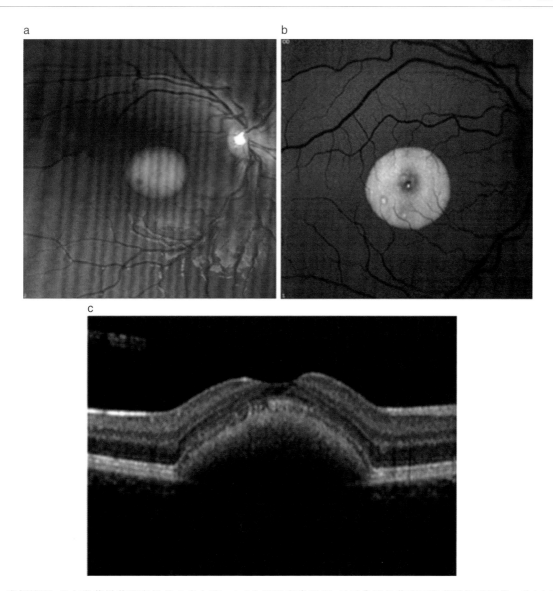

图 13.2 病例摘要：患有卵黄样黄斑变性的 7 岁女孩。(a)右眼眼底彩照相，显示典型的黄斑区卵黄样物质沉着。(b)右眼眼底自发荧光，显示与卵黄样物质沉着区域对应的强自发荧光。(c)右眼频域 OCT，显示视网膜下卵黄样病变，椭圆体带中断，后极部靠近病变处有暗区。

有报道显示患者在瘢痕期仍维持着良好的视力[2]。

在疾病的早期阶段，由于卵黄样物质的形成阻挡了脉络膜的信号，荧光素眼底血管造影检查表现为弱荧光，疾病的后期在萎缩区域表现为窗样缺损强荧光。眼底自发荧光显示卵黄样病变区域为高强度信号（图 13.2b 和图 13.4b）；假性积脓病灶黄色物质填充区域眼底自发荧光显示为强信号。与老年性黄斑变性一样，在萎缩期也表现为弱荧光。

最早期的 OCT 检查发现，可以在延长明适应时间后观察到光感受器外段增厚。之后的 OCT 发现视网膜下高反射物质和偶发 RPE 下的沉着物为特征的瘢痕

和 CNV（图 13.2c）[3]。随着疾病进展，视网膜下的物质通常会部分液化并在 OCT 上显示为低反射。在最终阶段，OCT 显示中央视网膜萎缩。

眼电图（EOG）是一种检测眼静息电位的方法，通常 BVMD 患者 Arden 比值<1.5，该比值异常可出现于眼底发生异常改变之前。EOG 中光峰下降是由于突变的卵黄样黄斑病蛋白（在黄斑和周边 RPE 表达）在 RPE 导致异常大的电压门控氯通道传导所致[4]。然而，也有少数 BVMD 患者 EOG 表现正常。全视野 ERG 和暗适应一般正常，多焦 ERG 一般异常。一项研究采用多焦 ERG 观察视网膜下液，发现结构异常范围与功能异常

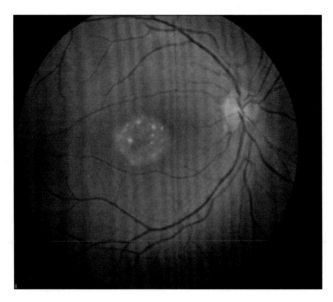

图 13.3　患有卵黄样黄斑变性的 34 岁女性,右眼眼底彩照,显示卵黄破裂期病灶(炒鸡蛋形状)。

a　　　　　　　　　　　　　　　　　　　　b

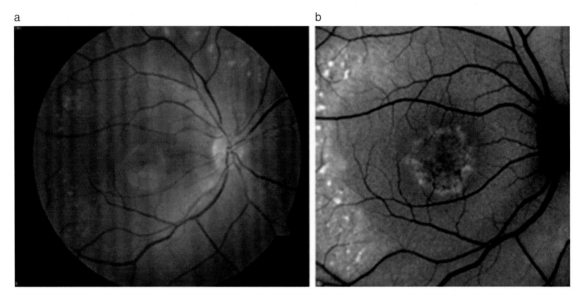

图 13.4　病例摘要:BEST1 等位基因纯合无义突变的 37 岁女性患者。(a) 右眼眼底彩照, 显示黄斑萎缩灶和与之相关的斑点状 RPE 萎缩,以及颞侧和血管弓外斑点状沉着物。(b)眼底自发荧光,显示右眼强自发荧光环绕斑点状弱荧光区域,在图 a 中所示 的斑点状沉着物显示为强自发荧光。

范围相关[5]。

　　值得注意的是,据报道与其他突变相比,有些突变 导致的视力下降更加急剧[11]。由于家系内和家系间的异 质性,难以确定基因型与表型之间的相关性[1,6-10]。有研究 显示纯合子显性突变患者表型更严重,表现为早期 ERG 视杆系统参数下降和多病灶卵黄样视网膜病变[11]。

　　对于 BEST1 纯合或复合杂合无意义突变引起的 常染色体隐性 ARB,患者的平均发病年龄为 23 岁(4~ 40 岁),伴有中心视野缺损、远视和浅前房[12]。由于前房

浅,所以罹患闭角型青光眼的风险较高。常染色体隐性 ARB 患者眼底表现为中央区 RPE 改变,包括卵黄样物 质沉着、视网膜水肿和视网膜下积液。EOG、多焦 ERG 和全视野 ERG 通常有异常改变。FFA 显示强荧光和弱 荧光所对应的片状萎缩区和水肿区, 脂褐素沉着且 FAF 信号增强,而萎缩区显示为信号减弱。ARB 基因 突变携带者上述检查完全正常。据报道, 有一些具有 BEST1 双等位基因突变的患者表现为 BVMD, 而不是 隐性卵黄样病变[13]。

BEST1 突变也能引起一部分患者出现地图样萎缩的一种亚型 AOFVD，在平均发病年龄 50 岁时开始出现视力下降和视物变形。视力可保持稳定或者随着时间逐渐下降，这取决于有无中心凹萎缩或者 CNV（高达15%）。典型的眼底表现为双眼中心凹区域伴有点状色素的圆形黄/白色萎缩病灶；萎缩灶大小不一，但通常比视盘小。病灶和 BVMD 所见（卵黄样病变>1DD）相似，在同一眼中可能有多个病灶。EOG 和全视野 ERG 通常正常或者振幅轻度下降，但多焦 ERG 显示中心区功能障碍。色觉可能异常，也可能有近一半的患者出现中心暗点[16]。通常在萎缩区出现 FFA 遮蔽荧光，但是可出现一些斑块状信号增强区域。AFVD 患者的 FAF 表现多样的。一项研究显示视力下降与中心凹区域厚度变薄相关[14]。一些研究表明由 *BEST1* 突变引起的 AOFVD 可能是 BVMD 的一种较轻形式，其发病年龄更晚，在疾病进展过程中早期视力较好[15,16]。

BEST1 突变也可能引起 ADVIRC。ADVIRC 可表现为旋转性眼球震颤、白内障（通常发病年龄小，多位于后囊下）、远视、浅前房和小眼球，许多患者可发展为闭角型青光眼。眼底表现为典型的环形黑色素沉着，从视网膜周边开始向中心进展，在中周部围绕着视盘的脉络膜视网膜萎缩，白色点状沉着物和纤维状退行性玻璃体条索，也可见视网膜血管变细和视盘苍白[17,18]。

由于黄斑回避，视力通常终身保持稳定，但是有黄斑水肿、黄斑中心萎缩、视网膜脱离或者玻璃体积血的患者，其视力可能恶化。EOG 和全视野 ERG 通常异常，表现为视锥-视杆细胞功能丧失，尽管有报道在一些患者中这些指标在正常范围内。与视杆-视锥细胞营养不良相似，GVF 表现为外周视野逐渐缩窄。

MRCS 综合征由 *BEST1* 突变引起，典型表现为小角膜、视锥-视杆细胞营养不良、白内障和 MRCS[19]。有些患者最初有夜盲症，由于出现白内障和光感受器功能障碍，通常在 30 岁后视力下降。年轻时，正常眼轴长度的 MRCS 和粉尘状白内障很常见。眼底特征有周边萎缩和色素沉着，并随着年龄增大逐渐向中央进展。全视野 ERG 显示视杆-视锥型变性，EOG 异常。有研究提出 MRCS 综合征是 ADVIRC 的一种，现有研究报道一例携带 MRCS 相关突变家系中患者有小眼球，未伴 MRCS。影响剪切的突变与 ADVIRC 和 MRCS 相关。

值得注意的是，也有病例显示两个同胞 *BEST1* 突变和视网膜劈裂相关[20]。两位患者在儿童时期出现视物模糊和视力下降。眼底照相和 OCT 显示有视网膜劈裂、严重的视网膜脱离和视网膜增厚，FFA 显示视网膜有强荧光点，全视野 ERG 参数在正常范围内。

（施晓萌 译 雷博 校）

参考文献

1. Boon CJF, Klevering BJ, Leroy BP, Hoyng CB, Keunen JEE, den Hollander AI. The spectrum of ocular phenotypes caused by mutations in the BEST1 gene. Prog Retin Eye Res. 2009;28(3):187–205.
2. Mohler CW, Fine SL. Long-term evaluation of patients with Best's vitelliform dystrophy. Ophthalmology. 1981;88(7):688–92.
3. Kay CN, Abramoff MD, Mullins RF, Kinnick TR, Lee K, Eyestone ME, et al. Three-dimensional distribution of the vitelliform lesion, photoreceptors, and retinal pigment epithelium in the macula of patients with best vitelliform macular dystrophy. Arch Ophthalmol. 2012;130(3):357–64.
4. Abramoff MD, Mullins RF, Lee K, Hoffmann JM, Sonka M, Critser DB, et al. Human photoreceptor outer segments shorten during light adaptation. Invest Ophthalmol Vis Sci. 2013;54(5):3721–8.
5. Bitner H, Schatz P, Mizrahi-Meissonnier L, Sharon D, Rosenberg T. Frequency, Genotype, and Clinical Spectrum of Best Vitelliform Macular Dystrophy: Data From a National Center in Denmark. Am J Ophthalmol. 2012;154(2):403–12.e404.
6. Querques G, Zerbib J, Santacroce R, Margaglione M, Delphin N, Rozet JM, et al. Functional and clinical data of Best vitelliform macular dystrophy patients with mutations in the BEST1 gene. Mol Vis. 2009;15:2960–72.
7. Cohn AC, Turnbull C, Ruddle JB, Guymer RH, Kearns LS, Staffieri S, et al. Best's macular dystrophy in Australia: phenotypic profile and identification of novel BEST1 mutations. Eye (Lond). 2010;25(2):208–17.
8. Lacassagne E, Dhuez A, Rigaudiere F, Dansault A, Vêtu C, Bigot K, et al. Phenotypic variability in a French family with a novel mutation in the BEST1 gene causing multifocal best vitelliform macular dystrophy. Mol Vis. 2011;17:309–22.
9. Pineiro-Gallego T, Alvarez M, Pereiro I, Campos S, Sharon D, Schatz P, et al. Clinical evaluation of two consanguineous families with homozygous mutations in BEST1. Mol Vis. 2011;17:1607–17.
10. Sohn EH, Francis PJ, Duncan JL, Weleber RG, Saperstein DA, Farrell DF, et al. Phenotypic variability due to a novel Glu292Lys variation in exon 8 of the BEST1 gene causing best macular dystrophy. Arch Ophthalmol. 2009;127(7):913–20.
11. Schatz P, Bitner H, Sander B, Holfort S, Andreasson S, Larsen M, et al. Evaluation of macular structure and function by OCT and electrophysiology in patients with vitelliform macular dystrophy due to mutations in BEST1. Invest Ophthalmol Vis Sci. 2010;51(9):4754–65.
12. Burgess R, Millar ID, Leroy BP, Urquhart JE, Fearon IM, De Baere E, et al. Biallelic mutation of BEST1 causes a distinct retinopathy in humans. Am J Hum Genet. 2008;82(1):19–31.
13. Sodi A, Menchini F, Manitto MP, Passerini I, Murro V, Torricelli F, et al. Ocular phenotypes associated with biallelic mutations in BEST1 in Italian patients. Mol Vis. 2011;17:3078–87.
14. Querques G, Bux AV, Prato R, Iaculli C, Souied EH, Delle Noci N. Correlation of visual function impairment and optical coherence tomography findings in patients with adult-onset foveomacular vitel-

liform macular dystrophy. Am J Ophthalmol. 2008;146(1):135–42.

15. Glacet-Bernard A, Soubrane G, Coscas G. Macular vitelliform degeneration in adults. Retrospective study of a series of 85 patients. J Fr Ophtalmol. 1990;13(8–9):407–20.

16. Renner AB, Tillack H, Kraus H, Kohl S, Wissinger B, Mohr N, et al. Morphology and functional characteristics in adult vitelliform macular dystrophy. Retina. 2004;24(6):929–39.

17. Lafaut BA, Loeys B, Leroy BP, Spileers W, De Laey JJ, Kestelyn P. Clinical and electrophysiological findings in autosomal dominant vitreoretinochoroidopathy: report of a new pedigree. Graefes Arch Clin Exp Ophthalmol. 2001;239(8):575–82.

18. Yardley J, Leroy BP, Hart-Holden N, Lafaut BA, Loeys B, Messiaen LM, et al. Mutations of VMD2 splicing regulators cause nanophthalmos and autosomal dominant vitreoretinochoroidopathy (ADVIRC). Invest Ophthalmol Vis Sci. 2004;45(10):3683–9.

19. Reddy MA, Francis PJ, Berry V, Bradshaw K, Patel RJ, Maher ER, et al. A clinical and molecular genetic study of a rare dominantly inherited syndrome (MRCS) comprising of microcornea, rod-cone dystrophy, cataract, and posterior staphyloma. Br J Ophthalmol. 2003;87(2):197–202.

20. Silva RA, Berrocal AM, Lam BL, Albini TA. Novel Mutation in BEST1 Associated With Retinoschisis. JAMA Ophthalmol. 2013;9:1–5.

第 14 章

CACNA1F

CACNA1F 编码一种参与视杆和视锥光感受器信号向视网膜内层传递的电压依赖性钙通道[1]。其遵循 X 连锁遗传，据报道 55% 的先天性静止性夜盲症（CSNB）由 *CACNA1F* 突变引起。突变也和视锥-视杆细胞营养不良、Aland 眼病、视网膜和视盘萎缩有关[2-7]。

CSNB 患者在 10 岁前表现为眼球震颤（52%）或者当年龄增大时表现为视力下降（20/30~20/200）、夜盲症（仅出现在 39% 的患者）、低到中度近视、色觉异常（正常、蓝色盲或者不明确）和斜视（24%）[8]。眼底通常正常，但是高度近视患者会有近视眼底病变（图 14.1 和图 14.2）。ERG 表现为典型的负波形，暗适应强光 b 波与 a 波的比值小于 1。与 *NYX* 基因突变的患者不同，*CACNA1F* 突变的患者通常暗适应 ERG b 波会有一点保留（引起不完全 CSNB），但是并不是所有 *CACNA1F* 突变的患者均有负波型 ERG（一些研究中显示有 75%）[8]。闪烁 ERG 振幅通常下降，尽管不是熄灭型，但可表现为双峰波[2]。

由 *CACNA1F* 突变引起的视锥-视杆细胞营养不良可能出现在儿童或者成年时期[9,10]。患者表现为视力下降（20/40~20/300）、中心盲点和色觉异常（红色盲或色觉正常）。CSNB 患者常伴有近视，眼球震颤不常见。ERG 显示闪烁振幅降低，也可能表现为负波型。眼底通常正常，但高度近视患者可能有近视眼底病变。

CACNA1F 突变也能引起 Aland 眼病，典型表现为眼底脱色素改变、中心凹发育不全引起的视力下降、眼球震颤和色觉异常（通常为红色盲）[5]。Aland 眼病仅有近视会进展。ERG 显示视锥和视杆细胞功能均有下降。

Nakamura 等报道了一种由 *CACNA1F* 突变引起的特异表型[6]。这些患者的视力和视野逐渐恶化，与伴有视网膜血管变细的视网膜和视盘萎缩相对应。GVF 显示中心盲点和视野减小。ERG 为负波型，但其通常比典型的 CSNB 患者更严重和广泛的视网膜功能障碍。引起这种独特表型的相同突变也可能导致 CSNB，说明与 *CACNA1F* 突变相关的疾病表型具有多样性。

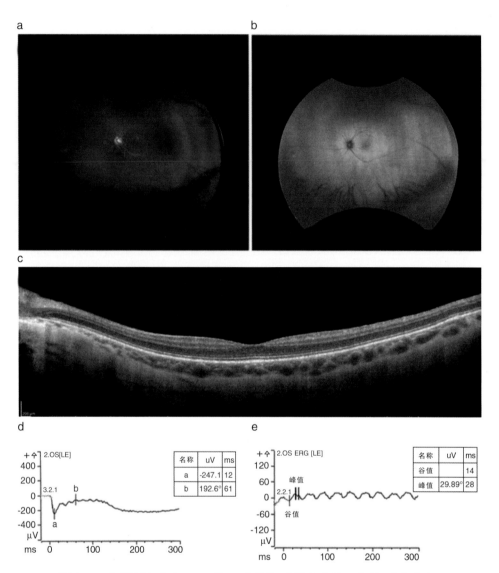

图 14.1　病例摘要:患有 CSNB 的 28 岁男性,其眼底彩照显示近视眼底病变。

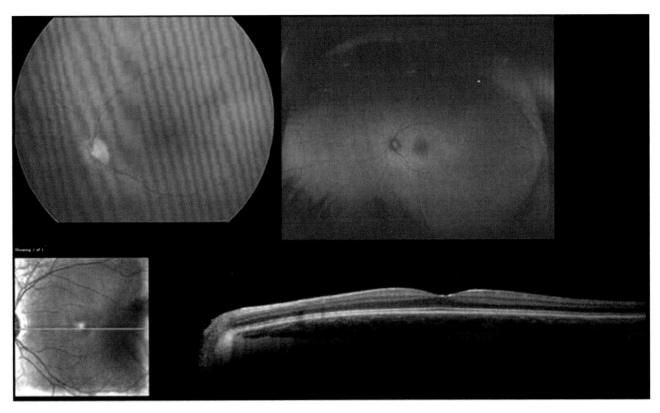

图 14.2　病例摘要：患有 CSNB 的 19 岁男性(CE126323)。左眼眼底彩色照相、眼底自发荧光和 OCT 未见明显异常。

（施晓萌　译　雷博　校）

参考文献

1. Hemara-Wahanui A, Berjukow S, Hope CI, Dearden PK, SB W, Wilson-Wheeler J, et al. A CACNA1F mutation identified in an X-linked retinal disorder shifts the voltage dependence of Cav1.4 channel activation. Proc Natl Acad Sci U S A. 2005;102(21):7553–8.

2. Boycott KM, Sauve Y, MacDonald IM. X-linked congenital stationary night blindness. In: Pagon RA, Adam MP, Ardinger HH, Wallace SE, Amemiya A, Bean LJH, et al., editors. GeneReviews® [Internet]. Seattle WA: University of Washington, Seattle; 1993–2016. 2008. [updated 2012 Apr 26].

3. Strom TM, Nyakatura G, Apfelstedt-Sylla E, Hellebrand H, Lorenz B, Weber BH, et al. An L-type calcium-channel gene mutated in incomplete X-linked congenital stationary night blindness. Nat Genet. 1998;19(3):260–3.

4. Boycott KM, Maybaum TA, Naylor MJ, Weleber RG, Robitaille J, Miyake Y, et al. A summary of 20 CACNA1F mutations identified in 36 families with incomplete X-linked congenital stationary night blindness, and characterization of splice variants. Hum Genet. 2001;108(2):91–7.

5. Jalkanen R, Bech-Hansen NT, Tobias R, Sankila EM, Mäntyjärvi M, Forsius H, et al. A novel CACNA1F gene mutation causes Aland Island eye disease. Invest Ophthalmol Vis Sci. 2007;48(6):2498–502.

6. Nakamura M, Ito S, Piao CH, Terasaki H, Miyake Y. Retinal and optic disc atrophy associated with a CACNA1F mutation in a Japanese family. Arch Ophthalmol. 2003;121(7):1028–33.

7. Wutz K, Sauer C, Zrenner E, Lorenz B, Alitalo T, Broghammer M, et al. Thirty distinct CACNA1F mutations in 33 families with incomplete type of XLCSNB and Cacna1f expression profiling in mouse retina. Eur J Hum Genet. 2002;10(8):449–56.

8. Lodha N, Loucks CM, Beaulieu C, Parboosingh JS, Bech-Hansen NT. Congenital stationary night blindness: mutation update and clinical variability. Adv Exp Med Biol. 2012;723:371–9.

9. Jalkanen R, Mantyjarvi M, Tobias R, Isosomppi J, Sankila EM, Alitalo T, et al. X linked cone-rod dystrophy, CORDX3, is caused by a mutation in the CACNA1F gene. J Med Genet. 2006;43(8):699–704.

10. Jalkanen R, Demirci FY, Tyynismaa H, Bech-Hansen T, Meindl A, Peippo M, et al. A new genetic locus for X linked progressive cone-rod dystrophy. J Med Genet. 2003;40(6):418–23.

第 15 章

CEP290

CEP290 编码一种参与纤毛合成和运输的中心体蛋白。其突变可引起常染色体隐性 LCA、Jourbert 综合征和 BBS[1-3]。

CEP290 隐性突变可引起 15%~20% 的 LCA。患者的典型表现为在出生时或出生后的几个月内出现严重的视力丧失。一项研究显示，64% 的患者视力较好眼仅为 CF[4]。但也有报道显示，在同一家庭中不同患者的视力具有差异，有些患者的视力可能好于 20/200[1]。有些患者的视力甚至可达到 20/25[4]。随时间推移 LCA 患者视力可能保持相对稳定。其症状包括钟摆型眼球震颤、高度远视、畏光、指眼征、圆锥角膜和白内障[5]。有些患者可能有相关的全身表现，如异常本体感觉、不孕症和智力。眼底可表现为视盘周围萎缩、小动脉变细、中心凹发育不良、串珠样或骨细胞样 RPE 萎缩和视盘苍白（图 15.1a 和图 15.2a）。眼底自发荧光显示为围绕中心凹的强自发荧光（图 15.1b 和图 15.2b），也能看到虹膜缺损和类似 Coats 病的血管病变。ERG 表现为视杆和视锥细胞功能降低。

Joubert 综合征是一种由小脑蚓部发育不良引起的遗传性疾病，表现为肌张力减退，共济失调，智力低下，喘息动眼神经麻痹，多指/趾，唇腭裂，舌、肾脏和肝脏缺陷，癫痫。*CEP290* 隐性突变患者也可呈现 Joubert 综合征和相关疾病的一部分视网膜病变，表现为出生后的数月至数年内视力丧失[2]。临床表现可能包括脉络膜视网膜缺损和典型的 RP 改变（例如，骨细胞样色素沉着、视网膜血管变细等）。

CEP290 隐性突变也和 BBS 相关，BBS 是一种多组织遗传疾病，其表现形式各种各样，最常见的有肥胖、多指/趾、性功能减退、肾功能不全和 RP[5-7]。眼部表现为 10 岁前出现夜盲症，之后发展为周边视力丧失和黄斑病变，伴随着典型的 RP 表现，如骨细胞样色素沉着、进行性视网膜萎缩和视野缩小。然而，患者也可能表现为中心视力缺陷和周边视力逐渐丧失。在 10~29 岁，近 75% 的患者视力下降至法定盲。

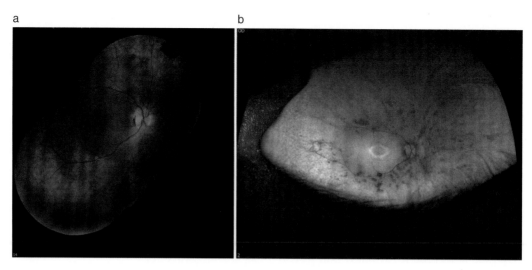

图15.1　病例摘要:患有 LCA 的 14 岁女孩。(a)眼底彩照,显示周边 RPE 萎缩和鼻上方色素上皮增生。(b)同一例患者 20 岁时的广角眼底自发荧光,显示中心凹周围强荧光环和眼底色素沉着。

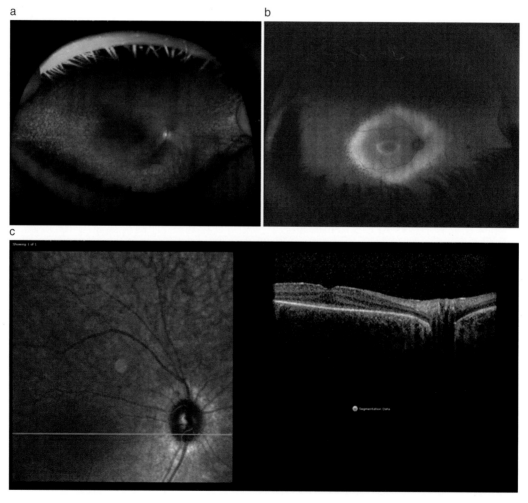

图15.2　病例摘要:9 岁男孩(CEI25602)(Image courtesy of Richard Weleber)。(a)全景眼底照相,显示弥漫性 RPE 萎缩和周边视网膜沉着物。(b)广角眼底自发荧光,显示围绕中心凹的强荧光环和位于血管弓的强自发荧光。(c)频域 OCT,显示弥漫性视网膜外层萎缩和视网膜前膜。

参考文献

1. den Hollander AI, Koenekoop RK, Yzer S, Lopez I, Arends ML, Voesenek KE, et al. Mutations in the CEP290 (NPHP6) gene are a frequent cause of Leber congenital amaurosis. Am J Hum Genet. 2006;79(3):556–61.

2. Brancati F, Barrano G, Silhavy JL, Marsh SE, Travaglini L, Bielas SL, et al. CEP290 mutations are frequently identified in the oculo-renal form of Joubert syndrome-related disorders. Am J Hum Genet. 2007;81(1):104–13.

3. Coppieters F, Lefever S, Leroy BP, De Baere E. CEP290, a gene with many faces: mutation overview and presentation of CEP290base. Hum Mutat. 2010;31(10):1097–108.

4. McAnany JJ, Genead MA, Walia S, Drack AV, Stone EM, Koenekoop RK, et al. Visual acuity changes in patients with leber congenital amaurosis and mutations in CEP290. JAMA Ophthalmol. 2013;131(2):178–82.

5. Chung DC, Traboulsi EI. Leber congenital amaurosis: clinical correlations with genotypes, gene therapy trials update, and future directions. J AAPOS. 2009;13(6):587–92.

6. Waters AM, Beales PL. Bardet-Biedl syndrome. In: Pagon RA, Adam MP, Bird TD, Dolan CR, Fong CT, Stephens K, editors. GeneReviews. Seattle: University of Washington; 1993.

7. Leitch CC, Zaghloul NA, Davis EE, Stoetzel C, Diaz-Font A, Rix S, et al. Hypomorphic mutations in syndromic encephalocele genes are associated with Bardet-Biedl syndrome. Nat Genet. 2008;40(4):443–8.

第 16 章

CERKL

CERKL 编码神经酰胺激酶类似蛋白,该基因突变与常染色体隐性视锥–视杆细胞营养不良有关[1-7]。在西班牙,*CERKL* 等位基因突变可引起 5%的隐性 RP,其在也门犹太人群中也常见[2,3,5]。

CERKL 相关的视锥–视杆细胞营养不良通常发生于青少年时期或 20 多岁(中位数为 23 岁),伴有夜盲症和中心视力缺陷,症状也可能在早于 10 岁前出现[3,5,8]。畏光很常见。一些患者可能会出现早发性后囊型白内障[2,5]。视力通常可维持至成年早期,随着黄斑萎缩,视力迅速下降(老年患者的视力为 20/50 到光感)[2]。眼底表现为黄斑区异常改变,包括从轻度色素改变到黄斑萎缩、视网膜血管变细和不同程度周边部的改变 (从中周部骨细胞样色素沉着到"椒盐状"改变)[3,8]。黄斑和周边部的萎缩随时间加重,临床表现为视野和视力逐渐丧失。一些患者可能在明确的黄斑萎缩区出现色素沉着 (图 16.1a 和图16.2a)。萎缩区域可能出现融合和类似旋涡状的改变[2,5]。黄斑的改变可能早在 15 岁时就很明显,有些患者出现黄斑病变,但早期中周部正常[3]。许多患者的视盘颜色正常[1,2]。全视野 ERG 显示视杆和视锥细胞功能重度异常,在一些患者中显示出视锥–视杆型改变[3,4]。ERG 在许多老年患者中记录不到波形[2]。GVF 通常显示外周视野向心性缩小以及黄斑萎缩所致的中央暗点,或者为周边环状缺损和中心视岛残留。在疾病晚期,一些患者出现绝对暗点[2-4]。FAF 显示黄斑萎缩区域弱自发荧光和围绕旁中心凹周围的较宽的环形强自发荧光(图 16.1b 和图 16.2b)。OCT 可显示中心凹变薄、外核层(ONL)丢失或分层异常。一些患者的 OCT 可能表现为 ONL 和内段–外段高反射信号 (图 16.1c)。这些区域表现出多样的 FAF 信号,其特征是同时出现强荧光和弱荧光[4]。ONL 和椭圆体带在中央凹及其周围变薄,特别是在视锥和视杆细胞密度最高的区域[4]。由于早期黄斑受累,许多患者被诊断为视锥–视杆细胞营养不良。

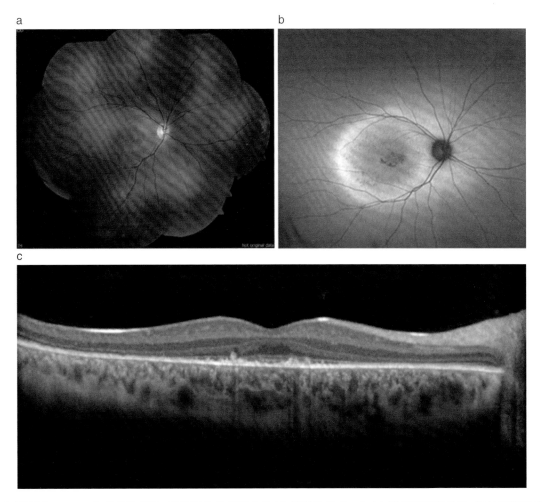

图 16.1　病例摘要：*CERKL* 突变导致视锥–视杆细胞营养不良的 20 岁男性患者。(a)右眼眼底彩照拼图，显示黄斑萎缩伴视网膜下沉着物。(b)右眼的眼底自发荧光，显示黄斑萎缩区弱自发荧光和靠近血管弓的强自发荧光环。(c)右眼频域 OCT，显示中心凹外椭圆体带和 ONL 消失，在光感受器残存区域出现视网膜下沉着物。

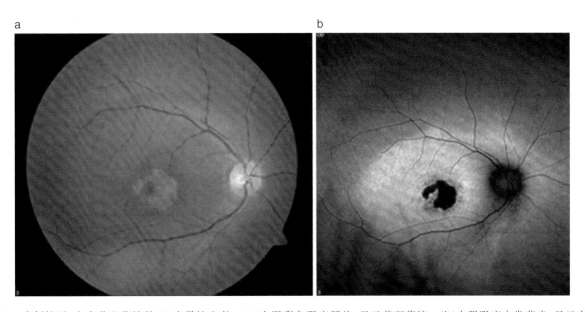

图 16.2　病例摘要：患有黄斑萎缩的 37 岁男性患者。(a)右眼彩色眼底照片，显示黄斑萎缩。(b)右眼眼底自发荧光，显示在黄斑区强自发荧光的背景下对应萎缩区致密的弱自发荧光区。

（施晓萌 译　雷博 校）

参考文献

1. Tang Z, Wang Z, Wang Z, Ke T, Wang QK, Liu M. Novel compound heterozygous mutations in CERKL cause autosomal recessive retinitis pigmentosa in a nonconsanguineous Chinese family. Arch Ophthalmol. 2009;127(8):1077–8.

2. Avila-Fernandez A, Cantalapiedra D, Aller E, Vallespín E, Aguirre-Lambán J, Blanco-Kelly F, et al. Mutation analysis of 272 Spanish families affected by autosomal recessive retinitis pigmentosa using a genotyping microarray. Mol Vis. 2010;16:2550–8.

3. Auslender N, Sharon D, Abbasi AH, Garzozi HJ, Banin E, Ben-Yosef T. A common founder mutation of CERKL underlies autosomal recessive retinal degeneration with early macular involvement among Yemenite Jews. Invest Ophthalmol Vis Sci. 2007;48(12):5431–8.

4. Aleman TS, Soumittra N, Cideciyan AV, Sumaroka AM, Ramprasad VL, Herrera W, et al. CERKL mutations cause an autosomal recessive cone-rod dystrophy with inner retinopathy. Invest Ophthalmol Vis Sci. 2009;50(12):5944–54.

5. Avila-Fernandez A, Riveiro-Alvarez R, Vallespin E, Wilke R, Tapias I, Cantalapiedra D, et al. CERKL mutations and associated phenotypes in seven Spanish families with autosomal recessive retinitis pigmentosa. Invest Ophthalmol Vis Sci. 2008;49(6):2709–13.

6. Tuson M, Marfany G, Gonzalez-Duarte R. Mutation of CERKL, a novel human ceramide kinase gene, causes autosomal recessive retinitis pigmentosa (RP26). Am J Hum Genet. 2004;74(1):128–38.

7. Ali M, Ramprasad VL, Soumittra N, Mohamed MD, Jafri H, Rashid Y, et al. A missense mutation in the nuclear localization signal sequence of CERKL (p.R106S) causes autosomal recessive retinal degeneration. Mol Vis. 2008;14:1960–4.

8. Bayes M, Goldaracena B, Martinez-Mir A, Iragui-Madoz MI, Solans T, Chivelet P, et al. A new autosomal recessive retinitis pigmentosa locus maps on chromosome 2q31-q33. J Med Genet. 1998;35(2):141–5.

第**17**章

CHM

CHM 编码 Rab 协同蛋白或称 REP1 蛋白,该蛋白与未异戊二烯化的 Rab 蛋白结合参与囊泡运输。*CHM* 突变与无脉络膜有关[1,2]。

无脉络膜是 X 连锁进行性脉络膜视网膜变性。男性患者通常在 20 岁以前出现夜盲症,随后视野进行性缩小[1]。视力在 40 岁以前通常≥20/40,但随后恶化≤20/200,有些老年患者无光感[1,3-5]。视野显示中周部孤立的暗点,随时间逐渐缩窄[3,5,6]。眼底表现为始于周边部的小叶状脉络膜和视网膜/RPE 萎缩,随后出现广泛的脉络膜视网膜萎缩,暴露出巩膜,黄斑区可保留至 40~59 岁(图 17.1a,图 17.2 和图 17.4)[1,3,5]。与视网膜色素变性不同,视网膜血管管径和视神经仍然相对正常。疾病早期眼底自发荧光(FAF)显示周边区域孤立的弱自发荧光,随着疾病进展发展为大小叶状弱自发荧光

(图 17.3a)[8]。OCT 显示视网膜外层萎缩、中心凹保留至疾病后期、外层脉络膜变薄和由于 RPE 缺失导致的反射信号增强(图 17.1b 和图 17.3b)[5,9],也可见黄斑囊样水肿。全视野 ERG 显示视锥反应明显降低,在疾病后期记录不到[5,6]。少数情况下可能会出现负波形的 ERG[8]。

女性携带者通常无症状,但由于非对称性的 X 染色体失活,可能表现出周边区域视网膜和 RPE 色素紊乱,随着年龄的增长,脉络膜视网膜病变程度不断加重(图 17.4)。女性携带者的 OCT 表现可有所不同,但是当出现异常改变时,可能会随时间重塑,包括视网膜外层局灶性增厚和出现与自发荧光增强区域相对应的玻璃膜疣样沉着物[9]。ERG 可能正常或振幅轻度下降[1,6,7]。

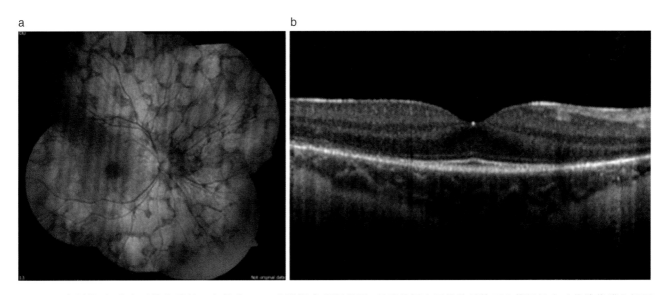

图 17.1 病例摘要:患有无脉络膜的 8 岁男孩。(a)右眼眼底彩照拼图,显示从周边开始并延伸至血管弓的小叶状脉络膜和视网膜/RPE 萎缩。(b)右眼频域 OCT,显示中心凹外椭圆体带消失和视网膜前膜。

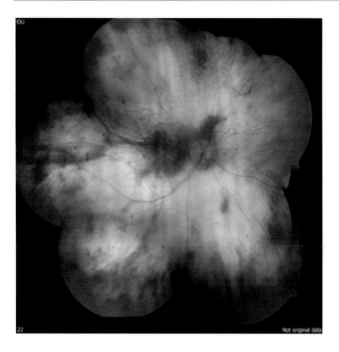

图 17.2　病例摘要:患有无脉络膜的 62 岁男性。右眼眼底彩照拼图,显示广泛的脉络膜视网膜萎缩,伴从外周开始并延伸到血管弓的少量色素沉着。

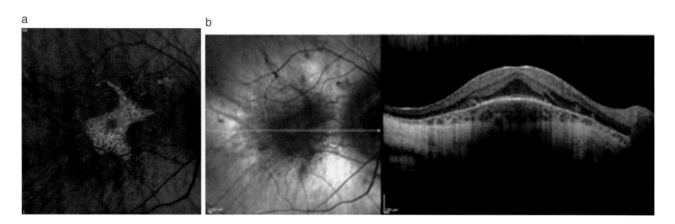

图 17.3　病例摘要:患有无脉络膜的 26 岁男性。(a)右眼眼底自发荧光,显示除黄斑中心残留异常的强荧光外黄斑区自发荧光消失。(b)频域 OCT,显示中心凹以外椭圆体带和外核层消失以及脉络膜和 RPE 萎缩。

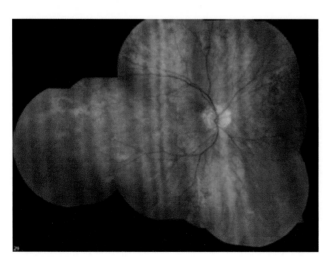

图 17.4　病例摘要:无脉络膜的 48 岁女性携带者。右眼眼底彩照拼图,显示周边视网膜散在的斑片状区域和 RPE 色素改变。

（施晓萌　译　雷博　校）

参考文献

1. MacDonald IM, Hume S, Chan S, Seabra MC. Choroideremia. 2003 [Updated 2015]. In: Pagon RA, Adam MP, Ardinger HH, et al., editors. GeneReviews [Internet]. Seattle: University of Washington; .1993–2017. Available from: https://www.ncbi.nlm.nih.gov/books/NBK1337. Accessed 20 Jan 2017.
2. Cremers FP, Sankila EM, Brunsmann F, Jay M, Jay B, Wright A, et al. Deletions in patients with classical choroideremia vary in size from 45 kb to several megabases. Am J Hum Genet. 1990;47(4):622–8.
3. Esposito G, De Falco F, Tinto N, Testa F, Vitagliano L, Tandurella IC, et al. Comprehensive mutation analysis (20 families) of the choroideremia gene reveals a missense variant that prevents the binding of REP1 with Rab geranylgeranyl transferase. Hum Mutat. 2011;32(12):1460–9.
4. Roberts MF, Fishman GA, Roberts DK, Heckenlively JR, Weleber RG, Anderson RJ, et al. Retrospective, longitudinal, and cross sectional study of visual acuity impairment in choroideraemia. Br J Ophthalmol. 2002;86(6):658–62.
5. Lin Y, Liu X, Luo L, Qu B, Jiang S, Yang H, et al. Molecular analysis of the choroideremia gene related clinical findings in two families with choroideremia. Mol Vis. 2011;17:2564–9.
6. Zhou Q, Liu L, Xu F, Li H, Sergeev Y, Dong F, et al. Genetic and phenotypic characteristics of three Mainland Chinese families with choroideremia. Mol Vis. 2012;18:309–16.
7. Mura M, Sereda C, Jablonski MM, MacDonald IM, Iannaccone A. Clinical and functional findings in choroideremia due to complete deletion of the CHM gene. Arch Ophthalmol. 2007;125(8):1107–13.
8. Renner AB, Kellner U, Cropp E, Preising MN, MacDonald IM, van den Hurk JA, et al. Choroideremia: variability of clinical and electrophysiological characteristics and first report of a negative electroretinogram. Ophthalmology. 2006;113(11):2066 e1–10.
9. Huang AS, Kim LA, Fawzi AA. Clinical characteristics of a large choroideremia pedigree carrying a novel CHM mutation. Arch Ophthalmol. 2012;130(9):1184–9.

第 **18** 章

CLN3

CLN3 编码一种参与溶酶体发挥功能和神经元转运的蛋白 battenin。该基因突变与视网膜变性综合征、Batten 病或青少年型神经元蜡样脂褐素沉着症 (JNCL) 以及非综合征性视网膜变性有关[1]。

与 *CLN3* 相关的 JNCL 遵循常染色体隐性遗传模式。尽管已报道该基因有 50 多种突变，但 80%~90% 的 JNCL 患者有 1.02kB 缺失，导致移码和过早截短的蛋白[2]。

JNCL 患儿通常首先出现视力损伤。平均发病年龄为 4~10 岁[2]。与其他青少年黄斑病不同，JNCL 患者通常表现为视力迅速进行性下降，3 年内可失明[3]。其他视觉症状包括内斜视、畏光、夜盲症、眼球震颤和色觉障碍[4]。系统性特征包括癫痫、行为异常、运动功能障碍、认知功能受损、痴呆和过早死亡[3]。

眼底可表现为牛眼状黄斑病变、黄斑或中周部色素性视网膜病变、视神经萎缩或视盘苍白、骨细胞样色素沉着和小动脉变细 (图 18.1a)[5]。眼底自发荧光显示与 RPE 萎缩区域对应的黄斑区强自发荧光和周边弱自发荧光 (图 18.1b)。Goldmann 视野可表现视野暗点或向心性缩窄。

JNCL 患者出现症状时全视野 ERG 振幅严重降低或记录不到波形，或者最大/混合反应可能出现负波形[4,6]。也有视锥闪烁光反应下降、暗适应反应记录不到或者反应正常的报道[6]。

CLN3 相关的非综合征性视网膜变性遵循常染色体隐性遗传模式。患者表现出与视网膜色素变性更为一致的特征，表现为周边色素沉着和 OCT 显示黄斑中心凹外椭圆体带消失[1]。另外有一个视锥-视杆细胞变性的家系报道[1]。

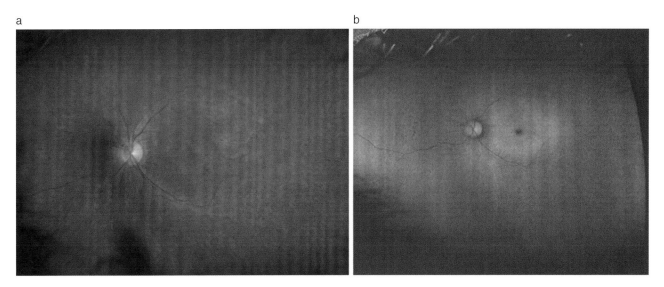

图 18.1　病例摘要：患有 *CLN3* 突变的 Batten 病的 9 岁男孩。(a)左眼全景眼底照相，显示 RPE 黄斑病变，中周部少量骨细胞样色素沉着。(b)左眼全景眼底自发荧光，显示中心凹周围自发荧光异常增强和与周边少量色素沉着区域对应的弱自发荧光。

（施晓萌 译　雷博 校）

参考文献

1. Wang F, Wang H, Tuan HF, Nguyen DH, Sun V, Keser V, et al. Next generation sequencing-based molecular diagnosis of retinitis pigmentosa: identification of a novel genotype-phenotype correlation and clinical refinements. Hum Genet. 2014;133(3):331–45.
2. Jarvela I, Autti T, Lamminranta S, Aberg L, Raininko R, Santavuori P. Clinical and magnetic resonance imaging findings in Batten disease: analysis of the major mutation (1.02-kb deletion). Ann Neurol. 1997;42(5):799–802.
3. Drack AV, Miller JN, Pearce DA. A novel c.1135_1138delCTGT mutation in CLN3 leads to juvenile neuronal ceroid lipofuscinosis. J Child Neurol. 2013;28(9):1112–6.
4. Horiguchi M, Miyake Y. Batten disease--deteriorating course of ocular findings. Jpn J Ophthalmol. 1992;36(1):91–6.
5. Spalton DJ, Taylor DS, Sanders MD. Juvenile Batten's disease: an ophthalmological assessment of 26 patients. Br J Ophthalmol. 1980;64(10):726–32.
6. Collins J, Holder GE, Herbert H, Adams GG. Batten disease: features to facilitate early diagnosis. Br J Ophthalmol. 2006;90(9):1119–24.

第 **19** 章

CLRN1

CLRN1 编码 Clarin-1,并在耳蜗和视网膜带状突触中表达。尽管其在人视网膜中的功能未知,但该基因的突变与 3A 型 Usher 综合征(USH3A)和非综合征性视网膜色素变性/视杆–视锥细胞营养不良有关。

CLRN1 突变与听力损伤和视网膜色素变性有关,伴或不伴前庭功能障碍。由于首先发现的影响,*CLRN1* 突变在芬兰和德系犹太 USH3A 患者中占较大比例[1,2]。在年轻人中首先出现正常到中等程度的双侧感觉神经性听力损害,在后期可能更为明显[3]。与其他类型的 Usher 综合征不同,USH3A 通常以后天失聪发病,听力损伤呈进展性[4]。包括夜盲症或视野缩小的视觉症状可发生于 60 岁以前,平均 10~19 岁时被诊断为视网膜色素变性[5]。其他视觉症状包括远视、散光和白内障与其他类型的 Usher 综合征类似,USH3A 患者视力进行性下降与年龄相关[3]。眼底可表现为视网膜色素变性的典型特征,包括中周部骨细胞样色素沉着、视盘呈蜡样苍白、

小动脉变细和视网膜色素上皮细胞丢失 (图 19.1a 和图 19.2a)[6]。OCT 可显示中心凹结构变形、中心凹周围视网膜厚度正常或变薄、椭圆体带中断(中心凹外更明显),其在老年患者中往往表现更严重(图 19.1c 和图 19.2c)[6-8]。近红外低照度自发荧光成像显示围绕中心凹的强自发荧光环(图 19.1b 和图 19.2b)[6]。全视野 ERG 表现通常与视杆–视锥细胞变性模式一致,可能记录不到[6,8]。GVF 显示环形暗点和进行性的周边视野损伤[8,9]。自适应光学可以显示中心凹外区域光视野感受器细胞密度降低,微视野计可能显示反应阈值升高,这两者在疾病的晚期阶段这两种表现往往更为明显[8]。

与 *CLRN1* 相关的非综合征性 RP 遵循常染色体隐性遗传模式。患者表现为 RP 的症状,但无听力丧失/损伤。眼底可呈典型的视网膜色素变性表现,如小动脉变细、视盘蜡样苍白和周边骨细胞样色素沉着[10]。ERG 可能显示视杆–视锥细胞变性改变[10]。

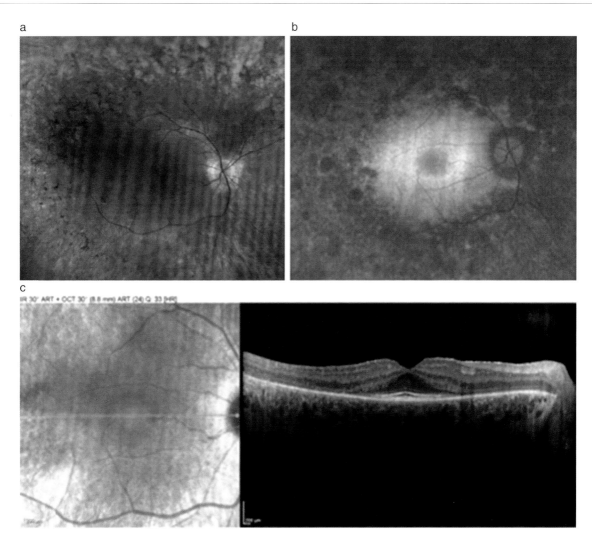

图 19.1 病例摘要：自幼患有 RP 和轻度听力损伤的 24 岁男性。(a) 右眼全景眼底照相，显示中周部 RPE 萎缩和骨细胞样色素沉着。黄斑区和视盘周围也有 RPE 萎缩。(b) 右眼全景眼底自发荧光，显示围绕黄斑中心凹的微弱的强荧光环和对应中周部及沿血管弓处 RPE 萎缩区的弱自发荧光。(c) 频域 OCT，显示中心凹外椭圆体带和外核层消失。

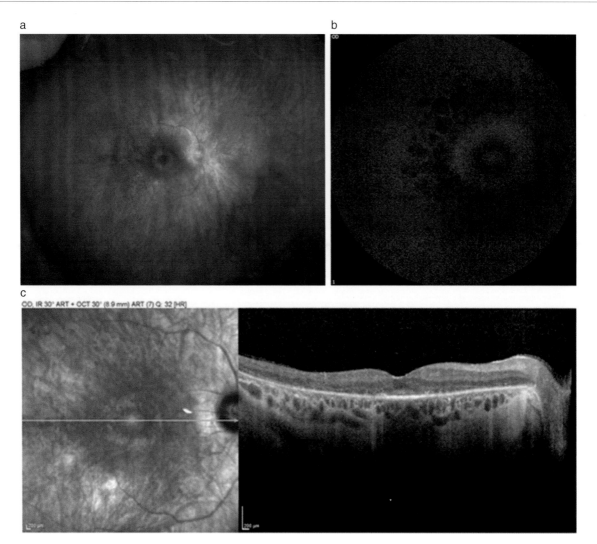

图 19.2　病例摘要：患有 USH3A 的 43 岁女性。(a)右眼全景眼底照相,显示中周部 RPE 萎缩,少量骨细胞样色素沉着和牛眼样黄斑病变以及视盘周围萎缩。(b)右眼眼底自发荧光,显示中心凹周围的弱自发荧光(与图 19.2a 中所见的牛眼样病变对应)和与中周部 RPE 萎缩区域对应的弱自发荧光。(c)频域 OCT,显示椭圆体带和外核层广泛丢失,同时中心凹周围的 RPE 层变薄。

(施晓萌 译 雷博 校)

参考文献

1. Ness SL, Ben-Yosef T, Bar-Lev A, Madeo AC, Brewer CC, Avraham KB, et al. Genetic homogeneity and phenotypic variability among Ashkenazi Jews with Usher syndrome type III. J Med Genet. 2003;40(10):767–72.

2. Fields RR, Zhou G, Huang D, Davis JR, Möller C, Jacobson SG, et al. Usher syndrome type III: revised genomic structure of the USH3 gene and identification of novel mutations. Am J Hum Genet. 2002;71(3):607–17.

3. Plantinga RF, Pennings RJ, Huygen PL, Sankila EM, Tuppurainen K, Kleemola L, et al. Visual impairment in Finnish Usher syndrome type III. Acta Ophthalmol Scand. 2006;84(1):36–41.

4. Ebermann I, Wilke R, Lauhoff T, Lubben D, Zrenner E, Bolz HJ. Two truncating USH3A mutations, including one novel, in a German family with Usher syndrome. Mol Vis. 2007;13:1539–47.

5. Pakarinen L, Karjalainen S, Simola KO, Laippala P, Kaitalo H. Usher's syndrome type 3 in Finland. Laryngoscope. 1995;105(6):613–7.

6. Herrera W, Aleman TS, Cideciyan AV, Roman AJ, Banin E, Ben-Yosef T, et al. Retinal disease in Usher syndrome III caused by mutations in the clarin-1 gene. Invest Ophthalmol Vis Sci. 2008;49(6):2651–60.

7. Malm E, Ponjavic V, Moller C, Kimberling WJ, Andreasson S. Phenotypes in defined genotypes including siblings with Usher syndrome. Ophthalmic Genet. 2011;32(2):65–74.

8. Ratnam K, Vastinsalo H, Roorda A, Sankila EM, Duncan JL. Cone structure in patients with usher syndrome type III and mutations in the Clarin 1 gene. JAMA Ophthalmol. 2013;131(1):67–74.

9. Garcia-Garcia G, Aparisi MJ, Rodrigo R, Sequedo MD, Espinós C, Rosell J, et al. Two novel disease-causing mutations in the CLRN1 gene in patients with Usher syndrome type 3. Mol Vis. 2012;18:3070–8.

10. Khan MI, Kersten FF, Azam M, Collin RW, Hussain A, Shah ST, et al. CLRN1 mutations cause nonsyndromic retinitis pigmentosa. Ophthalmology. 2011;118(7):1444–8.

第 20 章

CNGA3

CNGA3 编码参与光传导的视锥细胞 cGMP 门控通道的 α 亚基。*CNGA3* 突变与约 25% 的常染色体隐性色盲（视杆细胞单色盲）有关[1-3]。与 *CNGB3* 突变患者相似，*CNGA3* 突变引起的色盲患者，通常在出生后 10 年内出现视力不佳（20/200）、畏光、非特异性色觉缺陷和眼球震颤[4,5]。有些患者视力可保持稳定，但也可能随时间下降。在儿童时期眼底通常表现正常（60%），但成年患者往往出现正常中心凹结构消失、色素改变或牛眼样黄斑萎缩。在 OCT 具有正常视网膜横断面结构的年轻患者中，眼底自发荧光可以显示中心凹和中心凹旁强荧光（图 20.1）。老年患者的 FAF 和 OCT 可能出现局灶性中心凹萎缩（图 20.2）。然而也有 8 个月的患儿出现中心凹异常，例如弱荧光或椭圆体带或消失[6]。黄斑厚度变薄，通常内层视网膜相对完整，但外层消失[6]。ERG 通常表现为明适应反应降低或消失，但暗适应反应通常正常[6,7]。

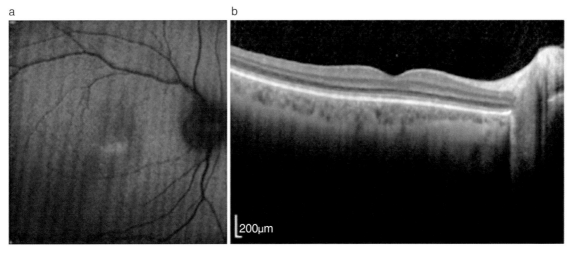

图 20.1　病例摘要：*CNGA3* 突变常染色体隐性色盲的 24 岁男性患者。(a) 右眼眼底自发荧光，显示中心凹强荧光。(b) 右眼 OCT，显示 ONL 变薄，但视网膜内层保留完整。

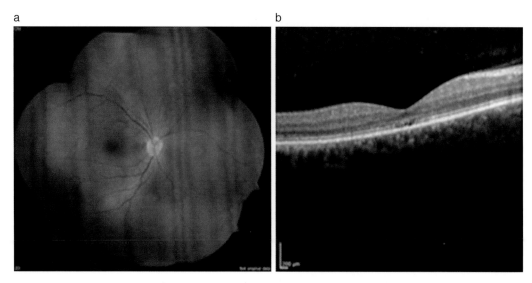

图 20.2 病例摘要：*CNGA3* 突变常染色体隐性色盲的 33 岁女性患者。(a)右眼眼底彩照拼图,显示眼底正常。(b)右眼 OCT,显示中心凹椭圆体带破坏及中心凹区视网膜外段空腔。

（施晓萌 译 雷博 校）

参考文献

1. Kohl S, Varsanyi B, Antunes GA, Baumann B, Hoyng CB, Jägle H, et al. CNGB3 mutations account for 50% of all cases with autosomal recessive achromatopsia. Eur J Hum Genet. 2005;13(3):302–8.
2. Wissinger B, Gamer D, Jagle H, Giorda R, Marx T, Mayer S, et al. CNGA3 mutations in hereditary cone photoreceptor disorders. Am J Hum Genet. 2001;69(4):722–37.
3. Kohl S, Marx T, Giddings I, Jägle H, Jacobson SG, Apfelstedt-Sylla E, et al. Total colourblindness is caused by mutations in the gene encoding the alpha-subunit of the cone photoreceptor cGMP-gated cation channel. Nat Genet. 1998;19(3):257–9.
4. Thiadens AA, Slingerland NW, Roosing S, van Schooneveld MJ, van Lith-Verhoeven JJ, van Moll-Ramirez N, et al. Genetic etiology and clinical consequences of complete and incomplete achromatopsia. Ophthalmology. 2009;116(10):1984–9. e1981
5. Nishiguchi KM, Sandberg MA, Gorji N, Berson EL, Dryja TP. Cone cGMP-gated channel mutations and clinical findings in patients with achromatopsia, macular degeneration, and other hereditary cone diseases. Hum Mutat. 2005;25(3):248–58.
6. Yang P, Michaels KV, Courtney RJ, Wen Y, Greninger DA, Reznick L, et al. Retinal morphology of patients with achromatopsia during early childhood: implications for gene therapy. JAMA Ophthalmol. 2014;132(7):823–31.
7. Fahim AT, Khan NW, Zahid S, Schachar IH, Branham K, Kohl S, et al. Diagnostic fundus autofluorescence patterns in achromatopsia. Am J Ophthalmol. 2013;156(6):1211–9.e1212.

第 21 章

CNGB1

CNGB1 编码视杆细胞环核苷酸门控 (CNG) 通道的两个亚基之一 (另一个由 *CNGA1* 编码)。视杆细胞膜上的 CNG 通道通过钙离子内流引起光介导的 cGMP 浓度变化, 从而产生钙离子门控电压信号[1,2]。*CNGB1* 突变引起常染色体隐性 RP[1]。

常染色体隐性 RP 病例中约 4% 由突变引起[1]。Bareil 等[3]发现 *CNGB1* 突变的患者具有严重的 RP 表型, 但也有研究发现 *CNGB1* 突变的患者表型较轻, 发病年龄较晚[4,5]。患者在儿童早期可能出现类似 RP 的夜盲症[3], 以及进展性视野缩小。在成年后期有明显视力下降或失明[4,5]。眼底有骨细胞样色素沉着 (图 21.1a, b)[3-5]。眼底自发荧光显示与萎缩和色素沉着区域的弱自发荧光, 并且可能在中心凹周围显示出强自发荧光环 (图 21.1c, d)。OCT 显示光感受器细胞从椭圆体带周边到中央逐渐消失 (图 21.1e, f)。ERG 最终呈熄灭型改变, 但出现这种改变的年龄不同。Bareil 等[3]发现患者 30 岁时 ERG 视杆反应消失, 而 Bocquet 等[4]发现患者 44 岁时无 ERG 反应, Kondo 等[5]发现到 55 岁时无 ERG 反应。

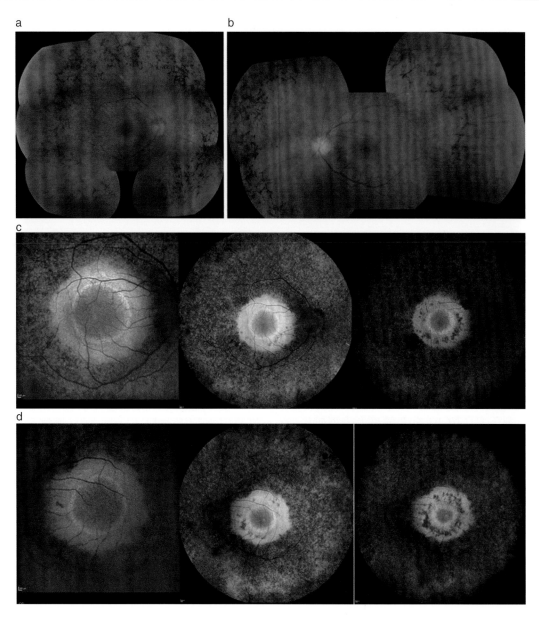

图 21.1 病例摘要：患有 *CNGB1* 纯合突变（c.2544dupG）常染色体隐性 RP 的 48 岁女性，双眼最佳矫正视力为 20/20，3 年中右眼下降至 20/30，左眼下降至 20/40 左右。（a,b）双眼眼底彩照拼图，显示中周部骨细胞样色素沉着和黄斑区 RPE 改变。（c,d）双眼眼底自发荧光，显示中心凹周围强自发荧光环，在 10 年的进展中逐渐缩小（3 个图分别显示 0,5 和 10 年的时间点）。在血管弓外有密集的斑点状弱自发荧光。强自发荧光环随时间逐渐缩小，周围区域逐渐被代表萎缩的弱自发荧光区域替代。（待续）

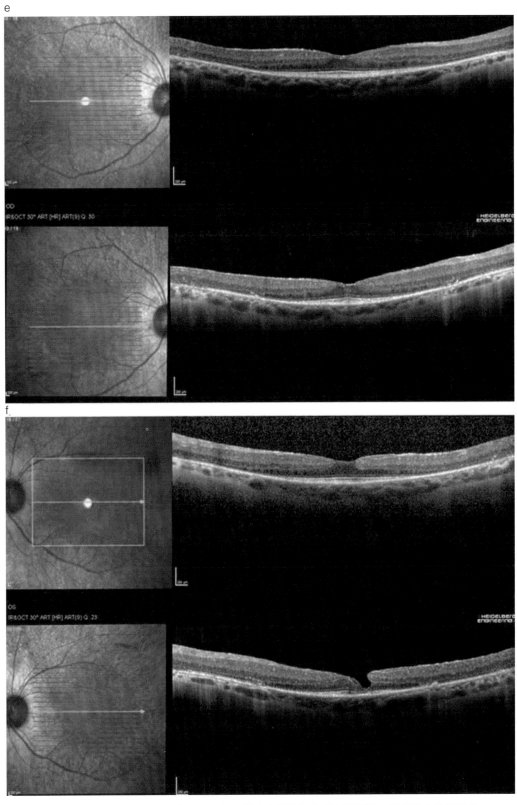

图 21.1(续)　(e,f)OCT 显示在 6 年中双眼中心凹椭圆体带逐渐消失,左眼形成假性裂孔。

(施晓萌　译　雷博　校)

参考文献

1. Koch S, Sothilingam V, Garcia Garrido M, Tanimoto N, Becirovic E, Koch F, et al. Gene therapy restores vision and delays degeneration in the CNGB1(−/−) mouse model of retinitis pigmentosa. Hum Mol Genet. 2012;21(20):4486–96.

2. Paquet-Durand F, Beck S, Michalakis S, Goldmann T, Huber G, Mühlfriedel R, et al. A key role for cyclic nucleotide gated (CNG) channels in cGMP-related retinitis pigmentosa. Hum Mol Genet. 2011;20(5):941–7.

3. Bareil C, Hamel CP, Delague V, Arnaud B, Demaille J, Claustres M. Segregation of a mutation in CNGB1 encoding the beta-subunit of the rod cGMP-gated channel in a family with autosomal recessive retinitis pigmentosa. Hum Genet. 2001;108(4):328–34.

4. Bocquet B, Marzouka NA, Hebrard M, Manes G, Sénéchal A, Meunier I, et al. Homozygosity mapping in autosomal recessive retinitis pigmentosa families detects novel mutations. Mol Vis. 2013;19:2487–500.

5. Kondo H, Qin M, Mizota A, Kondo M, Hayashi H, Hayashi K, et al. A homozygosity-based search for mutations in patients with autosomal recessive retinitis pigmentosa, using microsatellite markers. Invest Ophthalmol Vis Sci. 2004;45(12):4433–9.

第 22 章

CNGB3

CNGB3 编码视锥细胞 cGMP 门控通道的 β 亚基，其参与光转导期间的钙离子内流。常染色体隐性 *CNGB3* 突变引起通常发生在儿童的色盲（视杆细胞单色视）和青年的视锥细胞营养不良。*CNGB3* 突变是色盲最常见(>50%)的原因[1]。

患者通常在 10 岁之前出现视力不佳(20/100~20/200 或更差)、畏光、非特异性色觉缺陷和眼球震颤。虽然人们普遍认为色盲患者的视力一般可以保持稳定，但许多患者的中心视力却逐渐丧失[2,3]。年轻患者的眼底表现一般正常(>60%)，而老年患者可能出现中心凹结构缺失、色素改变或牛眼样黄斑萎缩(图 22.1a 和图 22.2a)[4]。患者的眼底自发荧光表现为中心凹和中心凹周围强自发荧光(图 22.3 和图 22.1b)，OCT 横断面视网膜结构正常(图 22.1c)，这可能是色盲的特征。年龄稍大的患者会出现进一步病变，FAF 和 OCT 可见局灶性中心凹萎缩和隆起样外层视网膜空腔(图 22.2b,c)。但是，也有 8 个月的患儿就出现中心凹异常的病例报道，例如中心凹透明度低或椭圆体带缺失[5]。黄斑变薄主要是因为外层视网膜厚度变薄而内层视网膜保持不变[5]。某些患者的视网膜呈进行性变薄，ERG 表现为明适应降低或呈熄灭型改变[6]。暗适应 ERG 通常低于正常，但一般不会随着时间的推移而下降[7]。

由 *CNGB3* 突变引起的常染色体隐性视锥细胞营养不良的特征是视力逐渐恶化和色觉异常，通常在十几岁时发病[8]。全色盲伴眼球震颤较视锥细胞营养不良伴眼球震颤常见。检眼镜检查结果，可能正常，也可能表现为 RPE 的色素变化或牛眼样黄斑病变。ERG 表现为明适应反应进行性下降，而暗适应反应参数在正常范围内[7]。

a

b

c

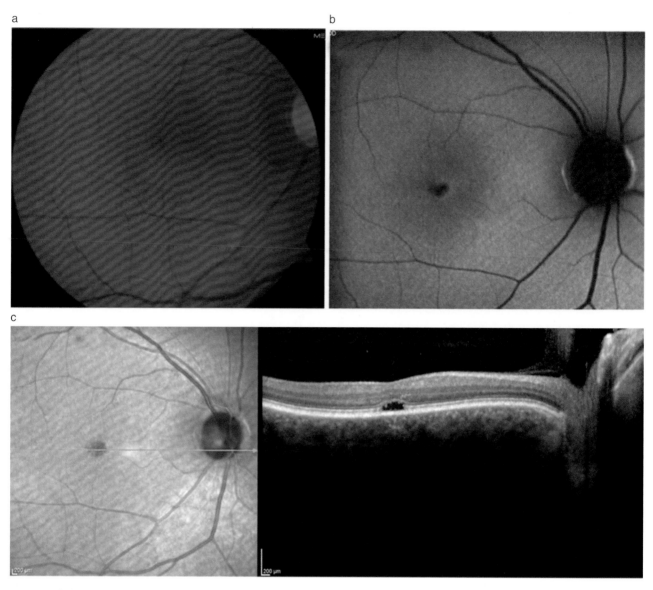

图 22.1　病例摘要：11 岁色盲女孩。(a)右眼眼底彩照，显示黄斑正常。(b)右眼广角眼底自发荧光，显示视网膜中心凹强自发荧光。(c)频域 OCT，显示中心凹结构正常。

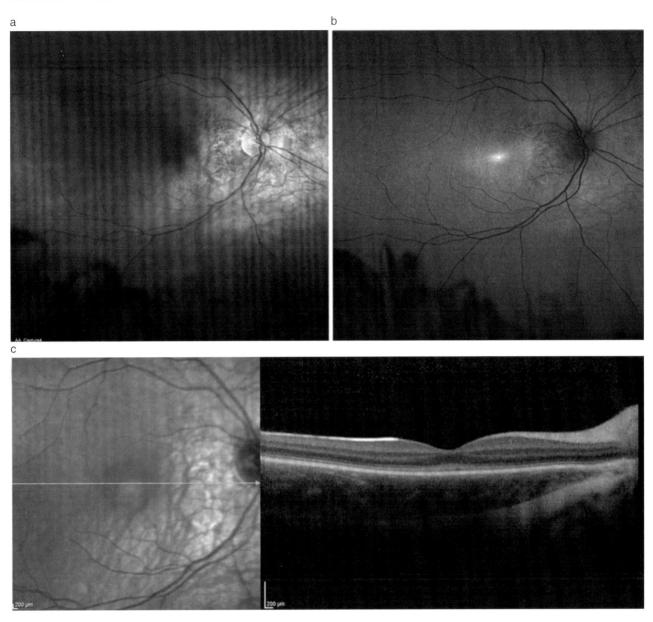

图 22.2　病例摘要:59 岁女性色盲患者。(a)右眼眼底彩照,显示中心凹色素沉着和萎缩。(b)右眼眼底自发荧光,显示与中心凹萎缩区域相对应的弱荧光。 (c)频域 OCT,显示中心凹外层视网膜空腔,中心凹椭圆体带缺失。

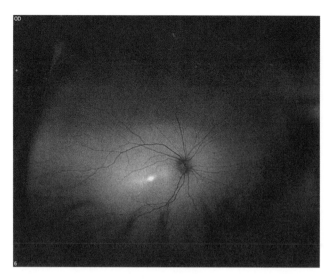

图22.3 4岁女孩,右眼广角眼底自发荧光,显示中心凹强自发荧光。

（张璐佳 译 雷博 校）

参考文献

1. Kohl S, Varsanyi B, Antunes GA, Baumann B, Hoyng CB, Jägle H, et al. CNGB3 mutations account for 50% of all cases with autosomal recessive achromatopsia. Eur J Hum Genet. 2005;13(3):302–8.

2. Nishiguchi KM, Sandberg MA, Gorji N, Berson EL, Dryja TP. Cone cGMP-gated channel mutations and clinical findings in patients with achromatopsia, macular degeneration, and other hereditary cone diseases. Hum Mutat. 2005;25(3):248–58.

3. Wiszniewski W, Lewis RA, Lupski JR. Achromatopsia: the CNGB3 p.T383fsX mutation results from a founder effect and is responsible for the visual phenotype in the original report of uniparental disomy 14. Hum Genet. 2007;121(3–4):433–9.

4. Thiadens AA, Slingerland NW, Roosing S, van Schooneveld MJ, van Lith-Verhoeven JJ, van Moll-Ramirez N, et al. Genetic etiology and clinical consequences of complete and incomplete achromatopsia. Ophthalmology. 2009;116(10):1984–9.

5. Yang P, Michaels KV, Courtney RJ, Wen Y, Greninger DA, Reznick L, et al. Retinal morphology of patients with achromatopsia during early childhood: implications for gene therapy. JAMA Ophthalmol. 2014;132(7):823–31.

6. Khan NW, Wissinger B, Kohl S, Sieving PA. CNGB3 achromatopsia with progressive loss of residual cone function and impaired rod-mediated function. Invest Ophthalmol Vis Sci. 2007;48(8):3864–71.

7. Wang I, Khan NW, Branham K, Wissinger B, Kohl S, Heckenlively JR. Establishing baseline rod electroretinogram values in achromatopsia and cone dystrophy. Doc Ophthalmol. 2012;125(3):229–33.

8. Michaelides M, Aligianis IA, Ainsworth JR, Good P, Mollon JD, Maher ER, et al. Progressive cone dystrophy associated with mutation in CNGB3. Invest Ophthalmol Vis Sci. 2004;45(6):1975–82.

第 **23** 章

CRB1

CRB1 编码一种参与视网膜发育和形成的跨膜蛋白。其突变可导致 LCA 和 RP。据报道，*CRB1* 与 RP 伴视网膜毛细血管扩张及渗出（Coats 样血管病变）、RP 伴小动脉旁视网膜色素上皮细胞保留（PPRPE）和显性色素性静脉旁脉络膜视网膜萎缩有关。

由 *CRB1* 突变引起的 LCA 的特征是患者在年龄很小时会发生视觉功能障碍[6]。患者通常在 5 岁之前表现为视力低于 20/200、夜盲症、畏光、远视、色觉异常和眼球震颤[4,7,8]。有些患者会出现圆锥角膜[8,9]。在最初的 5 年里，ERG 可能记录不到或显示视锥–视杆或视杆–视锥细胞型功能障碍[10,11]。检眼镜检查和断层成像可能表现各异，但某些特征可提示 *CRB1* 发生了突变（图 23.1a，图 23.2 至图 23.5），如年轻患者 RPE 层出现白点和年长患者视网膜中周部出现硬币样色素沉着（图

23.3）（也见于 *NR2E3*、*NRL* 和 *TULP1* 突变的患者）[10]。据一些研究报道，约 50% 的患者有黄斑萎缩。OCT 可能显示视网膜层间囊性空泡、黄斑囊样水肿或黄斑中心凹厚度整体增加（图 23.4b）[10]。Jacobson 等人[12] 报道 *CRB1* 突变的 LCA 患者视网膜增厚，分层不清。据报道，最常见的突变，C948Y 突变在纯合状态时导致 LCA，而其与另一个等位基因的错义突变组成复合杂合突变时，则更可能表现为 RP（图 23.3）[3,4]。然而，另一项研究无法证实这些发现，尽管他们确实报道了 LCA 与一个或两个无义等位基因突变更相关[2]。眼底自发荧光可出现视网膜色素上皮萎缩区域自发荧光缺失（图 23.1b 和图 23.5b）。

高达 7% 的隐性 RP 是由 *CRB1* 突变引起的[13]。患者通常在十几岁时出现夜盲症和视力下降（视力从 20/50

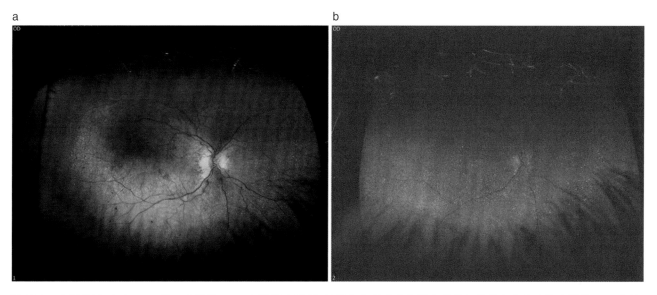

图 23.1　病例摘要：患有 LCA 的 8 岁男孩。(a) 右眼眼底彩照，显示与色素改变和视盘萎缩相关的血管弓内外弥漫性 RPE 萎缩。(b) 右眼眼底自发荧光，显示整个眼底自发荧光弥漫性缺失，伴清晰的局灶性点状自发荧光。

到光感不等),但在另一些患者中,主要表现为中心视力丧失和光敏感性增加。远视很常见,但眼球震颤并不常见。这些患者的眼底表现多种多样,可见骨细胞样或聚集的硬币样色素沉着(图 23.3,图 23.4,23.5a 和图 23.6)。*CRB1* 突变的其他表现包括在 RP 患者中常见的 PPRPE 和 Coats 样血管病变[2,3,5,15,16]。大多数患者都有黄斑病变,高达 50% 的患者有 CME(图 23.5b)[2]。据报道,一些患者由于周围毛细血管扩张而发生闭角型青光眼和瞳孔阻滞[10]。小眼球伴 RP 的病例也有报道[14]。

　　显性色素性静脉旁脉络膜视网膜萎缩也和 *CRB1* 突变相关[17]。McKay 等[17]报道该病最初的体征是对称的脉络膜视网膜萎缩,随后由周边开始向中间发展并进展为静脉旁色素沉着。

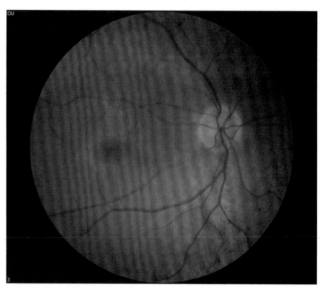

图 23.3 病例摘要:视杆-视锥细胞营养不良(视网膜色素变性)的 18 岁男性患者。右眼的眼底彩照,显示血管弓外 RPE 萎缩伴散在色素沉着。

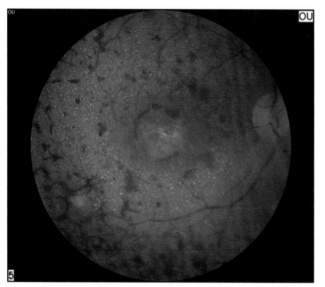

图 23.2 病例摘要:患有 LCA 的 31 岁女性。右眼眼底彩照,显示弥漫性 RPE 萎缩伴整个后极部致密的骨细胞样色素沉着。

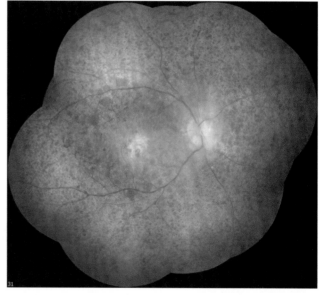

图 23.4 病例摘要:28 岁男性。右眼眼底彩照,显示硬币样色素沉着伴弥漫性 RPE 和黄斑萎缩,并伴有盘周萎缩。

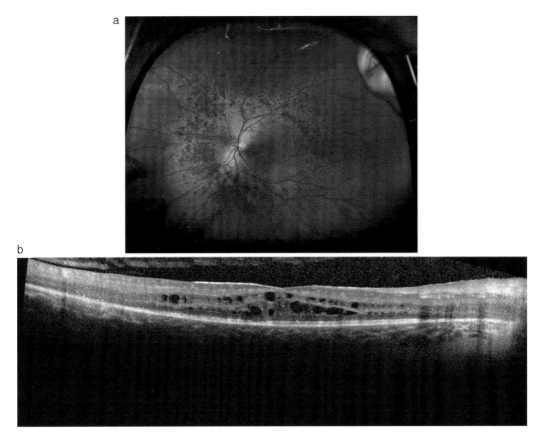

图 23.5　病例摘要：8 岁女孩（CEI28492），*CRB1* 杂合突变相关 LCA/严重早发儿童视网膜营养不良（SECORD）。(a)左眼全景彩色眼底照片,显示 RPE 萎缩和沿血管弓的色素改变。(b)频域 OCT 显示椭圆体带大量缺失,伴中心凹回避和黄斑囊样水肿。

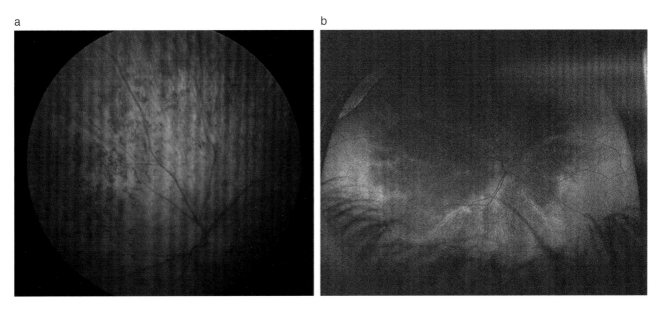

图 23.6　病例摘要：6 岁女孩（CEI26281），*CRB1* 复合杂合突变相关 LCA/严重早发儿童视网膜营养不良（SECORD）。(a)左眼眼底彩照,显示 RPE 萎缩和沿血管弓的色素改变。(b)右眼广角眼底自发荧光,显示后极部密集融合的自发荧光信号缺失,提示 RPE 萎缩。

（张璐佳　译　雷博　校）

参考文献

1. den Hollander AI, Davis J, van der Velde-Visser SD, Zonneveld MN, Pierrottet CO, Koenekoop RK, et al. CRB1 mutation spectrum in inherited retinal dystrophies. Hum Mutat. 2004;24(5):355–69.

2. Bujakowska K, Audo I, Mohand-Said S, Lancelot ME, Antonio A, Germain A, et al. CRB1 mutations in inherited retinal dystrophies. Hum Mutat. 2012;33(2):306–15.

3. den Hollander AI, Heckenlively JR, van den Born LI, de Kok YJ, van der Velde-Visser SD, Kellner U, et al. Leber congenital amaurosis and retinitis pigmentosa with Coats-like exudative vasculopathy are associated with mutations in the crumbs homologue 1 (CRB1) gene. Am J Hum Genet. 2001;69(1):198–203.

4. Lotery AJ, Jacobson SG, Fishman GA, Weleber RG, Fulton AB, Namperumalsamy P, et al. Mutations in the CRB1 gene cause Leber congenital amaurosis. Arch Ophthalmol. 2001;119(3):415–20.

5. Heckenlively JR. Preserved para-arteriole retinal pigment epithelium (PPRPE) in retinitis pigmentosa. Birth Defects Orig Artic Ser. 1982;18(6):193–6.

6. Weleber RG, Francis PJ, Trzupek KM, Beattie C. Leber congenital amaurosis. In: Pagon RA, Adam MP, Ardinger HH, Wallace SE, Amemiya A, LJH B, et al., editors. GeneReviews® [Internet]. Seattle: University of Washington; 1993–2016; 2004 [2013]. https://www.ncbi.nlm.nih.gov/books/NBK1298/. Accessed 11 Jan 2017.

7. Abouzeid H, Li Y, Maumenee IH, Dharmaraj S, Sundin O. A G1103R mutation in CRB1 is co-inherited with high hyperopia and Leber congenital amaurosis. Ophthalmic Genet. 2006;27(1):15–20.

8. McKibbin M, Ali M, Mohamed MD, Booth AP, Bishop F, Pal B, et al. Genotype-phenotype correlation for leber congenital amaurosis in Northern Pakistan. Arch Ophthalmol. 2010;128(1):107–13.

9. McMahon TT, Kim LS, Fishman GA, Stone EM, Zhao XC, Yee RW, et al. CRB1 gene mutations are associated with keratoconus in patients with leber congenital amaurosis. Invest Ophthalmol Vis Sci. 2009;50(7):3185–7.

10. Henderson RH, Mackay DS, Li Z, Moradi P, Sergouniotis P, Russell-Eggitt I, et al. Phenotypic variability in patients with retinal dystrophies due to mutations in CRB1. Br J Ophthalmol. 2011;95(6):811–7.

11. Hanein S, Perrault I, Gerber S, Tanguy G, Barbet F, Ducroq D, et al. Leber congenital amaurosis: comprehensive survey of the genetic heterogeneity, refinement of the clinical definition, and genotype-phenotype correlations as a strategy for molecular diagnosis. Hum Mutat. 2004;23(4):306–17.

12. Jacobson SG, Cideciyan AV, Aleman TS, Pianta MJ, Sumaroka A, Schwartz SB, et al. Crumbs homolog 1 (CRB1) mutations result in a thick human retina with abnormal lamination. Hum Mol Genet. 2003;12(9):1073–8.

13. Fahim AT, Daiger SP, Weleber RG. Retinitis pigmentosa overview. In: Pagon RA, Adam MP, Ardinger HH, Wallace SE, Amemiya A, LJH B, et al., editors. GeneReviews® [Internet]. Seattle: University of Washington; 1993–2016; 2000 [Updated 2013]. https://www.ncbi.nlm.nih.gov/books/NBK1417/. Accessed 11 Jan 2017.

14. Zenteno JC, Buentello-Volante B, Ayala-Ramirez R, Villanueva-Mendoza C. Homozygosity mapping identifies the Crumbs homologue 1 (Crb1) gene as responsible for a recessive syndrome of retinitis pigmentosa and nanophthalmos. Am J Med Genet A. 2011;155A(5):1001–6.

15. Heckenlively JR. Preserved para-arteriole retinal pigment epithelium (PPRPE) in retinitis pigmentosa. Br J Ophthalmol. 1982;66(1):26–30.

16. den Hollander AI, ten Brink JB, de Kok YJ, van Soest S, van den Born LI, van Driel MA, et al. Mutations in a human homologue of Drosophila crumbs cause retinitis pigmentosa (RP12). Nat Genet. 1999;23(2):217–21.

17. McKay GJ, Clarke S, Davis JA, Simpson DA, Silvestri G. Pigmented paravenous chorioretinal atrophy is associated with a mutation within the crumbs homolog 1 (CRB1) gene. Invest Ophthalmol Vis Sci. 2005;46(1):322–8.

第 24 章

CRX

CRX 编码一种参与光感受器细胞分化的转录因子。*CRX* 突变导致常染色体显性视锥-视杆细胞营养不良,成人发病型主要为显性 RP 和LCA。

约 5% 的视锥-视杆细胞营养不良是由 *CRX* 突变导致的[3,4,6]。患者通常在 30 岁之前出现视力逐渐下降(20/25~<20/200)、色弱,通常还有眼球震颤、畏光和远视。具有某些突变的患者可能会出现迟发的视力丧失[7]。夜盲症和周边视力丧失,通常发生在疾病进程的后期。检眼镜检查的特征是进行性的黄斑病变,年轻患者的眼底从正常到色素沉着,再到疾病后期的脉络膜和 RPE 萎缩、血管变细和周边色素沉着(图 24.1 和图 24.2a)[8]。FAF 可以显示黄斑萎缩和中心凹周围强荧光环(图 24.2b)。特征型的 ERG 表现为视锥-视杆细胞型进行性下降,从最初的视锥细胞异常进展为全视网膜功能障碍。一项研究报道了一个表现为负波形 ERG 的家系[9]。Goldmann 视野检查表现为典型的中心暗点伴周边视野缩窄。

约 3% 的 LCA 也是由 *CRX* 突变导致的,以常染色体显性遗传方式最为常见[6,10]。患者出生时或一岁之内出现视力异常(如视觉追踪能力不佳和指眼征)、眼球震颤和熄灭型 ERG[2,5]。即使患者的视力能继续保持,通常也不会高于 20/200,夜盲症和远视也很常见[11,12]。检眼镜检查最初可能正常(图 24.3),但通常表现有视网膜变性的特征,如黄斑萎缩、血管变细和周边视网膜骨细胞样色素沉着[11]。据报道,有一例患者出现视力提高[13]。也有一例常染色体隐性遗传的家系被报道[14]。

约 1% 的 RP 是由 *CRX* 突变导致的[5,6]。这些患者可能在 50~60 岁之前都没有症状,而当出现周边视力损伤时,视力会在 10 年内恶化。但直到疾病进程的晚期,中心视力和 ERG 参数通常保持不变。眼底特征类似于经典的 RP,并且色素沉着在外周而黄斑区没有改变。ERG 和 GVF 通常表现为视杆-视锥型视网膜变性。

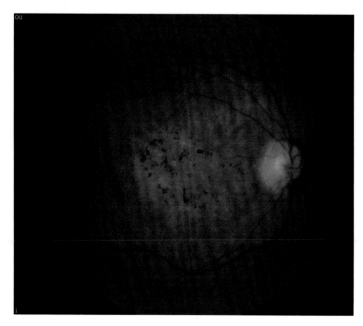

图 24.1 病例摘要:患有孤立型视锥细胞功能障碍的 40 岁男性。右眼彩色眼底照片,显示黄斑萎缩和色素沉着。

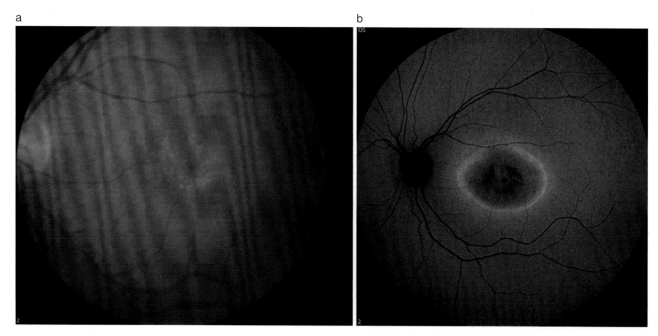

图 24.2 病例摘要:由 *CRX* 突变导致视锥–视杆细胞营养不良的 43 岁男性患者。(a)左眼彩色眼底照片,显示黄斑萎缩,呈局部牛眼状。(b)左眼眼底自发荧光,在图 a 所见黄斑萎缩区域呈弱自发荧光,被强自发荧光环包围。

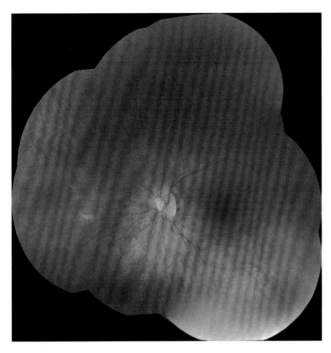

图 24.3 病例摘要：由 *CRX* 突变引起 LCA 的 8 岁女孩患者。彩色眼底照片拼图，显示无明显萎缩或色素沉着。

（张璐佳 译　雷博 校）

参考文献

1. Lotery AJ, Namperumalsamy P, Jacobson SG, Weleber RG, Fishman GA, Musarella MA, et al. Mutation analysis of 3 genes in patients with Leber congenital amaurosis. Arch Ophthalmol. 2000;118(4):538–43.

2. Sohocki MM, Sullivan LS, Mintz-Hittner HA, Birch D, Heckenlively JR, Freund CL, et al. A range of clinical phenotypes associated with mutations in CRX, a photoreceptor transcription-factor gene. Am J Hum Genet. 1998;63(5):1307–15.

3. Freund CL, Gregory-Evans CY, Furukawa T, Papaioannou M, Looser J, Ploder L, et al. Cone-rod dystrophy due to mutations in a novel photoreceptor-specific homeobox gene (CRX) essential for maintenance of the photoreceptor. Cell. 1997;91(4):543–53.

4. Swain PK, Chen S, Wang QL, Affatigato LM, Coats CL, Brady KD, et al. Mutations in the cone-rod homeobox gene are associated with the cone-rod dystrophy photoreceptor degeneration. Neuron. 1997;19(6):1329–36.

5. Rivolta C, Berson EL, Dryja TP. Dominant Leber congenital amaurosis, cone-rod degeneration, and retinitis pigmentosa caused by mutant versions of the transcription factor CRX. Hum Mutat. 2001;18(6):488–98.

6. Huang L, Xiao X, Li S, Jia X, Wang P, Guo X, et al. CRX variants in cone-rod dystrophy and mutation overview. Biochem Biophys Res Commun. 2012;426(4):498–503.

7. Paunescu K, Preising MN, Janke B, Wissinger B, Lorenz B. Genotype-phenotype correlation in a German family with a novel complex CRX mutation extending the open reading frame. Ophthalmology. 2007;114(7):1348–57 e1341.

8. Nichols LL 2nd, Alur RP, Boobalan E, Sergeev YV, Caruso RC, Stone EM, et al. Two novel CRX mutant proteins causing autosomal dominant Leber congenital amaurosis interact differently with NRL. Hum Mutat. 2010;31(6):E1472–83.

9. Kitiratschky VB, Nagy D, Zabel T, Zrenner E, Wissinger B, Kohl S, et al. Cone and cone-rod dystrophy segregating in the same pedigree due to the same novel CRX gene mutation. Br J Ophthalmol. 2008;92(8):1086–91.

10. Freund CL, Wang QL, Chen S, Muskat BL, Wiles CD, Sheffield VC, et al. De novo mutations in the CRX homeobox gene associated with Leber congenital amaurosis. Nat Genet. 1998;18(4):311–2.

11. Dharmaraj SR, Silva ER, Pina AL, Li YY, Yang JM, Carter CR, et al. Mutational analysis and clinical correlation in Leber congenital amaurosis. Ophthalmic Genet. 2000;21(3):135–50.

12. Hanein S, Perrault I, Gerber S, Tanguy G, Barbet F, Ducroq D, et al. Leber congenital amaurosis: comprehensive survey of the genetic heterogeneity, refinement of the clinical definition, and genotype-phenotype correlations as a strategy for molecular diagnosis. Hum Mutat. 2004;23(4):306–17.

13. Koenekoop RK, Loyer M, Dembinska O, Beneish R. Visual improvement in Leber congenital amaurosis and the CRX genotype. Ophthalmic Genet. 2002;23(1):49–59.

14. Swaroop A, Wang QL, Wu W, Cook J, Coats C, Xu S, et al. Leber congenital amaurosis caused by a homozygous mutation (R90W) in the homeodomain of the retinal transcription factor CRX: direct evidence for the involvement of CRX in the development of photoreceptor function. Hum Mol Genet. 1999;8(2):299–305.

第 25 章

C1QTNF5

C1QTNF5（以前称为 *CTRP5*）编码 C1q 肿瘤坏死因子相关蛋白，在 RPE 细胞、晶状体和睫状上皮细胞中高表达。*C1QTNF5*在 RPE 与 Bruch 膜的黏附中起重要作用，普遍认为其突变会损伤黏附功能，导致 RPE 下方出现沉着物。*C1QTNF5* 突变与迟发性视网膜变性（LORD）有关。

C1QTNF5 相关 LORD 为常染色体显性遗传。LORD 患者通常在 30~50 岁出现迟发性夜盲症[1]。开始时最佳矫正视力可能正常，随着疾病的进展逐渐降低至 20/400[2]。患者还可能出现色觉异常。患者年轻时 Goldmann 视野检查通常正常，后期鼻侧视野缺损早于颞侧视野缺损。一些患者在疾病进程的后期出现中心视力缺失，通常发生在 60 多岁[1]。可能在疾病晚期出现与萎缩区域有关的脉络膜新生血管膜[1,3]。许多老年患者患有高眼压症/开角型青光眼，但尚不清楚这是否与晶状体前部拉长的悬韧带有关[3]。典型的眼部表现包括瞳孔周围虹膜萎缩及晶状体前部悬韧带拉长在囊膜上的附着点前移（图 25.1e）[1-4]。虽然眼底可能正常，但在疾病早期，沉着于中部和前部周边视网膜的玻璃膜疣也很常见，许多患者在该疾病的早期阶段并无症状（图 25.1a,b）[3,4]。一些患者在晚期出现扇形脉络膜视网膜萎缩和骨细胞样色素改变（图 25.2）[1]。FAF 可见与脉络膜视网膜萎缩区域相对应的弱自发荧光区域，周围有强自发荧光围绕（图 25.1c）[1,2]。与其他视网膜变性相似，SD-OCT 显示外层视网膜的广泛缺失，椭圆体带的缺失提示光感受器的缺失和外核层变薄[1]。RPE-Bruch 膜复合体中可能有强反射信号沉着物，一些患者表现为该区域复合体分离（图 25.1d），也可以观察到脉络膜变薄[1,2]。ERG 在疾病早期可能正常，但晚期通常表现为视杆-视锥细胞型变性[1,2]。在某些患者中，图形或多焦 ERG 可显示明显的黄斑受累[1]。暗适应异常早于 LORD 的眼部症状 10 年出现[1,3]。

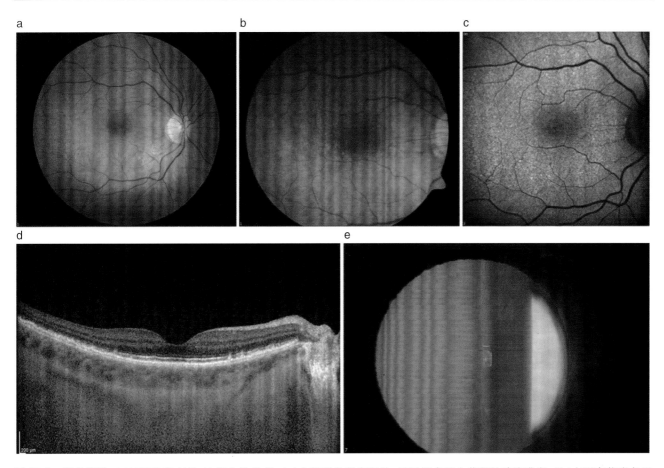

图 25.1　病例摘要:*C1QTNF5* 突变的 61 岁女性患者。(a)右眼彩色眼底照片,显示遍布整个黄斑的玻璃膜疣。(b)右眼高倍彩色眼底照片,显示玻璃膜疣遍布整个黄斑。(c)右眼眼底自发荧光,显示整个黄斑部弱自发荧光,周围玻璃膜疣显示强自发荧光。(d)SD–OCT 显示颞侧椭圆体带缺失和玻璃膜疣。(e)裂隙灯显示晶状体前表面的悬韧带。

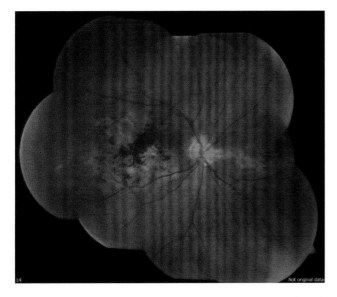

图 25.2　80 岁女性患者,右眼彩色眼底照片拼图,显示黄斑萎缩伴色素沉着,并伴有视神经鼻侧萎缩。

参考文献

1. Soumplis V, Sergouniotis PI, Robson AG, Michaelides M, Moore AT, Holder GE, et al. Phenotypic findings in C1QTNF5 retinopathy (late-onset retinal degeneration). Acta Ophthalmol. 2013;91(3):e191–5.
2. Vincent A, Munier FL, Vandenhoven CC, Wright T, Westall CA, Héon E. The characterization of retinal phenotype in a family with C1QTNF5-related late-onset retinal degeneration. Retina. 2012;32(8):1643–51.
3. Ayyagari R, Mandal MN, Karoukis AJ, Chen L, McLaren NC, Lichter M, et al. Late-onset macular degeneration and long anterior lens zonules result from a CTRP5 gene mutation. Invest Ophthalmol Vis Sci. 2005;46(9):3363–71.
4. Subrayan V, Morris B, Armbrecht AM, Wright AF, Dhillon B. Long anterior lens zonules in late-onset retinal degeneration (L-ORD). Am J Ophthalmol. 2005;140(6):1127–9.

(张璐佳　译　雷博　校)

第 **26** 章

CYP4V2

CYP4V2 编码细胞色素 P450 4V2。P450 4V2 是一种氧化脂肪酸代谢分解产生中间产物的酶。*CYP4V2* 的突变与结晶样视网膜变性(BCD)有关[1]。

BCD 遵循常染色体隐性遗传,通常 10~30 岁开始发病。患者的症状多样,通常会出现视力下降、进行性夜盲、视野缩小和色盲。BCVA 差异很大,但随着年龄的增长趋于恶化[2]。使用裂隙灯可在角膜周边观察到小的结晶样沉着物(在外周淋巴细胞中,也可以看到类似的结晶)。检眼镜检查显示视网膜后极部结晶与脉络膜视网膜萎缩相关(有时延伸到赤道部视网膜)(图 26.1

和图 26.2a)[3]。结晶通常出现在轻度变性的区域,但在疾病晚期的脉络膜视网膜萎缩区域相对较少[2,4,5]。结晶位于视网膜色素上皮层内侧,在 SD-OCT 上可以更加直观地看到(图 26.2b)[6]。还可以观察到中心凹变薄和椭圆体带中断,但外界膜保留完整。在 RPE 萎缩区域,可以在 Bruch 膜水平观察到可能是光感受器花结的结构[2,4,6]。BCD 患者的 ERG 振幅通常下降,这反映了脉络膜视网膜变性的严重程度,明适应和暗适应在正常和记录不到之间的变化[7,8]。

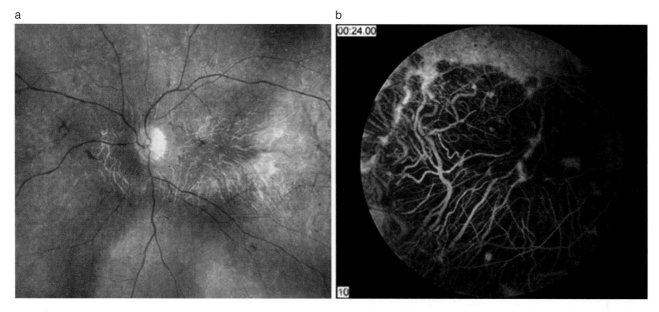

图 26.1 病例摘要:患有 BCD 的 44 岁男性。(a)左眼彩色照片,显示黄斑和视盘区域脉络膜视网膜萎缩,以及黄斑区、血管弓和血管弓外的结晶沉着。(b)左眼眼底荧光造影,显示严重的视网膜色素上皮及脉络膜萎缩,更易观察到深层的脉络膜血管。

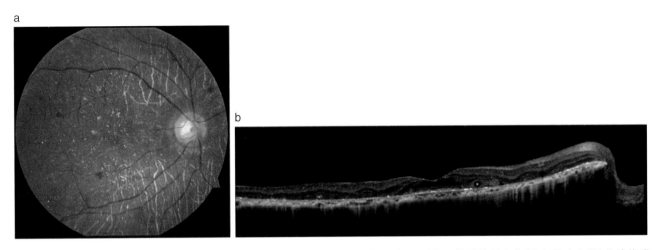

图 26.2 病例摘要:患有 BCD 的 43 岁男性(CEI25442)。(a)右眼彩色眼底照片,显示与血管弓伴行和黄斑区(除中心凹)的脉络膜视网膜萎缩,伴有散在分布的结晶沉着。(b)右眼 SD–OCT,显示中心凹外椭圆体带和外核层缺失,在 RPE 水平(外核层以及内层视网膜)可见强反射信号沉着物。

(张璐佳 译　雷博 校)

参考文献

1. Okialda KA, Stover NB, Weleber RG, Kelly EJ. Bietti crystalline dystrophy. In: Pagon RA, Adam MP, Ardinger HH, et al., editors. GeneReviews [Internet]. Seattle: University of Washington; 1993–2017; 2012 Apr 12 [Updated 2012]. Available from: https://www.ncbi.nlm.nih.gov/books/NBK91457/. Accessed 23 Jan 2017.

2. Manzouri B, Sergouniotis PI, Robson AG, Webster AR, Moore A. Bietti crystalline retinopathy: report of retinal crystal deposition in male adolescent siblings. Arch Ophthalmol. 2012;130(11):1470–3.

3. Song Y, Mo G, Yin G. A novel mutation in the CYP4V2 gene in a Chinese patient with Bietti's crystalline dystrophy. Int Ophthalmol. 2013;33(3):269–76.

4. Kojima H, Otani A, Ogino K, Nakagawa S, Makiyama Y, Kurimoto M, et al. Outer retinal circular structures in patients with Bietti crys-talline retinopathy. Br J Ophthalmol. 2012;96(3):390–3.

5. Chung JK, Shin JH, Jeon BR, Ki CS, Park TK. Optical coherence tomographic findings of crystal deposits in the lens and cornea in Bietti crystalline corneoretinopathy associated with mutation in the CYP4V2 gene. Jpn J Ophthalmol. 2013;57(5):447–50.

6. Pennesi ME, Weleber RG. High-resolution optical coherence tomography shows new aspects of Bietti crystalline retinopathy. Retina. 2010;30(3):531–2.

7. Haddad NM, Waked N, Bejjani R, Khoueir Z, Chouery E, Corbani S, et al. Clinical and molecular findings in three Lebanese families with Bietti crystalline dystrophy: report on a novel mutation. Mol Vis. 2012;18:1182–8.

8. Rossi S, Testa F, Li A, Yaylacioğlu F, Gesualdo C, Hejtmancik JF, et al. Clinical and genetic features in Italian Bietti crystalline dystro-phy patients. Br J Ophthalmol. 2013;97(2):174–9.

第 27 章

DHDDS

DHDDS 编码脱氢二磷酸合成酶,这种酶在许多组织中表达,催化产生多萜醇,多萜醇是合成多种糖蛋白所需的糖基载体脂质。*DHDDS*若发生常染色体隐性突变,会引起 RP(图 27.1)。在德系犹太人群中最早发现了一种突变,该突变占这个群体中隐性视网膜色素变性的 10%以上[1,2]。患者通常表现出典型的 RP 症状,十几岁时发生夜盲症和周边视力缺损。视力差异可能很大,但年轻患者的视力往往更好[2]。疾病进展的速度不同,一些患者在近 20 岁时 ERG 表现为熄灭型,此后在 10 年内视力就会降低至只有光感[3]。眼底表现包括特征性 RP 表现,如视盘蜡样苍白、小动脉变细和骨细胞样色素沉着。也有一些患者出现黄斑萎缩[2]。OCT 显示中心凹视网膜厚度和光

感受器保留,中心凹以外区域视网膜离心性变薄。一些患者表现出黄斑囊样水肿[2]。近红外自发荧光成像显示孤立残留的视网膜色素上皮细胞,对应于 OCT所见光感受器保留区域。ERG 通常表现为视杆-视锥细胞型变性,Goldmann 视野显示周边视野缺失,对于年龄较大的患者,其中心视岛仍保留[2]。同样,暗适应静态视野检查,显示随着年龄的增长视杆细胞功能逐渐丧失[2]。

在携带 *DHDDS*突变的患者中,血浆和尿液中多萜醇的链长发生改变[4]。视网膜功能障碍的病理生理学机制尚不完全明确,但在基因敲除的斑马鱼中导致光感受器变性[5]。

(张璐佳 译 雷博 校)

参考文献

1. Züchner S, Dallman J, Wen R, Beecham G, Naj A, Farooq A, et al. Whole-exome sequencing links a variant in DHDDS to retinitis pigmentosa. Am J Hum Genet. 2011;88(2):201–6.
2. Zelinger L, Banin E, Obolensky A, Mizrahi-Meissonnier L, Beryozkin A, Bandah-Rozenfeld D, et al. A missense mutation in DHDDS, encoding dehydrodolichyl diphosphate synthase, is associated with autosomal-recessive retinitis pigmentosa in Ashkenazi Jews. Am J Hum Genet. 2011;88(2):207–15.
3. Lam BL, Zuchner SL, Dallman J, Wen R, Alfonso EC, Vance JM, et al. Mutation K42E in Dehydrodolichol Diphosphate synthase (DHDDS) causes recessive retinitis Pigmentosa. Adv Exp Med Biol. 2014;801:165–70.
4. Wen R, Lam BL, Guan Z. Aberrant dolichol chain lengths as biomarkers for retinitis pigmentosa caused by impaired dolichol biosynthesis. J Lipid Res. 2013;54(12):3516–22.
5. Wen R, Dallman JE, Li Y, Züchner SL, Vance JM, Peričak-Vance MA, et al. Knock-down DHDDS expression induces photoreceptor degeneration in Zebrafish. Adv Exp Med Biol. 2014;801:543–50.

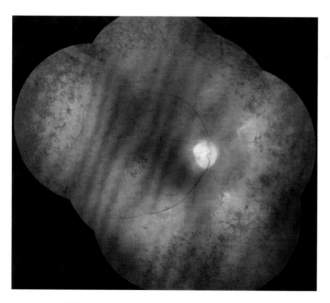

图 27.1 病例摘要:患有 RP 的 41 岁男性。右眼彩色照片显示视盘苍白、血管变细、弥漫性视网膜萎缩和周边骨细胞样色素沉着。

第 **28** 章

EFEMP1

EFEMP1 编码功能尚不确定的 RPE 细胞外基质糖蛋白,其突变导致常染色体显性玻璃膜疣(Doyne 蜂窝状营养不良、Malattia Leventinese)[1,2]。

尽管一些患者无症状,但通常在 40 岁以后出现中心视力下降和暗适应延迟。视力下降程度不同,一些患者在 10 年内保持稳定,而另一些患者的视力明显丧失。进行性黄斑萎缩是视力丧失的主要原因,但脉络膜新生血管是一种罕见的并发症,可能导致视力快速丧失(图 28.1b)。眼底检查的特征为双侧遍布整个黄斑的软性玻璃膜疣,包括视盘鼻侧,在疾病进程的后期,可以融合(可能出现类似视网膜纤维化的表现)并发展成

为萎缩。在双眼黄斑区,玻璃膜疣通常呈放射状(图 28.1a 和 28.2a)。视力和眼底表现经常存在眼间差异,但双眼几乎都受影响。玻璃膜疣的特征有明显的家系内和家系间表型变异,但通常不会出现在周边部。某些基因型(如 R345W)[3]一贯表现为视盘周围玻璃膜疣。眼底自发荧光显示玻璃膜疣聚集区域强自发荧光,而弱自发荧光则与疾病晚期的萎缩区域相对应。OCT 可以显示出玻璃膜疣的范围和特征,并且还可以显示新生血管的形成。据报道,也有一例 R345W 突变的患者无疾病外显[3]。

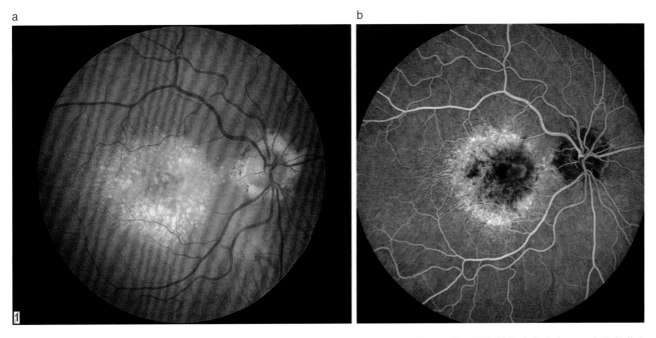

图 28.1 病例摘要:患有显性玻璃膜疣的 51 岁女性。(a)右眼彩色眼底照片,显示黄斑区典型的放射状玻璃膜疣。(b)右眼的荧光素血管造影,显示出鼻侧黄斑区玻璃膜疣和脉络膜新生血管膜的染色。

a   b

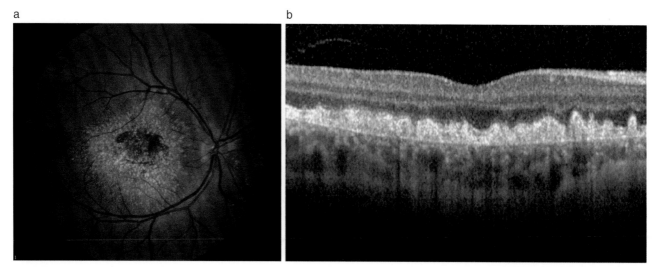

图 28.2 OCT 显示这种疾病典型的弥漫性玻璃膜疣样沉着物。病例摘要:27 岁男性患者。(a)右眼的彩色眼底照片,显示黄斑区典型的放射状玻璃膜疣,色素沉着区域提示瘢痕形成。还可见视盘鼻侧玻璃膜疣。(b)SD-OCT 可见 RPE 和 Bruch 膜之间广泛的黄斑区玻璃膜疣。

(张璐佳 译 雷博 校)

参考文献

1. Stone EM, Lotery AJ, Munier FL, Héon E, Piguet B, Guymer RH, et al. A single EFEMP1 mutation associated with both Malattia Leventinese and Doyne honeycomb retinal dystrophy. Nat Genet. 1999;22(2):199–202.
2. Marmorstein LY, Munier FL, Arsenijevic Y, Schorderet DF, McLaughlin PJ, Chung D, et al. Aberrant accumulation of EFEMP1 underlies drusen formation in Malattia Leventinese and age-related macular degeneration. Proc Natl Acad Sci U S A. 2002;99(20):13067–72.
3. Michaelides M, Jenkins SA, Brantley MA Jr, Andrews RM, Waseem N, Luong V, et al. Maculopathy due to the R345W substitution in fibulin-3: distinct clinical features, disease variability, and extent of retinal dysfunction. Invest Ophthalmol Vis Sci. 2006;47(7):3085–97.

第 29 章

ELOVL4

ELOVL4 为合成脂肪酸所需,其突变导致常染色体显性遗传性黄斑营养不良,也被称为"Stargardt 样黄斑营养不良"[1-4]。

患者通常早在十几岁时就出现视力下降(20/50~20/200 或更差),但也可能在 40 多岁才发病[5]。随年龄增长,患者往往会出现中心视力丧失,但色觉和周边视力通常正常。眼底检查的特征为黄斑出现斑点和萎缩,类似于 *ABCA4* 相关疾病中所见,周边视网膜正常。然而,眼底表现可有家系内和家系间差异,患者可能表现出黄斑萎缩,伴有或不伴有斑点,轻度黄斑区 RPE 破坏或地图样萎缩。全视野 ERG 通常正常或轻度下降,而多焦 ERG 异常。荧光素血管造影可能出现黄斑窗样缺损,但尚无 *ABCA4* 相关疾病特征性的"脉络膜湮灭"征的报道(图 29.1)[5]。

(张璐佳 译　雷博 校)

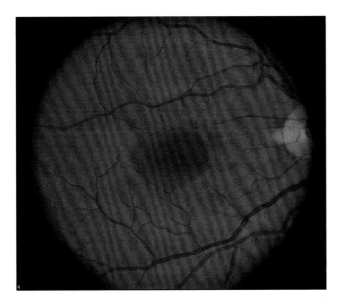

图 29.1　病例摘要:21 岁男性患者。彩色眼底照片,显示轻度黄斑部视网膜色素上皮细胞中断。

参考文献

1. Zhang K, Kniazeva M, Han M, Li W, Yu Z, Yang Z, et al. A 5-bp deletion in ELOVL4 is associated with two related forms of autosomal dominant macular dystrophy. Nat Genet. 2001;27(1):89–93.
2. Edwards AO, Miedziak A, Vrabec T, Verhoeven J, Acott TS, Weleber RG, et al. Autosomal dominant Stargardt-like macular dystrophy: I. Clinical characterization, longitudinal follow-up, and evidence for a common ancestry in families linked to chromosome 6q14. Am J Ophthalmol. 1999;127(4):426–35.
3. Vasireddy V, Wong P, Ayyagari R. Genetics and molecular pathology of Stargardt-like macular degeneration. Prog Retin Eye Res. 2010;29(3):191–207.
4. Griesinger IB, Sieving PA, Ayyagari R. Autosomal dominant macular atrophy at 6q14 excludes CORD7 and MCDR1/PBCRA loci. Invest Ophthalmol Vis Sci. 2000;41(1):248–55.
5. Bernstein PS, Tammur J, Singh N, Hutchinson A, Dixon M, Pappas CM, et al. Diverse macular dystrophy phenotype caused by a novel complex mutation in the ELOVL4 gene. Invest Ophthalmol Vis Sci. 2001;42(13):3331–6.

第 30 章

EYS

EYS 编码一种在光感受器形态中起重要作用的蛋白质,其突变是常染色体隐性视网膜色素变性(视杆-视锥细胞营养不良)和罕见的视锥-视杆细胞营养不良的常见致病原因[1-9]。患者可能早在十几岁或晚至 40 多岁出现夜盲症和周边视野逐渐丧失。直到疾病晚期视力通常一直保持不变(通常高于 20/50),检眼镜检查显示视盘苍白,从中周部到周边的骨细胞样色素沉着、密度随年龄增加而增加,血管变细。据报道,白内障发生在较年轻时 (一项研究显示平均年龄为 50 岁)(图 30.1a 和图 30.2a)[7]。GVF 显示视野进行性缩窄呈视杆-视锥细胞型(图 30.1b),ERG 显示视杆-视锥细胞变

性。一项研究表明,发生 EYS 纯合子突变的患者比发生致病性复合杂合突变的患者视力和视野恶化更快[7]。萎缩区域眼底自发荧光表现为弱自发荧光,萎缩区域边界和残余视网膜(但有功能障碍)之间表现为强自发荧光(图 30.2b)。SD-OCT 有助于显示残余光感受器和RPE 缺失的区域(图 30.2c)。

不同 EYS 突变可导致不同的表型,一些患者在疾病进程的早期出现畏光、夜盲症和视力下降[4]。这些患者可能表现为 RPE 改变或黄斑萎缩、GVF 中心暗点,以及 ERG 显示视锥-视杆细胞功能障碍。

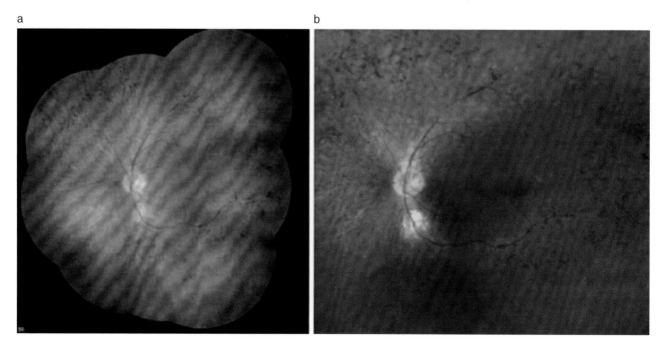

图 30.1 病例摘要:EYS 突变导致视杆-视锥细胞营养不良的 34 岁男性患者。(a)34 岁时左眼的彩色眼底照片,显示中周部 RPE 萎缩和骨细胞样色素沉着。(b)7 年后广角眼底照片显示色素沉着密度增加。

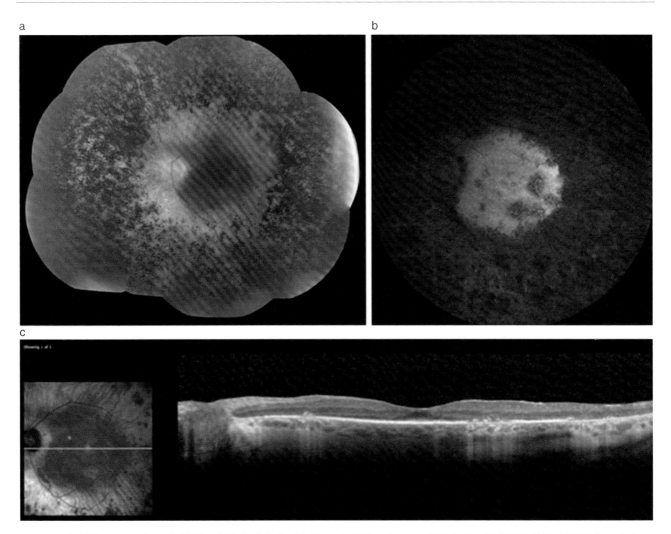

图 30.2　病例摘要：*EYS* 突变导致视杆-视锥细胞营养不良的 58 岁男性患者。(a)左眼的彩色眼底照片拼图，显示视盘蜡状苍白、视网膜血管变细、伴行血管弓的 RPE 萎缩，以及中周部密集的骨细胞样色素沉着。(b)左眼眼底自发荧光，显示伴行血管弓和血管弓外的弱自发荧光区与 RPE 萎缩和色素沉着区域相对应。在中央残余的自发荧光区和外周的弱自发荧光区的交界处，表现为强自发荧光。(c)左眼 SD-OCT 显示黄斑处大量椭圆体带缺失，中心凹残留。还可见局灶性 RPE 萎缩/缺失。

（张璐佳 译　雷博 校）

参考文献

1. Katagiri S, Akahori M, Hayashi T, Yoshitake K, Gekka T, Ikeo K, et al. Autosomal recessive cone-rod dystrophy associated with compound heterozygous mutations in the EYS gene. Doc Ophthalmol. 2014;128(3):211–7.
2. Abd El-Aziz MM, Barragan I, O'Driscoll CA, Goodstadt L, Prigmore E, Borrego S, et al. EYS, encoding an ortholog of Drosophila spacemaker, is mutated in autosomal recessive retinitis pigmentosa. Nat Genet. 2008;40(11):1285–7.
3. Abd El-Aziz MM, O'Driscoll CA, Kaye RS, Barragan I, El-Ashry MF, Borrego S, et al. Identification of novel mutations in the ortholog of Drosophila eyes shut gene (EYS) causing autosomal recessive retinitis pigmentosa. Invest Ophthalmol Vis Sci. 2010; 51(8):4266–72.
4. Collin RW, Littink KW, Klevering BJ, van den Born LI, Koenekoop RK, Zonneveld MN, et al. Identification of a 2 Mb human ortholog of Drosophila eyes shut/spacemaker that is mutated in patients with retinitis pigmentosa. Am J Hum Genet. 2008;83(5):594–603.
5. Barragan I, Borrego S, Pieras JI, González-del Pozo M, Santoyo J, Ayuso C, et al. Mutation spectrum of EYS in Spanish patients with autosomal recessive retinitis pigmentosa. Hum Mutat. 2010;31(11):E1772–800.
6. Hosono K, Ishigami C, Takahashi M, Park DH, Hirami Y, Nakanishi H, et al. Two novel mutations in the EYS gene are possible major causes of autosomal recessive retinitis pigmentosa in the Japanese population. PLoS One. 2012;7(2):e31036.
7. Iwanami M, Oshikawa M, Nishida T, Nakadomari S, Kato S. High prevalence of mutations in the EYS gene in Japanese patients with autosomal recessive retinitis pigmentosa. Invest Ophthalmol Vis Sci. 2012;53(2):1033–40.
8. Suto K, Hosono K, Takahashi M, Hirami Y, Arai Y, Nagase Y, et al. Clinical phenotype in ten unrelated Japanese patients with mutations in the EYS gene. Ophthalmic Genet. 2014;35(1):25–34.
9. Audo I, Sahel JA, Mohand-Said S, Lancelot ME, Antonio A, Moskova-Doumanova V, et al. EYS is a major gene for rod-cone dystrophies in France. Hum Mutat. 2010;31(5):E1406–35.

第 **31** 章

FAM161A

FAM161A 编码一种参与微管稳定/转运的纤毛蛋白。*FAM161A* 突变与常染色体隐性 RP 有关[1-3]。

有关 *FAM161A* 突变患者的文献有限，但大多数患者有典型的 RP 特征，虽然视力可能比其他突变更差。*FAM161A* 相关 RP 的患者具有不同的发病年龄，通常在几岁至二十几岁。近视和低视力（从无光感到 20/200）很常见，也有报道称，患者年仅 15 岁时视力就仅为眼前指数。年轻的患者在十几岁时可能有较好的视力，但在二十几岁至三十几岁时视力逐渐下降至严重的视力障碍。检眼镜检查显示 RP 的典型特征，包括小动脉变细、骨细胞样色素沉着、视盘蜡状苍白、白内障和视神经萎缩[2]。可见从血管弓延伸到周边部的灰色斑点。OCT 显示外核层变薄伴中心凹下相对保留且可以证实有视网膜下沉着物（图 31.1）[3]。FAF 可见中心凹周围的强自发荧光环。全视野 ERG 通常表现出明显的视锥和视杆细胞反应降低，尽管一些患者在年轻时仍保留残余的视锥细胞功能，但 ERG 通常为熄灭型[1-3]。GVF 通常表现为进行性周边视野缺损[3]。

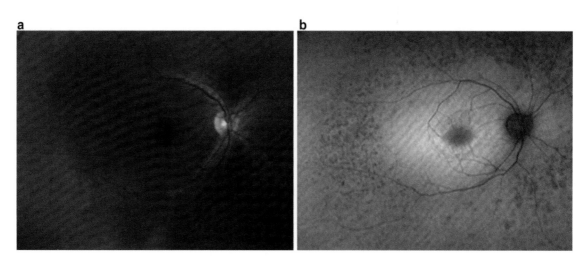

图 31.1　病例摘要：55 岁女性患者的右眼 SD-OCT，显示典型的 RP 和从中周部延伸的灰色斑点。椭圆体带（EZ）和外核层（ONL）大量缺失，中心凹黄斑回避。EZ/ONL 缺失的区域可见视网膜下沉着物。

（张璐佳 译　雷博 校）

参考文献

1. Gu S, Kumaramanickavel G, Srikumari CR, Denton MJ, Gal A. Autosomal recessive retinitis pigmentosa locus RP28 maps between D2S1337 and D2S286 on chromosome 2p11-p15 in an Indian family. J Med Genet. 1999;36(9):705–7.

2. Langmann T, Di Gioia SA, Rau I, Stöhr H, Maksimovic NS, Corbo JC, et al. Nonsense mutations in FAM161A cause RP28-associated recessive retinitis pigmentosa. Am J Hum Genet. 2010;87(3):376–81.

3. Bandah-Rozenfeld D, Mizrahi-Meissonnier L, Farhy C, Obolensky A, Chowers I, Pe'er J, et al. Homozygosity mapping reveals null mutations in FAM161A as a cause of Autosomal-recessive retinitis Pigmentosa. Am J Hum Genet. 2010;87(3):382–91.

第 32 章

GNAT1

GNAT1(鸟嘌呤核苷酸结合蛋白、α-转导活性多肽 1)编码视杆细胞转导蛋白的 α 亚基。转导蛋白是参与光转导级联反应的 G 蛋白,它促进视紫红质和 cGMP 之间的相互作用。已证明 *GNAT1* 突变可导致常染色体隐性和常染色体显性先天性静止性夜盲症(CSNB)和常染色体隐性视杆-视锥细胞营养不良[1,2]。

常染色体显性 CSNB 患者可能从婴儿早期就表现出非进行性夜盲症。近视常见,但视力、色觉、GVF 和眼底通常在正常。基于 Jean Nougaret 家系,Nougaret 型的 CSNB 的 ERG 显示异常,视杆细胞 a 波缺失[2]。相比之下,Riggs 型 ERG 在暗适应弱光刺激下 b 波消失;在强光刺激下产生视锥细胞样反应。明适应 ERG 反应通常正常。暗适应测试显示大多数患者的视杆细胞敏感性降低。一些研究表明,ERG 变化反映了 CSNB 患者视杆细胞光转导的突触前缺陷[3]。

一项研究报道了一个常染色体隐性遗传的 CSNB 家系,该近亲结婚家系中有多位成员患病。患者在幼年时期就出现夜盲症,但视力和色觉不受影响。眼底表现通常正常,没有小动脉变细或骨细胞样改变。暗适应 ERG 的 a 波和 b 波几乎消失,但明适应反应正常[1]。

也有一些报道称,*GNAT1* 纯合致病突变与迟发性视杆-视锥细胞营养不良有关。

（张璐佳 译　雷博 校）

参考文献

1. Naeem MA, Chavali VR, Ali S, Iqbal M, Riazuddin S, Khan SN, et al. GNAT1 associated with autosomal recessive congenital stationary night blindness. Invest Ophthalmol Vis Sci. 2012;53(3):1353–61.
2. Dryja TP, Hahn LB, Reboul T, Arnaud B. Missense mutation in the gene encoding the alpha subunit of rod transducin in the Nougaret form of congenital stationary night blindness. Nat Genet. 1996;13(3):358–60.
3. Szabo V, Kreienkamp HJ, Rosenberg T, Gal A. p.Gln200Glu, a putative constitutively active mutant of rod alpha-transducin (GNAT1) in autosomal dominant congenital stationary night blindness. Hum Mutat. 2007;28(7):741–2.

第**33**章

GNAT2

GNAT2 编码鸟嘌呤核苷酸结合蛋白 G(t)α-2 亚基,其是转导蛋白复合体的一部分,在视锥细胞光感受器中放大并传递视觉信号。1%~2%的全色盲由常染色体隐性 *GNAT2* 突变导致[1,2]。*GNAT2* 相关的色盲患者,在幼年早期就开始出现眼球震颤、畏光、色觉异常和视力(VA)不佳(通常低于 20/200~20/400)。某些患者可能会出现 VA 进行性下降,但眼球震颤可能会改善[3]。色觉测试一般异常,在许多患者中观察到视杆细胞单色视,尽管一些患者可能保留一些色觉[3-5]。一项研究表明,色觉的保留可能与剪接位点突变有关,剪接位点突变有时会产生功能性蛋白质[5]。眼底检查通常示视网膜正常,但有些患者表现出异常的黄斑中心凹反光或萎缩(图 33.1a~d)[3]。虽然某些患者全视野暗适应 ERG a 波振幅降低,但通常都有不同程度的视锥细胞功能异常,而视杆细胞功能则正常[3-5]。微视野检查可能显示中心暗点;SD-OCT 通常表现为中心凹结构保持良好,但可能在中心凹处显示出低反射区(图 33.1e~f)[6]。

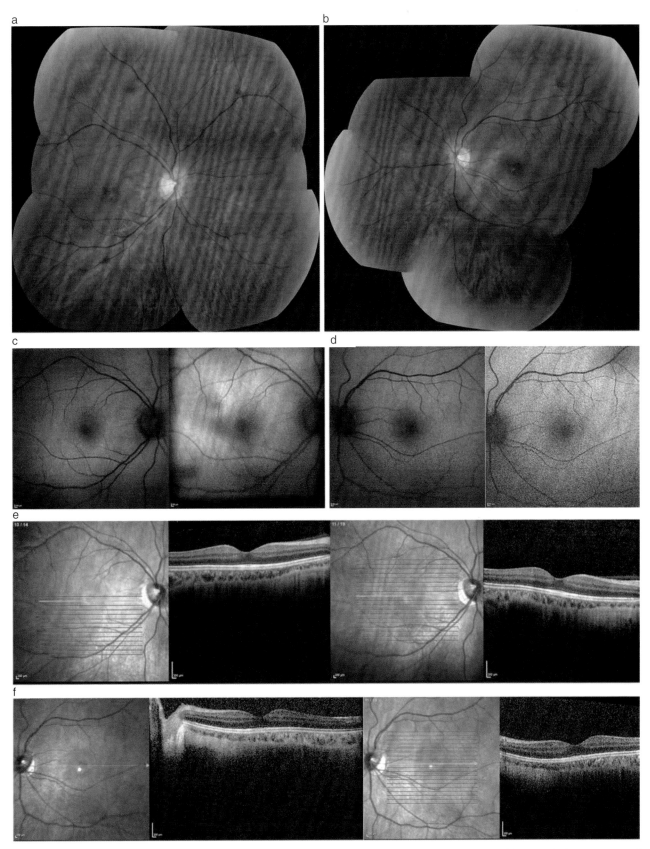

图 33.1　病例摘要：*GNAT2* 纯合突变(c.139A>G)导致的视锥细胞功能障碍的 25 岁男性患者,其双眼最佳矫正视力为 6/60。(a,b)彩色眼底照片,显示双眼中心凹反光异常伴 RPE 色素斑。(c,d)双眼眼底自发荧光,显示除了右眼黄斑某些区域自发荧光轻度增强外,5 年内自发荧光结果基本不变。(e,f)双眼 SD-OCT,显示视网膜结构基本不变。

(张璐佳　译　雷博　校)

参考文献

1. Aligianis IA, Forshew T, Johnson S, Michaelides M, Johnson CA, Trembath RC, et al. Mapping of a novel locus for achromatopsia (ACHM4) to 1p and identification of a germline mutation in the alpha subunit of cone transducin (GNAT2). J Med Genet. 2002;39(9):656–60.

2. Kohl S, Baumann B, Rosenberg T, Kellner U, Lorenz B, Vadalà M, et al. Mutations in the cone photoreceptor G-protein alpha-subunit gene GNAT2 in patients with achromatopsia. Am J Hum Genet. 2002;71(2):422–5.

3. Michaelides M, Aligianis IA, Holder GE, Simunovic M, Mollon JD, Maher ER, et al. Cone dystrophy phenotype associated with a frameshift mutation (M280fsX291) in the alpha-subunit of cone specific transducin (GNAT2). Br J Ophthalmol. 2003;87(11):1317–20.

4. Ouechtati F, Merdassi A, Bouyacoub Y, Largueche L, Derouiche K, Ouragini H, et al. Clinical and genetic investigation of a large Tunisian family with complete achromatopsia: identification of a new nonsense mutation in GNAT2 gene. J Hum Genet. 2011;56(1):22–8.

5. Rosenberg T, Baumann B, Kohl S, Zrenner E, Jorgensen AL, Wissinger B. Variant phenotypes of incomplete achromatopsia in two cousins with GNAT2 gene mutations. Invest Ophthalmol Vis Sci. 2004;45(12):4256–62.

6. Sundaram V, Wilde C, Aboshiha J, Cowing J, Han C, Langlo CS, et al. Retinal structure and function in achromatopsia: implications for gene therapy. Ophthalmology. 2014;121(1):234–45.

第34章

GPR98

GPR98 编码在人体细胞中广泛表达的 G 蛋白偶联受体 98。该基因常染色体隐性突变引起 2C 型 Usher 综合征,以先天性感觉神经性耳聋伴 RP 为特征。患者常表现为双侧轻到中度的听力下降,并且听力曲线呈下斜形,表明对高频声音的听力更差[1,2]。视力可维持至病程晚期,但夜盲症和周边视力丧失通常出现在 20~30 岁[2,3]。Goldmann 视野显示进行性向心性缩小[2,4]。色觉检查可有蓝–黄色觉的异常[4]。虽然在文献中未曾描述过与之相关白内障的特殊亚型,但患者也常伴发早发性双眼白内障[2]。眼底检查可见 RP 的典型表现,包括从视网膜中周部逐渐向周边发展的骨细胞样色素沉着、视网膜血管变细、视盘苍白、视网膜色素上皮萎缩,通常较少发生黄斑病变(图 34.1a,图 34.2 至图 34.4)[3,4]。眼底自发荧光显示在萎缩的相应区域为弱荧光,一些患者可有围绕黄斑的强荧光环(图 34.1b)[4]。一些患者可出现黄斑囊样水肿,OCT 检查显示视网膜结构正常的患者,其视力表现不一[5]。有报道,在一个家系中出现内层视网膜增厚[1]。全视野 ERG 通常表现为视杆–视锥型退行性变,但到 30 多岁时常为熄灭型;多焦 ERG 常显示黄斑功能保持正常[1,4,5]。有 2 例患者的 ERG 表现为视锥细胞营养不良,但眼底却为典型的 RP 表现[1]。

GPR98 突变也与儿童癫痫的一种亚型有关[6]。

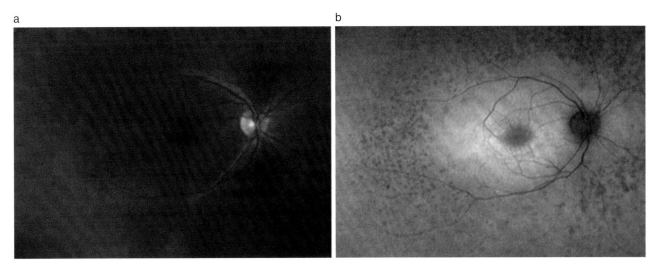

a b

图 34.1 病例摘要:23 岁男性 Usher 综合征患者。(a)右眼全景彩色眼底照片,显示中周部视网膜色素上皮萎缩,并有少量骨细胞样色素沉着。(b)右眼全景眼底自发荧光可见一围绕中心凹的强荧光环,中周部的弱荧光与视网膜色素上皮萎缩区域相对应。

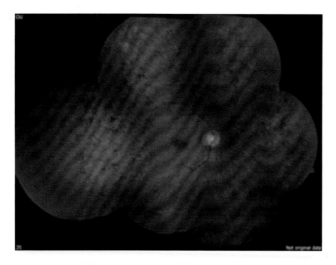

图 34.2 病例摘要:患有 Usher 综合征的 38 岁男性患者。右眼彩色眼底照片拼图,显示中周部视网膜色素上皮萎缩和中度骨细胞样色素沉着。

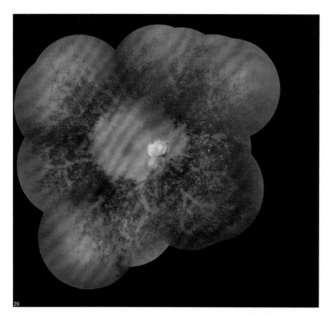

图 34.3 病例摘要:患有 Usher 综合征的 45 岁女性患者。右眼彩色眼底照片拼图,显示视网膜色素上皮萎缩区相对应的中周部血管旁有致密骨细胞样色素沉着,并且中心凹光反射减弱。

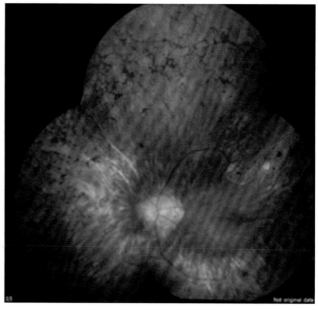

图 34.4 病例摘要:患有 Usher 综合征的 61 岁男性患者。左眼彩色眼底照片拼图,显示视网膜色素上皮萎缩范围从中周部向血管弓处进展、中度骨细胞样色素沉着,不累及中心凹。

(朱青 译 雷博 校)

参考文献

1. Hilgert N, Kahrizi K, Dieltjens N, Bazazzadegan N, Najmabadi H, Smith RJ, et al. A large deletion in GPR98 causes type IIC Usher syndrome in male and female members of an Iranian family. J Med Genet. 2009;46(4):272–6.
2. Garcia-Garcia G, Besnard T, Baux D, Vaché C, Aller E, Malcolm S, et al. The contribution of GPR98 and DFNB31 genes to a Spanish Usher syndrome type 2 cohort. Mol Vis. 2013;19:367–73.
3. Hmani-Aifa M, Benzina Z, Zulfiqar F, Dhouib H, Shahzadi A, Ghorbel A, et al. Identification of two new mutations in the GPR98 and the PDE6B genes segregating in a Tunisian family. Eur J Hum Genet. 2009;17(4):474–82.
4. Ebermann I, Wiesen MH, Zrenner E, Lopez I, Pigeon R, Kohl S, et al. GPR98 mutations cause Usher syndrome type 2 in males. J Med Genet. 2009;46(4):277–80.
5. Malm E, Ponjavic V, Moller C, Kimberling WJ, Andreasson S. Phenotypes in defined genotypes including siblings with Usher syndrome. Ophthalmic Genet. 2011;32(2):65–74.
6. Nakayama J, YH F, Clark AM, Nakahara S, Hamano K, Iwasaki N, et al. A nonsense mutation of the MASS1 gene in a family with febrile and afebrile seizures. Ann Neurol. 2002;52(5):654–7.

第 **35** 章

GUCA1A

GUCA1A 编码鸟苷酸环化酶活化蛋白 1A(GCAP1)。GCAP1 是位于感光细胞内节内的一种钙结合蛋白,它通过感应钙离子的浓度来调节鸟苷酸环化酶 1 的活性,在视杆细胞感受光信号后的功能恢复和整个光转导级联反应过程中起重要作用。*GUCA1A* 突变会引起常染色体显性遗传视锥细胞营养不良和视锥–视杆细胞营养不良[1-4]。

GUCA1A 相关常染色体显性遗传视锥细胞营养不良的症状通常出现在 20 岁以后,一般为 20~50 岁。起始症状包括视力下降、色觉缺失和轻度畏光。很少出现眼球震颤。视力通常逐渐下降到 20/200 至指数。黄斑表型多样;在视力丧失之前可能有黄斑区 RPE 的改变。年轻患者的眼底改变轻微,可有 RPE 的微小颗粒。老年患者的眼底可见黄斑萎缩,骨细胞样色素沉着及视网膜血管变细。GVF 显示有中心暗点和正常的周边视野。随病程发展,全视野 ERG 显示视锥细胞功能显著丧失,而视杆细胞功能通常正常[1-7]。一些患者在晚期可能出现视杆细胞功能异常。研究表明该疾病具有家系内表型异质性,即同一家系中的一些成员表现出了视锥–视杆细胞营养不良的症状,一些则仅表现为单纯的黄斑功能障碍[3,4]。

视锥–视杆细胞营养不良的患者与视锥细胞营养不良的患者有相似的症状,但前者更有可能在病程早期出现夜盲症和周边视野缺损。在一项研究中,一例中国家系中的患者在 10 岁前就出现了畏光、视力下降的症状。这些患者的全视野 ERG 表现为视锥–视杆型退行性变。眼底检查可见视盘苍白、视网膜小动脉变细、黄斑萎缩或黄斑色素改变[7,8]。

(朱青 译 雷博 校)

参考文献

1. Payne AM, Downes SM, Bessant DA, Taylor R, Holder GE, Warren MJ, et al. A mutation in guanylate cyclase activator 1A (GUCA1A) in an autosomal dominant cone dystrophy pedigree mapping to a new locus on chromosome 6p21.1. Hum Mol Genet. 1998;7(2):273-7.
2. Michaelides M, Hardcastle AJ, Hunt DM, Moore AT. Progressive cone and cone-rod dystrophies: phenotypes and underlying molecular genetic basis. Surv Ophthalmol. 2006;51(3):232-58.
3. Downes SM, Holder GE, Fitzke FW, Payne AM, Warren MJ, Bhattacharya SS, et al. Autosomal dominant cone and cone-rod dystrophy with mutations in the guanylate cyclase activator 1A gene-encoding guanylate cyclase activating protein-1. Arch Ophthalmol. 2001;119(1):96-105.
4. Michaelides M, Wilkie SE, Jenkins S, Holder GE, Hunt DM, Moore AT, et al. Mutation in the gene GUCA1A, encoding guanylate cyclase-activating protein 1, causes cone, cone-rod, and macular dystrophy. Ophthalmology. 2005;112(8):1442-7.
5. Sokal I, Dupps WJ, Grassi MA, Brown J Jr, Affatigato LM, Roychowdhury N, et al. A novel GCAP1 missense mutation (L151F) in a large family with autosomal dominant cone-rod dystrophy (adCORD). Invest Ophthalmol Vis Sci. 2005;46(4):1124-32.
6. Jiang L, Katz BJ, Yang Z, Zhao Y, Faulkner N, Hu J, et al. Autosomal dominant cone dystrophy caused by a novel mutation in the GCAP1 gene (GUCA1A). Mol Vis. 2005;11:143-51.
7. Huang L, Li S, Xiao X, Jia X, Sun W, Gao Y, et al. Novel GUCA1A mutation identified in a Chinese family with cone-rod dystrophy. Neurosci Lett. 2013;541:179-83.
8. Kitiratschky VB, Behnen P, Kellner U, Heckenlively JR, Zrenner E, Jägle H, et al. Mutations in the GUCA1A gene involved in hereditary cone dystrophies impair calcium-mediated regulation of guanylate cyclase. Hum Mutat. 2009;30(8):E782-96.

第 **36** 章

GUCA1B

GUCA1B 编码鸟苷酸环化酶活化蛋白 1B，该蛋白是感光细胞内激活鸟苷酸环化酶所必需的钙结合蛋白，并且对于视杆细胞感受光信号后的功能恢复尤为重要[1]。*GUCA1B* 突变会引起 RP。

GUCA1B 相关的 RP 遵循常染色体显性遗传模式。患者通常有典型 RP 的特征。视力随病程发展逐渐从 20/20 下降到 20/200，通常可维持至病程晚期。眼底检查可见视网膜色素沉着分布于中周部或更广泛的区域，形态多样。据报道，一些患者可有黄斑色素沉着和萎缩[2]。ERG 可见明适应和暗适应振幅明显降低或无波形，反映视杆和视锥细胞功能严重退化[2]。GVF 通常显示视杆–视锥型视野缺损（进行性视野缩小）。该疾病可有显著的家系内表型异质性。据报道，一些患者虽有致病性基因变异，但却无症状且眼底无异常[2]。

（朱青 译　雷博 校）

参考文献

1. Makino CL, Peshenko IV, Wen XH, Olshevskaya EV, Barrett R, Dizhoor AM. A role for GCAP2 in regulating the photoresponse. Guanylyl cyclase activation and rod electrophysiology in GUCA1B knock-out mice. J Biol Chem. 2008;283(43):29135–43.
2. Sato M, Nakazawa M, Usui T, Tanimoto N, Abe H, Ohguro H. Mutations in the gene coding for guanylate cyclase-activating protein 2 (GUCA1B gene) in patients with autosomal dominant retinal dystrophies. Graefes Arch Clin Exp Ophthalmol. 2005;243(3):235–42.

第 37 章

GUCY2D

GUCY2D 编码鸟苷酸环化酶 1，该酶在视杆和视锥细胞中表达，但其功能未知。*GUCY2D* 突变与常染色体隐性遗传 LCA、常染色体隐性遗传视锥-视杆细胞营养不良（CORD）以及常染色体显性遗传视锥细胞营养不良（COD）相关。

GUCY2D 常染色体隐性突变可引起 LCA。患者通常在出生几个月内表现出眼球震颤和熄灭型 ERG，也有眼追踪运动差和指眼征的表现[1]。患者 2 岁前常有畏光和高于 +7.00 D 的远视，视力从指数到光感不等[1]。一些患者可能因长期摩擦、挤压双眼而出现圆锥角膜[2]。眼底检查可完全正常或呈"椒盐样"表现[2]。据报道，老年患者眼底可见黄斑和周边视网膜的早期变性，但该变性何时开始以及是否总是发生在"椒盐样"表现之后尚不清楚[1]。据已发表的有限数据，一些患者在 SD-OCT 显示视网膜分层异常，但黄斑厚度正常的情况下，可有较为正常的 FAF 成像[2]。

GUCY2D 隐性突变也可引起视锥-视杆细胞营养不良的表型[3]。患者发病年龄不定，除了有视力下降、色觉障碍和畏光表现外，也有夜盲症[3]。与 LCA 患者相比，这些患者在儿童期往往保留功能性视力。眼底检查可见骨细胞样色素沉着、视盘苍白，在黄斑萎缩时有视网膜小动脉变细[3]。10 岁前 GVF 检查可显示患者有中心暗点[4]。ERG 常显示明适应和暗适应均下降[3,4]。

GUCY2D 相关的 COD 为常染色体显性遗传。大多数患者在 10 岁前出现畏光和双眼视力下降的初始症状。患者视力表现异常且差异性大，呈进行性下降，到二十几岁时视力常低于 20/200。COD 患者少见夜盲症，多见色觉障碍[5,6]。5 岁以下患儿的眼底检查可见视盘苍白、黄斑区白色沉着物和颗粒状 RPE[5]。成人眼底以黄斑萎缩为典型表现，萎缩区大多边界清晰[7]。较年轻患者黄斑区色素斑点一般在中心凹外围进行性萎缩之前出现[8]。FAF 成像可见一个围绕黄斑区点状弱自发荧光的强自发荧光环[8]。全视野 ERG 的特点为明适应异常，暗适应正常[5,7]。GVF 显示中心暗点和正常的周边视野[7]。在病程早期 OCT 可显示中心凹椭圆体带缺失，进而发展为视网膜变薄[2,8]。该病可能发生外显不全，同一家系中携带相同致病突变的部分患者可能没有任何临床表现[7]。也有 *GUCY2D* 某个显性遗传突变引起家系中出现中心性晕轮状脉络膜营养不良（CACD）表型的报道[9]。

也有遵循常染色体显性遗传的患者，也有视锥-视杆细胞营养不良患者，他们可能是上文描述的视锥细胞营养不良中的一部分（图 37.1a）[4,10,11]。明显不同的表现包括周边视野缺损更为多见，并且并非所有患者都有夜盲症[10]。大多数患者在青少年时期时视力可相对正常，到 40 岁时视力低于 20/200。据报道，一个家系中 62% 的患者有高于 5D 的近视[11]。暗适应阈值升高，一些患者可见负波形 ERG，同时视杆细胞和视锥细胞功能均异常。多焦 ERG 显示中心反映下降[10]。FAF 成像常见黄斑萎缩区呈弱荧光，绕黄斑有强荧光环，这与 *GUCY2D* 相关视锥细胞营养不良的成像相似（图 37.1b）。OCT 有感光细胞层变薄，但椭圆体带完整的表现，也有中心凹局部膨隆空洞伴有椭圆带缺失的表现[10]。

a　　　　　　　　　　　　　　　　　　　　　b

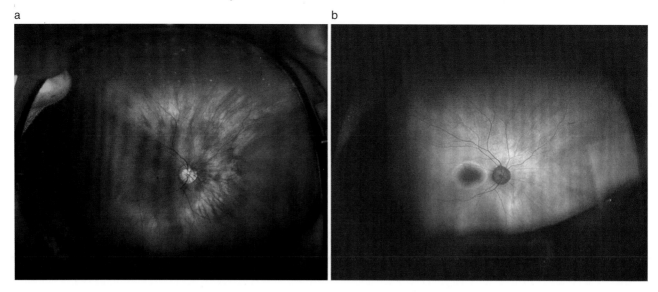

图 37.1　病例摘要：患有 *GUCY2D* 杂合错义突变导致的常染色体显性视锥-视杆细胞营养不良（CEI16027, courtesty of Dr. Richard Weleber）的 63 岁女性。（a）右眼全景彩色眼底照片，显示周边视网膜色素上皮萎缩（周边有无脉络膜症样表现）和黄斑中心萎缩。（b）全景眼底自发荧光，显示黄斑中心 RPE 萎缩区弱自发荧光，绕黄斑有强自发荧光环。

（朱青　译　雷博　校）

参考文献

1. Hanein S, Perrault I, Gerber S, Tanguy G, Barbet F, Ducroq D, et al. Leber congenital amaurosis: comprehensive survey of the genetic heterogeneity, refinement of the clinical definition, and genotype-phenotype correlations as a strategy for molecular diagnosis. Hum Mutat. 2004;23(4):306–17.

2. Simonelli F, Ziviello C, Testa F, Rossi S, Fazzi E, Bianchi PE, et al. Clinical and molecular genetics of Leber's congenital amaurosis: a multicenter study of Italian patients. Invest Ophthalmol Vis Sci. 2007;48(9):4284–90.

3. Ugur Iseri SA, Durlu YK, Tolun A. A novel recessive GUCY2D mutation causing cone-rod dystrophy and not Leber's congenital amaurosis. Eur J Hum Genet. 2010;18(10):1121–6.

4. Garcia-Hoyos M, Auz-Alexandre CL, Almoguera B, Cantalapiedra D, Riveiro-Alvarez R, Lopez-Martinez MA, et al. Mutation analysis at codon 838 of the Guanylate Cyclase 2D gene in Spanish families with autosomal dominant cone, cone-rod, and macular dystrophies. Mol Vis. 2011;17:1103–9.

5. Xiao X, Guo X, Jia X, Li S, Wang P, Zhang Q. A recurrent mutation in GUCY2D associated with autosomal dominant cone dystrophy in a Chinese family. Mol Vis. 2011;17:3271–8.

6. Zhao X, Ren Y, Zhang X, Chen C, Dong B, Li Y. A novel GUCY2D mutation in a Chinese family with dominant cone dystrophy. Mol Vis. 2013;19:1039–46.

7. Small KW, Silva-Garcia R, Udar N, Nguyen EV, Heckenlively JR. New mutation, P575L, in the GUCY2D gene in a family with autosomal dominant progressive cone degeneration. Arch Ophthalmol. 2008;126(3):397–403.

8. Mukherjee R, Robson AG, Holder GE, Stockman A, Egan CA, Moore AT, et al. A detailed phenotypic description of autosomal dominant cone dystrophy due to a de novo mutation in the GUCY2D gene. Eye (Lond). 2014;28(4):481–7.

9. Hughes AE, Meng W, Lotery AJ, Bradley DT. A novel GUCY2D mutation, V933A, causes central areolar choroidal dystrophy. Invest Ophthalmol Vis Sci. 2012;53(8):4748–53.

10. Zobor D, Zrenner E, Wissinger B, Kohl S, Jagle H. GUCY2D- or GUCA1A-related autosomal dominant cone-rod dystrophy: is there a phenotypic difference? Retina. 2014;34(8):1576–87.

11. Smith M, Whittock N, Searle A, Croft M, Brewer C, Cole M. Phenotype of autosomal dominant cone-rod dystrophy due to the R838C mutation of the GUCY2D gene encoding retinal guanylate cyclase-1. Eye. 2007;21(9):1220–5.

第 38 章

IMPDH1(RP10)

IMPDH1(RP10) 编码次黄嘌呤核苷酸脱氢酶,该酶是嘌呤生物合成途径中的一个关键酶。2%~3%的常染色体显性视网膜色素变性(ADRP)(视杆-视锥细胞营养不良)由 *IMPDH1* 突变引起,该基因突变很少引起 LCA[1-8]。虽然 *IMPDH1* 是一种广泛表达的基因,但视网膜中的特定亚型,可能仅引起视网膜变性的表型[9-11]。

IMPDH1 突变所致的 ADRP 患者在 0~30 岁出现进行性夜盲症和(或)周边视野缺损。即使有相同的基因突变,患者的发病年龄常存在差异,有些患者可能直到 40 岁才出现症状[3]。视力可能到病程晚期才完全丧失,但一些患者的视力在病程早期就有严重下降[6,12,13]。一些患者可有色觉障碍[13]。患者多见早发性后囊下白内障(一项研究表明,该病的平均发病年龄为 34 岁[5])[3]。*IMPDH1* 突变患者的眼底有典型的 RP 表现,例如从视网膜中周部逐渐向周边发展的骨细胞样色素沉着、视盘苍白和视网膜血管变细,玻璃体内也可见色素性细胞(图 38.1a 和图 38.3)。一些患者可有 CME 或视网膜下积液,其在 OCT 上所见最为清晰[3,13,14]。周边部/中周部视网膜进行性萎缩(图 38.1a,图 38.2 和图 38.3)。

一些患者也有相对少见的牛眼样黄斑萎缩(图 38.2)[2]。大多数患者在 25 岁之后出现白内障和视网膜色素沉着[3]。眼底自发荧光显示 RPE 萎缩区为弱荧光(图 38.1b)。全视野 ERG 通常显示视杆细胞和视锥细胞同等程度的重度反应下降,但一些较年轻的患者可记录到视杆-视锥型反应[3,5,13,14]。多焦 ERG 通常显示中心视锥细胞反应正常,可进行性下降至完全消失[14]。暗适应阈值常升高。GVF 显示重度进行性视野缩小(图 38.1c)[13]。

一些 *IMPDH1* 突变会引起常染色体显性 LCA(例如 Arg105Trp 和 Asn198Lys)[2]。其中一例患者在 1 岁前出现徘徊样眼球震颤、固视功能差、眼底斑驳,但无色素性改变。另一例患者大约在 3 岁时出现周边视野缺损,双眼中心视力维持在 20/40,3 岁时眼底检查显示视盘苍白、弥漫性脱色素、视网膜血管变细。最近,一例常染色体隐性 *IMPDH1* 突变相关疾病的患者,在出生后的前几个月出现视力下降和眼球震颤[15]。该患者视力为光感,眼底表现为视网膜血管变细、黄斑萎缩和色素沉着,在 23 岁时全视野 ERG 为熄灭型。

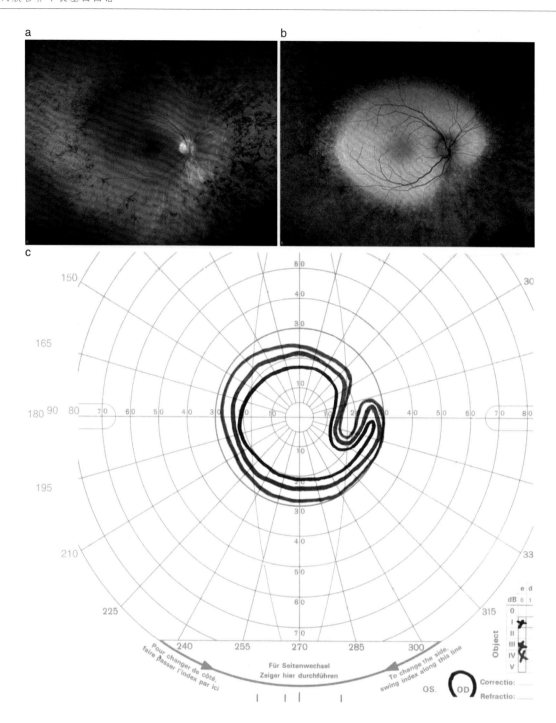

图 38.1 病例摘要：患有视杆-视锥细胞营养不良的 19 岁女性。(a)右眼全景彩色眼底照片，显示典型的视杆-视锥细胞营养不良表现，中周部 RPE 萎缩区骨细胞样色素沉着和黄斑回避。(b)右眼全景眼底自发荧光，显示中周部 RPE 萎缩区自发荧光消失，黄斑区自发荧光相对正常。(c)右眼 GVF 显示所有等视线区域缩小，提示视杆-视锥型视野缺损。

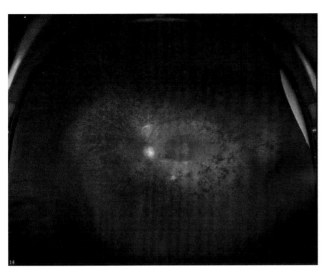

图 38.2　病例摘要：患有视杆-视锥细胞营养不良的 56 岁男性。左眼全景彩色眼底照片，显示黄斑区牛眼样病灶，中周部致密骨细胞样色素沉着。

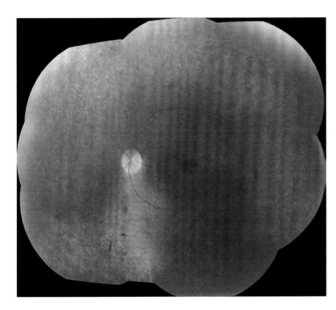

图 38.3　病例摘要：患有 LCA/重度儿童期早发性视网膜营养不良（SECORD）的 20 岁男性（CEI26447），伴 *IMPDH1* 杂合突变。彩色眼底照片，显示中周部弥漫性 RPE 萎缩区有稀疏色素沉着。

（朱青　译　雷博　校）

参考文献

1. Bowne SJ, Sullivan LS, Blanton SH, Cepko CL, Blackshaw S, Birch DG, et al. Mutations in the inosine monophosphate dehydrogenase 1 gene (IMPDH1) cause the RP10 form of autosomal dominant retinitis pigmentosa. Hum Mol Genet. 2002;11(5):559–68.
2. Bowne SJ, Sullivan LS, Mortimer SE, Hedstrom L, Zhu J, Spellicy CJ, et al. Spectrum and frequency of mutations in IMPDH1 associated with autosomal dominant retinitis pigmentosa and leber congenital amaurosis. Invest Ophthalmol Vis Sci. 2006;47(1):34–42.
3. Wada Y, Sandberg MA, McGee TL, Stillberger MA, Berson EL, Dryja TP. Screen of the IMPDH1 gene among patients with dominant retinitis pigmentosa and clinical features associated with the most common mutation, Asp226Asn. Invest Ophthalmol Vis Sci. 2005;46(5):1735–41.
4. McGuire RE, Gannon AM, Sullivan LS, Rodriguez JA, Daiger SP. Evidence for a major gene (RP10) for autosomal dominant retinitis pigmentosa on chromosome 7q: linkage mapping in a second, unrelated family. Hum Genet. 1995;95(1):71–4.
5. Jordan SA, Farrar GJ, Kenna P, Humphries MM, Sheils DM, Kumar-Singh R, et al. Localization of an autosomal dominant retinitis pigmentosa gene to chromosome 7q. Nat Genet. 1993;4(1):54–8.
6. Grover S, Fishman GA, Stone EM. A novel IMPDH1 mutation (Arg231Pro) in a family with a severe form of autosomal dominant retinitis pigmentosa. Ophthalmology. 2004;111(10):1910–6.
7. Shumei L, Xiaoting L, Xiangyun Z, Liqun H, Liang X, Sisi L. Mutation frequency of IMPDH1 gene of Han population in Ganzhou City. Adv Exp Med Biol. 2010;664:293–7.
8. Sullivan LS, Bowne SJ, Birch DG, Hughbanks-Wheaton D, Heckenlively JR, Lewis RA, et al. Prevalence of disease-causing mutations in families with autosomal dominant retinitis pigmentosa: a screen of known genes in 200 families. Invest Ophthalmol Vis Sci. 2006;47(7):3052–64.
9. Spellicy CJ, Xu D, Cobb G, Hedstrom L, Bowne SJ, Sullivan LS, et al. Investigating the mechanism of disease in the RP10 form of retinitis pigmentosa. Adv Exp Med Biol. 2010;664:541–8.
10. Bowne SJ, Liu Q, Sullivan LS, Zhu J, Spellicy CJ, Rickman CB, et al. Why do mutations in the ubiquitously expressed housekeeping gene IMPDH1 cause retina-specific photoreceptor degeneration? Invest Ophthalmol Vis Sci. 2006;47(9):3754–65.
11. McGrew DA, Hedstrom L. Towards a pathological mechanism for IMPDH1-linked retinitis pigmentosa. Adv Exp Med Biol. 2012;723:539–45.
12. Wada Y, Tada A, Itabashi T, Kawamura M, Sato H, Tamai M. Screening for mutations in the IMPDH1 gene in Japanese patients with autosomal dominant retinitis pigmentosa. Am J Ophthalmol. 2005;140(1):163–5.
13. Kozma P, Hughbanks-Wheaton DK, Locke KG, Fish GE, Gire AI, Spellicy CJ, et al. Phenotypic characterization of a large family with RP10 autosomal-dominant retinitis pigmentosa: an Asp226Asn mutation in the IMPDH1 gene. Am J Ophthalmol. 2005;140(5):858–67.
14. Schatz P, Ponjavic V, Andreasson S, McGee TL, Dryja TP, Abrahamson M. Clinical phenotype in a Swedish family with a mutation in the IMPDH1 gene. Ophthalmic Genet. 2005;26(3):119–24.
15. Chen Y, Zhang Q, Shen T, Xiao X, Li S, Guan L, et al. Comprehensive mutation analysis by whole-exome sequencing in 41 Chinese families with Leber congenital amaurosis. Invest Ophthalmol Vis Sci. 2013;54(6):4351–7.

第 **39** 章

IMPG2

IMPG2 编码视网膜细胞外基质的一种成分(感光细胞间基质蛋白聚糖 2),该成分使感光细胞之间、感光细胞与 RPE 之间发生相互作用[1,2]。该成分也有结合钙离子的潜能,能够结合感光细胞感受光信号后,释放到细胞外的钙离子[2]。*IMPG2* 突变引起常染色体隐性 RP 和早期黄斑病变[2,3]。

迄今为止,已经报道的 *IMPG2* 突变都有严重的致病性,导致无义介导的降解或表达无功能的基因产物。患者的平均发病年龄为 10.5 岁,夜盲症是最常见的初始症状,其次是视力下降[2]。许多患者后期会出现后囊下白内障。患者视力为 20/30~20/400,有轻度至高度的近视。视野进行性缩小,伴中心视力随之进行性下降和(或)旁中心暗点[2]。眼底检查可见视盘苍白、视网膜血管变细、周边和中周部骨细胞样色素沉着[2]。黄斑表现多样,可有黄斑区视网膜色素上皮的微小斑点、牛眼样黄斑病变和黄斑区脉络膜视网膜萎缩 (图 39.1a)。van Huet 等人观察的 17 例患者(来自 10 个家系)[2],FAF 均显示有黄斑病变,在病程晚期可见明显的黄斑区弱荧光(提示 RPE 萎缩)和中周部颗粒样弱荧光(图 39.1b)。然而,其中 2 例患者的 FAF 仅显示黄斑轻微异常[2]。SD-OCT 显示在 RPE 细胞缺失前有感光细胞内节和外节(椭圆体带)缺失,进而引起重度视网膜外层变薄(图 39.1c)。被观察的 17 例患者的 ERG 为熄灭型(患者平均年龄为 51 岁)或重度下降的视杆-视锥型[2]。

已发现一种 *IMPG2* 错义突变的亚效等位基因,携带这种纯合突变基因的患者有轻度黄斑病变和轻度视功能下降,但是无 RP[2,3]。

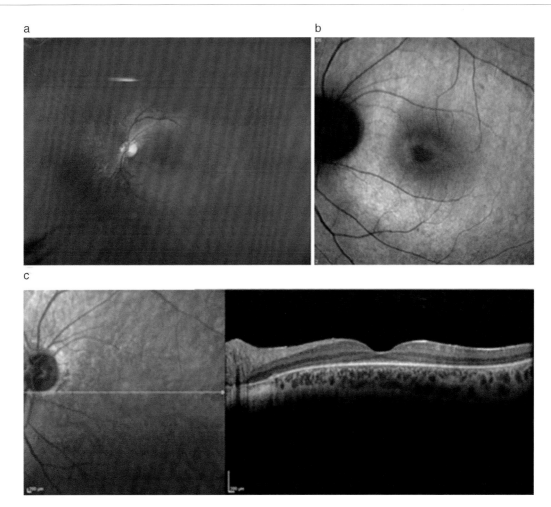

图 39.1　病例摘要：患有视杆-视锥细胞营养不良的 23 岁女性。(a)左眼全景彩色眼底照片，显示黄斑区 RPE 轻微异常。(b)左眼眼底自发荧光，显示黄斑区围绕中心凹有一轻微的强自发荧光环。(c)左眼 SD-OCT 显示中心凹以外广泛的椭圆体带和外核层缺失。

（朱青 译　雷博 校）

参考文献

1. Kelly J, O'Neill MJF. Interphotoreceptor matrix proteoglycan 2; IMPG2. OMIM. 607056. 2002 (updated 2014). http://omim.org/entry/607056. Accessed 24 Jan 2017.
2. van Huet RA, Collin RW, Siemiatkowska AM, Klaver CC, Hoyng CB, Simonelli F, et al. IMPG2-associated retinitis pigmentosa displays relatively early macular involvement. Invest Ophthalmol Vis Sci. 2014;55(6):3939–53.
3. Bandah-Rozenfeld D, Collin RW, Banin E, van den Born LI, Coene KL, Siemiatkowska AM, et al. Mutations in IMPG2, encoding interphotoreceptor matrix proteoglycan 2, cause autosomal-recessive retinitis pigmentosa. Am J Hum Genet. 2010; 87(2):199–208.

第 **40** 章

IQCB1

IQCB1 编码含有 IQ-模体的蛋白,该蛋白在感光细胞外节和连接纤毛中表达,可能参与纤毛的形成。该基因隐性突变可引起 Senior–Loken 综合征(SLSN),一种以肾单位肾痨(髓质囊性肾病)和 LCA 为特征的眼–肾疾病,或引起非综合征性 LCA[1]。

患者通常有早发的重度 LCA 表现,包括钟摆样眼球震颤和出生后固视障碍。患者可有高度远视,视力通常较差(手动至光感),但少数患者视力较好,为 20/70 或更差。患者也可有圆锥角膜或白内障。值得注意的是,一例 1~2 岁患者的视网膜检查正常,而另一例确诊突变的 18 个月患者的视网膜有明显变化。眼底可见血管弓周围的轻微色素沉着和"小叶样"低色素与高色素沉着交替的表现或弥散的视网膜色素上皮改变。眼底自发荧光可显示眼底遍布相间的斑片状强荧光和弱荧光区,或中心凹周围有强自发荧光环(图 40.1a)。SD-OCT 可显示感光细胞缺失的程度(图 40.1b)。在病程早期,ERG 为典型熄灭型。这些患者肾脏疾病的发病、严重程度和表现有很大差异。患者通常在 10 岁之后出现肾结核。因此,由于长期存在肾功能衰竭的风险,应对 *IQCB1* 相关的 LCA 患者进行常规肾脏疾病的筛查[2]。

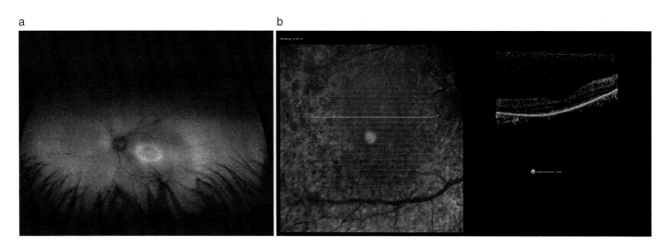

图 40.1 病例摘要:有 LCA 病史、*IQCB1* 纯合突变的 14 岁亚洲女孩(CEI25377)。(courtesy of Richard Weleber)(a)左眼全景眼底自发荧光,显示眼底遍布斑片状强自发荧光和弱自发荧光区,在中心凹周围有强自发荧光环。(b)右眼 SD-OCT 显示椭圆体带和外核层的广泛缺失。

(朱青 译 雷博 校)

参考文献

1. Estrada-Cuzcano A, Koenekoop RK, Coppieters F, Kohl S, Lopez I, Collin RW, et al. IQCB1 mutations in patients with leber congenital amaurosis. Invest Ophthalmol Vis Sci. 2011;52(2):834–9.

2. Stone EM, Cideciyan AV, Aleman TS, Scheetz TE, Sumaroka A, Ehlinger MA, et al. Variations in NPHP5 in patients with nonsyndromic leber congenital amaurosis and Senior-Loken syndrome. Arch Ophthalmol. 2011;129(1):81–7.

第41章

KCNV2

KCNV2 编码在人视杆和视锥细胞中表达的电压门控钾离子通道的一个亚基。*KCNV2* 常染色体隐性突变可导致具有超常视杆细胞反应独特表型的视锥细胞营养不良(CDSRR),又称 *KCNV2* 视网膜病变。

患者通常在婴儿期或幼儿期发病,病情以缓慢但可变的速度进展,相比视杆细胞功能,视锥细胞功能进行性下降更明显。患者通常在 10 岁前出现视力下降、色觉障碍(红绿色盲最常见)和对明亮环境适应力下降的轻度畏光。夜盲症表现多样,可从儿童期就发病或在疾病晚期才出现[1,2]。年轻患者也可出现眼球震颤和斜视[3,4]。患者通常有近视和不同程度的散光。视野常见中心暗点;视杆细胞功能丧失的患者周边视野进行性缩小[4-6]。最佳矫正视力为 20/30~20/400,患者之间存在显著差异。眼底变化多样,但病变通常局限于黄斑,早期表现为中心凹反光下降和轻度黄斑区 RPE 改变(图 41.1a,图 41.2a 和图 41.3a)[7]。OCT 和 FAF 成像检查更容易观察到牛眼样黄斑病变(图 41.1b 和图 41.3b)[1,2]。一些患者可见边界清晰的黄斑萎缩区[1]。也有一些患者有轻度视盘苍白[2]。

FAF 成像可显示中心凹周围有强荧光(AF)环(图 41.1b 和图 41.3b)[1-3,6,8]。一些患者可有中心凹强荧光,一些视锥/视锥-视杆细胞营养不良的患者也有这种表现[6]。OCT 可见中心凹椭圆体带反射强度降低,但无断裂和局部缺失(较为常见),也可见中心凹区视网膜外层结构显著缺失(图 41.1c,图 41.2b 和图 41.3c)[1,8]。也有患者 OCT 可见"低反射带"[6,8]。

患者对红光和绿光刺激的暗适应阈值升高,且基因无效突变患者的暗适应阈值可能比错义突变患者的暗适应阈值升高更显著[1]。患者的全视野 ERG 可见一种独特表现,即暗适应反应 b 波在低闪光强度下延迟并且振幅显著下降或消失,但在最高闪光强度下振幅正常或"超常"[3-10]。明适应和闪光 ERG 显示振幅下降和潜伏期延长,与一般的视锥细胞功能障碍表现一致[4,11]。虽然一些患者视杆细胞反应波形没有出现"超常"的振幅,但都有潜伏期延长,且小幅度增加刺激光强度能使 b 波振幅显著增加。多焦 ERG 通常显示中心环更显著的振幅下降和潜伏期延长[1]。自适应光学成像显示中心凹视锥细胞缺失[6]。

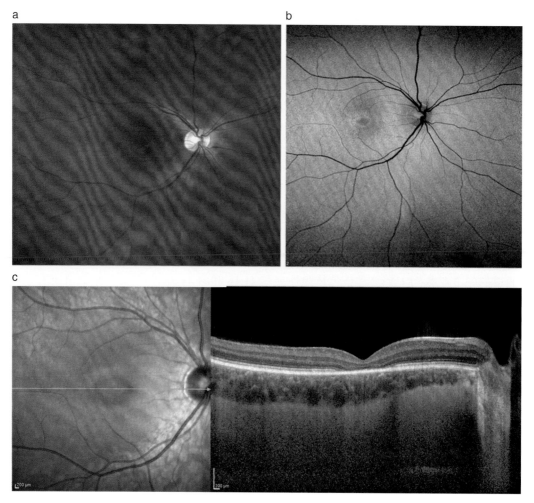

图 41.1   病例摘要:患有 *KCNV2* 视网膜病变的 14 岁男孩,双眼视力 20/300。(a)右眼彩色眼底照片,显示黄斑萎缩。(b)右眼眼底自发荧光成像,显示中心凹周围有一个小的强自发荧光环。(c)16 岁时的 SD–OCT,显示中心凹椭圆体带缺失和外核层变薄。

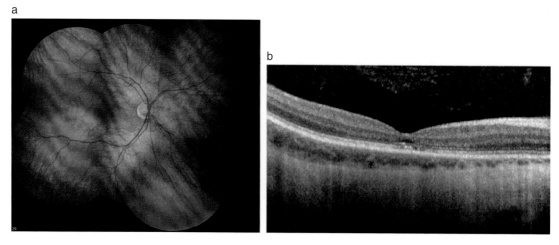

图 41.2   病例摘要:患有 *KCNV2* 视网膜病变的 6 岁女孩,右眼视力 20/200,左眼视力 20/300。(a)右眼彩色眼底照片,显示中心凹光反射消失。(b)12 岁时 SD–OCT,显示中心凹椭圆体带断裂。

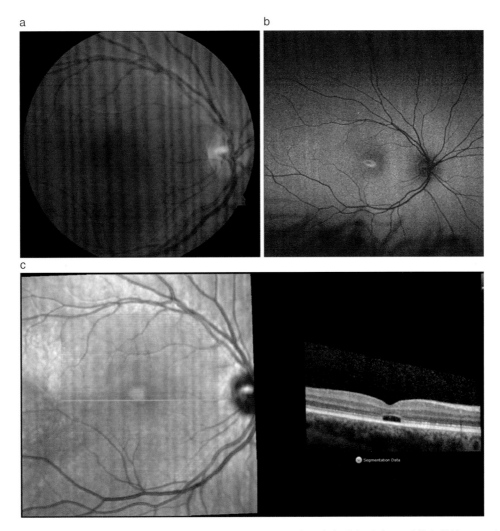

图 41.3 病例摘要:患有 *KCNV2* 基因突变的 11 岁女孩(CEI26492)。(a)右眼彩色眼底照片,显示黄斑萎缩。(b)右眼眼底自发荧光,显示中心凹周围有一个小的强自发荧光环。(c)SD-OCT 显示中心凹椭圆体带完全缺失。

(朱青 译 雷博 校)

参考文献

1. Zobor D, Kohl S, Wissinger B, Zrenner E, Jägle H. Rod and cone function in patients with KCNV2 retinopathy. PLoS One. 2012;7(10):e46762.
2. Michaelides M, Holder GE, Webster AR, Hunt DM, Bird AC, Fitzke FW, et al. A detailed phenotypic study of "cone dystrophy with supernormal rod ERG". Br J Ophthalmol. 2005;89(3):332–9.
3. Khan AO, Alrashed M, Alkuraya FS. 'Cone dystrophy with supranormal rod response' in children. Br J Ophthalmol. 2012;96(3):422–6.
4. Wissinger B, Dangel S, Jägle H, Hansen L, Baumann B, Rudolph G, et al. Cone dystrophy with supernormal rod response is strictly associated with mutations in KCNV2. Invest Ophthalmol Vis Sci. 2008;49(2):751–7.
5. Friedburg C, Wissinger B, Schambeck M, Bonin M, Kohl S, Lorenz B. Long-term follow-up of the human phenotype in three siblings with cone dystrophy associated with a homozygous p.G461R mutation of KCNV2. Invest Ophthalmol Vis Sci. 2011;52(12):8621–9.
6. Vincent A, Wright T, Garcia-Sanchez Y, Kisilak M, Campbell M, Westall C, et al. Phenotypic characterics including in vivo cone photoreceptor mosaic in KCNV2-related "cone dystrophy with supernormal rod electroretinogram". Invest Ophthalmol Vis Sci. 2013;54(1):898–908.
7. Zelinger L, Wissinger B, Eli D, Kohl S, Sharon D, Banin E. Cone dystrophy with supernormal rod response: novel KCNV2 mutations in an underdiagnosed phenotype. Ophthalmology. 2013;120(11):2338–43.
8. Sergouniotis PI, Holder GE, Robson AG, Michaelides M, Webster AR, Moore AT. High-resolution optical coherence tomography imaging in KCNV2 retinopathy. Br J Ophthalmol. 2012;96(2):213–7.
9. Ritter M, Vodopiutz J, Lechner S, Moser E, Schmidt-Erfurth UM, Janecke AR. Coexistence of KCNV2 associated cone dystrophy with supernormal rod electroretinogram and MFRP related oculopathy in a Turkish family. Br J Ophthalmol. 2013;97(2):169–73.
10. Wissinger B, Schaich S, Baumann B, Bonin M, Jägle H, Friedburg C, et al. Large deletions of the KCNV2 gene are common in patients with cone dystrophy with supernormal rod response. Hum Mutat. 2011;32(12):1398–406.
11. Ben Salah S, Kamei S, Senechal A, Lopez S, Bazalgette C, Bazalgette C, et al. Novel KCNV2 mutations in cone dystrophy with supernormal rod electroretinogram. Am J Ophthalmol. 2008;145(6):1099–106.

第 42 章

KLHL7

KLIIL7 编码 Kelch 样蛋白 7,该蛋白是蛋白酶体降解途径中 E3 泛素连接酶复合体的组成部分。*KLHL7* 突变引起 1%~2% 的常染色体显性视网膜色素变性(ADRP)(视杆-视锥细胞营养不良)[1-3]。

总体来说,与其他基因突变引起的 ADRP 相比,*KLHL7* 突变引起的 ADRP 发病晚,患者中位数年龄为 50 岁,但一些患者视功能恶化可能更迅速[3]。有趣的

是,一位 17 岁患者眼底正常,且 ERG 各指标显示细胞功能无退化[2]。早发症状为典型的 RP 表现,患者出现夜盲症和周边视力下降。视力通常维持到病程晚期,出现黄斑萎缩时[3]。

眼底检查通常显示中周部 RPE 萎缩区骨细胞样色素沉着,血管变细和视盘苍白(图 42.1a~d),年轻患者眼底可正常。全视野 ERG 显示视杆-视锥型,但存在

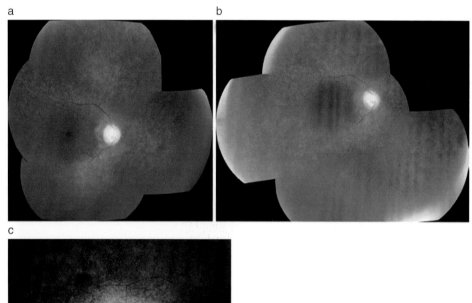

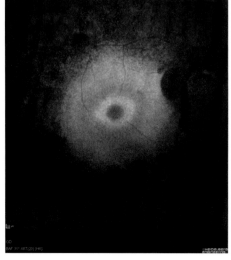

图 42.1　病例摘要:56 岁女性患者, 迟发性视杆-视锥细胞营养不良, *KLHL7* 突变,双眼最佳矫正视力为 20/40。(a,b)双眼彩色眼底照片示沿血管弓周围 RPE 萎缩。(c)右眼眼底自发荧光成像,显示沿血管弓周围 RPE 萎缩区有弱荧光,双眼有围绕中心凹的强自发荧光环。(待续)

家系内表型异质性[2,3]。据 Wen 等人报道，明适应闪烁光反应年下降率为 3%[3]。多焦 ERG 通常反应存留至病程晚期出现黄斑萎缩时。年轻患者 GVF 检查显示周边视野缩小、旁中心暗点或正常视野。一些患者到 60 岁仍有周边视岛，65 岁时视野通常局限在 10°~20°[3]。OCT 通常显示视网膜变薄和椭圆体带缺失，但中心凹保留（图 42.1e,f）[3]。一些患者可有 CME[2,3]。

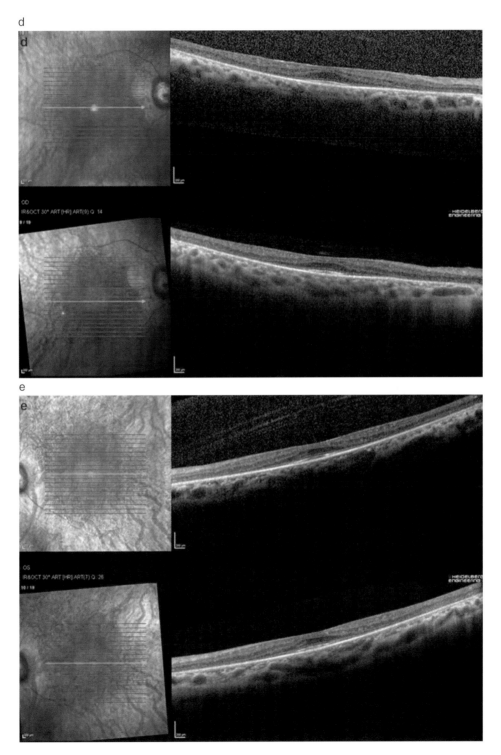

图 42.1(续)　(d,e)双眼 SD-OCT 显示椭圆体带和外核层缺失，中心凹回避，有轻度视网膜前膜。

（朱青 译　雷博 校）

参考文献

1. Friedman JS, Ray JW, Waseem N, Johnson K, Brooks MJ, Hugosson T, et al. Mutations in a BTB-Kelch protein, KLHL7, cause autosomal-dominant retinitis pigmentosa. Am J Hum Genet. 2009;84(6):792–800.

2. Hugosson T, Friedman JS, Ponjavic V, Abrahamson M, Swaroop A, Andréasson S. Phenotype associated with mutation in the recently identified autosomal dominant retinitis pigmentosa KLHL7 gene. Arch Ophthalmol. 2010;128(6):772–8.

3. Wen Y, Locke KG, Klein M, Bowne SJ, Sullivan LS, Ray JW, et al. Phenotypic characterization of 3 families with autosomal dominant retinitis pigmentosa due to mutations in KLHL7. Arch Ophthalmol. 2011;129(11):1475–82.

第43章

LCA5

LCA5 编码视网膜感光细胞纤毛蛋白 lebercilin，该蛋白参与纤毛内微管转运。*LCA5* 突变引起 1%~2% 的常染色体隐性 LCA[1–5]。

LCA5 突变患者典型表现包括在出生后的前几个月内瞳孔对光反射差、徘徊样眼球运动、指眼征、高度远视和钟摆样眼球震颤。对于视功能差和 ERG 熄灭的患者，使用瞬时瞳孔直接对光反射测量瞳孔反应阈值，已被用来量化瞳孔的功能，在一项研究中发现瞳孔反应阈值升高超过 5.5 个对数单位[6]。据报道，一个家系中的患者双眼出现圆锥角膜[5]。患者视力通常很差，可为 20/100~20/400 或更差（据 Mohamed 和 Jacobson 等人报道，来自两个家系中的所有患者视力均为光感[2,6]）。年轻患者早期眼底表现可正常，但最终会发展为血管变细、色素斑点和骨细胞样色素沉着（图 43.1 和43.2a）。据报道，一个家系中的患者眼底出现白色斑点、后巩膜葡萄肿、黄斑萎缩和早发性白内障；黄斑萎缩可发展为一种缺损样的外观[2]。有患者表现黄斑区金箔样反光[7]和视盘玻璃膜疣[1,6]。患者远视可进行性加重[3]。眼底自发荧光成像显示中心凹处强荧光（图 43.2b）。患者早期全视野 ERG 熄灭[3]，ERG 可记录时，显示视杆–视锥细胞变性的波形[5]。当 ERG 可记录时，GVF 显示中心视

岛[6]。Jacobson 等人报道，OCT 显示视网膜层结构异常，从中心凹处开始向周边趋于恶化；中心凹可保留外层视网膜结构（图 43.2c）。较年轻患者红外线自发荧光成像显示，在感光细胞完整区域内 RPE 保留（如 OCT 所见）[6]。

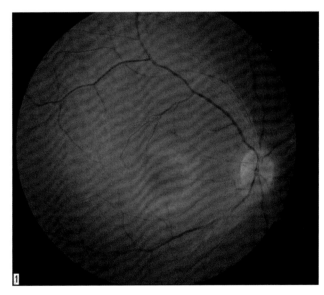

图 43.1　病例摘要：患有 LCA 的 22 岁男性。(a)右眼彩色眼底照片，显示黄斑萎缩和中周部片状视网膜色素上皮改变。

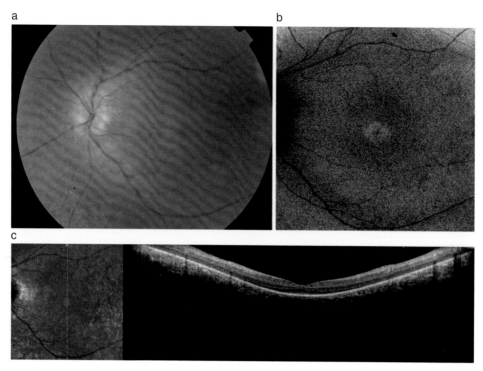

图 43.2　病例摘要：20 岁 LCA 患者，在出生时发病，logMAR 视力为 1.3（Snellen 视力为 20/400）。(a) 左眼彩色眼底照片，显示视盘轻度苍白、血管变细和中周部视网膜色素上皮及黄斑区斑点。(b) 左眼眼底自发荧光成像，显示仅黄斑中心剩余小区域强荧光。(c) SD–OCT 显示中心凹处以外椭圆体带缺失。

（朱青 译　雷博 校）

参考文献

1. den Hollander AI, Koenekoop RK, Mohamed MD, Arts HH, Boldt K, Towns KV, et al. Mutations in LCA5, encoding the ciliary protein lebercilin, cause Leber congenital amaurosis. Nat Genet. 2007;39(7):889–95.

2. Mohamed MD, Topping NC, Jafri H, Raashed Y, McKibbin MA, Inglehearn CF. Progression of phenotype in Leber's congenital amaurosis with a mutation at the LCA5 locus. Br J Ophthalmol. 2003;87(4):473–5.

3. Dharmaraj S, Li Y, Robitaille JM, Silva E, Zhu D, Mitchell TN, et al. A novel locus for Leber congenital amaurosis maps to chromosome 6q. Am J Hum Genet. 2000;66(1):319–26.

4. Gerber S, Hanein S, Perrault I, Delphin N, Aboussair N, Leowski C, et al. Mutations in LCA5 are an uncommon cause of Leber congenital amaurosis (LCA) type II. Hum Mutat. 2007;28(12):1245.

5. Ahmad A, Daud S, Kakar N, Nürnberg G, Nürnberg P, Babar ME, et al. Identification of a novel LCA5 mutation in a Pakistani family with Leber congenital amaurosis and cataracts. Mol Vis. 2011;17:1940–5.

6. Jacobson SG, Aleman TS, Cideciyan AV, Sumaroka A, Schwartz SB, Windsor EA, et al. Leber congenital amaurosis caused by Lebercilin (LCA5) mutation: retained photoreceptors adjacent to retinal disorganization. Mol Vis. 2009;15:1098–106.

7. Ramprasad VL, Soumittra N, Nancarrow D, Sen P, McKibbin M, Williams GA, et al. Identification of a novel splice-site mutation in the Lebercilin (LCA5) gene causing Leber congenital amaurosis. Mol Vis. 2008;14:481–6.

第 44 章

LRAT

LRAT 编码卵磷脂视黄醇酰基转移酶,该酶在 RPE 细胞内的类视黄醇视循环途径中催化早期反应。*LRAT* 隐性突变引起一系列疾病,包括 LCA 和发病稍晚的 "青少年型"或"早发型"RP[1-3]。

LRAT 隐性突变的患者可在出生后的前几年(通常 3 岁前)出现视力下降、重度进行性夜盲症、暗适应障碍和畏光;一些患者可有眼球震颤和色觉障碍[2,4]。眼底表现包括视网膜血管变细、视盘苍白和双眼周边部视网膜萎缩;视网膜色素沉着或骨细胞样色素沉着并不常见。一些患者可有黄斑区 RPE 斑点,并可弥漫至血管弓。据报道,患者也可出现视网膜前膜和星状玻璃体变性。FAF 显示信号强度广泛下降,反映脂褐素积累减少,也可有罕见的黄斑或视盘周围片状信号增强。OCT 可显示扩大的中心凹凹陷和视网膜外层高反射沉着物,视网膜分层界限不清[4]。年轻患者可保留有反映感光细胞完整性的内节/外节(IS/OS)(椭圆体带)[4]。据报道,4 例 *LRAT* 突变患者中有 3 例出现 "锯齿状"神经纤维层[4]。视野显著缩小,早期全视野 ERG 熄灭。ERG 可记录时,通常仅能检测到明适应反应,显示视杆–视锥型波形。GVF 显示视杆–视锥型视野缩小。进一步的专科检查,如静态阈值视野检查和暗适应光敏感度检查,可以显示视杆和视锥细胞变性的程度[4]。

(朱青 译 雷博 校)

参考文献

1. Thompson DA, Li Y, McHenry CL, Carlson TJ, Ding X, Sieving PA, et al. Mutations in the gene encoding lecithin retinol acyltransferase are associated with early-onset severe retinal dystrophy. Nat Genet. 2001;28(2):123–4.
2. Senechal A, Humbert G, Surget MO, Bazalgette C, Bazalgette C, Arnaud B, et al. Screening genes of the retinoid metabolism: novel LRAT mutation in leber congenital amaurosis. Am J Ophthalmol. 2006;142(4):702–4.
3. den Hollander AI, Lopez I, Yzer S, Zonneveld MN, Janssen IM, Strom TM, et al. Identification of novel mutations in patients with Leber congenital amaurosis and juvenile RP by genome-wide homozygosity mapping with SNP microarrays. Invest Ophthalmol Vis Sci. 2007;48(12):5690–8.
4. Dev Borman A, Ocaka LA, Mackay DS, Ripamonti C, Henderson RH, Moradi P, et al. Early onset retinal dystrophy due to mutations in LRAT: molecular analysis and detailed phenotypic study. Invest Ophthalmol Vis Sci. 2012;53(7):3927–38.

第 **45** 章

MAK

MAK 编码一种蛋白激酶,该酶较长的亚型在视杆和视锥细胞内节、胞体和轴突中[1,2],参与调节感光细胞连接纤毛的长度[1]。其较短的亚型主要在睾丸中[3]。该基因突变与常染色体隐性 RP 有关。

MAK 最常见的突变是在 9 号外显子中插入一个 353-bp 的 Alu 重复序列[1,2],其在德系犹太人种中的携带率为 1/55,表明该突变与这组人群中 33% 的 RP 患者有关[1]。在其他研究中已经明确了 *MAK* 有无义突变和错义突变,但发生率较低,通过筛查 334 例散发性患者或常染色体隐性 RP 患者,确定有 11 例患者发生纯合突变[4]。*MAK* 突变的患者发病年龄为 20~60 岁,其症状没有其他类型的 RP 严重。患者 70 岁前单眼或双眼视力通常在 20/50 以上[1,4]。眼底检查可见典型的中周部视网膜色素性改变、血管变细和视盘蜡样苍白(图 45.1a)[1]。眼底自发荧光成像[1]显示黄斑区强荧光、RPE 萎缩区弱荧光(图 45.1b)。纯合突变的犹太人患者 OCT 显示中心凹处感光细胞层厚度随着与中心凹的距离增加而减小(图 45.1c),一些患者 OCT 显示旁中心部视网膜内层厚度增加。研究的 24 例患者 ERG 均为视杆-视锥型,其中仅有 4 例可检测到视杆细胞 ERG 波,13 例患者可检测到视锥细胞闪烁光反应。GVF 检查显示最大等视线视野区每年缩小 11%,较小等视线视野区每年缩小 18.4%。患者最早出现颞上象限视野缺损,随后出现上部和中周部视野缺损,病程晚期仅有中心视岛。鼻侧视野相对保留[1]。*MAK* 其他突变类型患者视野也显著缩小,在 Ozgul 等人对 8 例患者的研究中[4],一半患者表现为 25° 或更小范围的管状视野。而其中 2 例患者仅表现为局部 RP[4]。

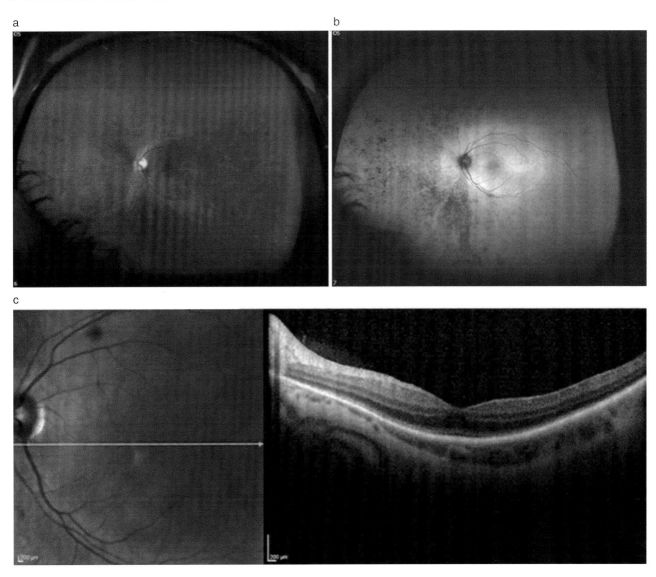

图 45.1 病例摘要：患有 RP 的 34 岁男性。(**a**)左眼全景彩色眼底照片，显示鼻侧 RPE 萎缩，中周部视网膜有明显的骨细胞样色素沉着。(**b**)左眼全景眼底自发荧光成像，显示异常的黄斑区强荧光，鼻侧 RPE 萎缩和色素沉着相对应区域为弱荧光。(**c**)左眼 SD-OCT，显示黄斑结构基本正常，但颞侧椭圆体带缺失。

（朱青 译 雷博 校）

参考文献

1. Stone EM, Luo X, Héon E, Lam BL, Weleber RG, Halder JA, et al. Autosomal recessive retinitis pigmentosa caused by mutations in the MAK gene. Invest Ophthalmol Vis Sci. 2011;52(13):9665–73.
2. Tucker BA, Scheetz TE, Mullins RF, DeLuca AP, Hoffmann JM, Johnston RM, et al. Exome sequencing and analysis of induced pluripotent stem cells identify the cilia-related gene male germ cell-associated kinase (MAK) as a cause of retinitis pigmentosa. Proc Natl Acad Sci U S A. 2011;108(23):E568–76.
3. McKusick VA, O'Neill MJF. Male germ cell-associated kinase; MAK. OMIM. 154235. 1994 (updated 2011). http://omim.org/entry/154235. Accessed 24 Jan 2017.
4. Ozgül RK, Siemiatkowska AM, Yücel D, Myers CA, Collin RW, Zonneveld MN, et al. Exome sequencing and cis-regulatory mapping identify mutations in MAK, a gene encoding a regulator of ciliary length, as a cause of retinitis pigmentosa. Am J Hum Genet. 2011;89(2):253–64.

第 46 章

MERTK

MERTK 编码一种广泛表达的酪氨酸蛋白激酶 Mer，这是一种参与信号转导通路并调节多种细胞反应的受体酪氨酸激酶。在视网膜中，该激酶在 RPE 表达并参与视杆细胞外节的吞噬作用。*MERTK* 常染色体隐性遗传突变引起视网膜色素变性（视杆–视锥细胞营养不良）[1-4]。

视觉症状包括夜盲症、周边视野进行性缩小和视力丧失。症状通常出现在 20 岁之前。16 岁之前患者的视力常为 20/50 或更好，之后视力进行性下降，50 岁之前常仅剩光感。但也有在伴黄斑萎缩家族中，9 岁前患者视力仅剩光感的报道[1,2,4]。后囊下白内障也很普遍。眼底检查显示小动脉变细以及中周部骨细胞样色素沉着伴萎缩。据报道很多患者出现黄斑异常，包括结晶样沉着物、RPE 色素斑、黄斑萎缩以及牛眼样黄斑病变

（图 46.1a 和图 46.2a）。一些患者 FAF 表现为一围绕黄斑区弱自发荧光的强自发荧光环（图 46.1b，图 46.2b，d 和图 46.3a）。黄斑萎缩区域为弱自发荧光，有时被一强自发荧光区域环绕，与晚期干性年龄相关性黄斑变性所见地图样萎缩类似[3,5]。OCT 通常显示外层视网膜变薄、神经视网膜下间隙有碎片样物质，外界膜/椭圆体带/RPE 中断（图 46.1c，图 46.2c 和图 46.3b）[4,5]。10 岁前全视野 ERG 即可表现为视杆–视椎细胞型变性，往往随着年龄增长恶化[1-4]。年轻患者 GVF 检查可正常，但视杆–视锥细胞营养不良患者通常有进展性外周视野缩小。

一项研究报道了单亲双体纯合子变异导致的 *MERTK* 功能丧失。这个患者的眼科表型和上述患者相同[6]。

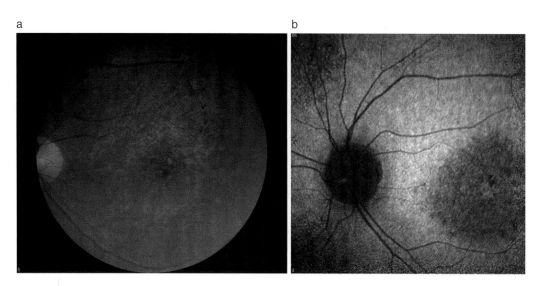

图 46.1　病例摘要：患有 *MERTK* 突变相关视杆–视锥细胞营养不良的 12 岁男孩。(a)左眼彩色眼底照相，显示黄斑萎缩伴 RPE 改变。(b)眼底自发荧光，显示异常的高自发荧光围绕黄斑区低自发荧光。(待续)

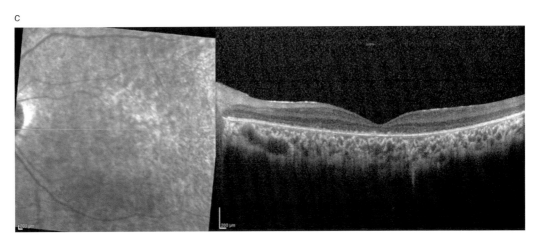

图 46.1(续)　(c)SD-OCT 显示黄斑区椭圆体带(EZ)明显缺失。

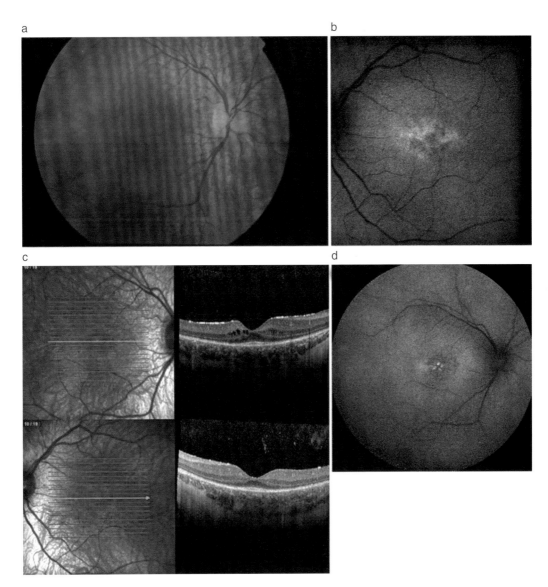

图 46.2　病例摘要:患有 *MERTK* 相关视网膜病变的 11 岁男孩。(a)右眼彩色眼底照相,显示 RPE 斑点以及黄斑部色素增多。(b)左眼眼底自发荧光,显示黄斑部强自发荧光病灶。(c)SD-OCT 显示双眼 EZ 缺损,中心凹回避伴视网膜前膜以及右眼囊样改变。(d)同一患者 14 岁时眼底自发荧光(55°)显示有显著的黄斑囊样水肿以及黄斑强自发荧光病灶。

a

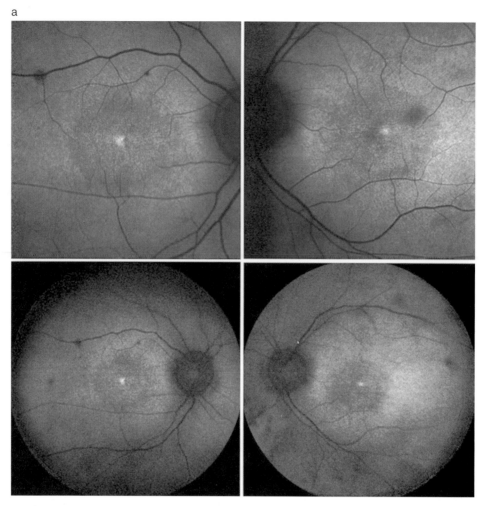

图 46.3　病例摘要：16 岁 *MERTK* 相关疾病患者。(a) 双眼眼底自发荧光，显示双眼中央强自发荧光病灶，右眼沿上方血管弓分布以及左眼中心凹颞上方弱自发荧光斑点。55°眼底自发荧光示双眼血管弓外强自发荧光病灶。(待续)

b

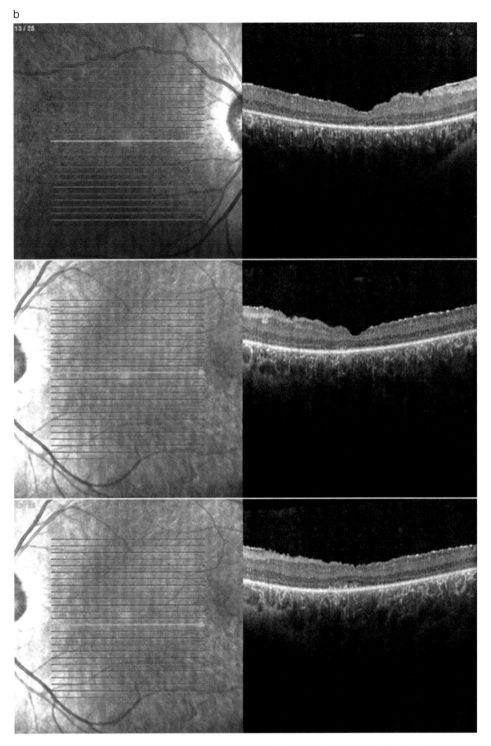

图 46.3(续)　(b)双眼 SD-OCT 显示视网膜前膜以及黄斑区 EZ 弥漫性缺损。

（周庆儒 译　雷博 校）

参考文献

1. Gal A, Li Y, Thompson DA, Weir J, Orth U, Jacobson SG, et al. Mutations in MERTK, the human orthologue of the RCS rat retinal dystrophy gene, cause retinitis pigmentosa. Nat Genet. 2000;26(3):270–1.

2. Shahzadi A, Riazuddin SA, Ali S, Li D, Khan SN, Husnain T, et al. Nonsense mutation in MERTK causes autosomal recessive retinitis pigmentosa in a consanguineous Pakistani family. Br J Ophthalmol. 2010;94(8):1094–9.

3. Tschernutter M, Jenkins SA, Waseem NH, Saihan Z, Holder GE, Bird AC, et al. Clinical characterisation of a family with retinal dystrophy caused by mutation in the Mertk gene. Br J Ophthalmol. 2006;90(6):718–23.

4. Mackay DS, Henderson RH, Sergouniotis PI, Li Z, Moradi P, Holder GE, et al. Novel mutations in MERTK associated with childhood onset rod-cone dystrophy. Mol Vis. 2010;16:369–77.

5. Charbel Issa P, Bolz HJ, Ebermann I, Domeier E, Holz FG, Scholl HP. Characterisation of severe rod-cone dystrophy in a consanguineous family with a splice site mutation in the MERTK gene. Br J Ophthalmol. 2009;93(7):920–5.

6. Thompson DA, McHenry CL, Li Y, Richards JE, Othman MI, Schwinger E, et al. Retinal dystrophy due to paternal isodisomy for chromosome 1 or chromosome 2, with homoallelism for mutations in RPE65 or MERTK, respectively. Am J Hum Genet. 2002;70(1):224–9.

第 47 章

MYO7A

MYO7A 编码一种特殊的肌球蛋白,这种肌球蛋白作为 ATP 酶驱动的动力蛋白,沿着 RPE 内肌动蛋白微丝转运黑色素颗粒和吞噬小体,还转运光感受器内的视蛋白和其他光转化蛋白[1]。*MYO7A* 突变与 Usher 综合征 1B 型(USH1B)相关。

MYO7A 相关 Usher 综合征 1B 型为常染色体隐性遗传。Usher 综合征 1B 型以重度到极重度的非进展性神经性听力丧失(SNHL)、青春期前发病的 RP 以及前庭反射常消失为特征[2-4]。20 岁之前视力通常优于 20/60[2]。USH1B 患者首先出现中周部视野缺损,到疾病晚期逐渐只剩余中央岛状视野以及小部分颞侧周边视野。眼底检查显示动脉变细以及 RPE 萎缩伴骨细胞样色素沉着(图 47.1,图 47.2a 和图 47.3)[4-7]。眼底自发荧光可见黄斑部环状强自发荧光(图 47.4a)。OCT 显示视网膜外层结构缺损、中心凹回避,黄斑囊样水肿也较常见(图 47.2b 和图 47.4b)。全视野 ERG 示参数极度降低或记录不到。

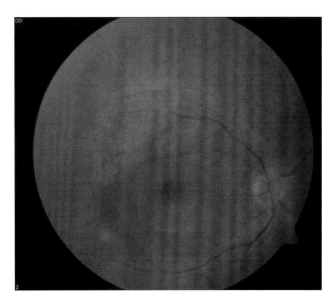

图 47.1 病例摘要:患有 Usher 综合征的 15 岁男性。右眼彩色眼底照相,显示沿血管弓和外侧分布的 RPE 萎缩伴黄斑回避。

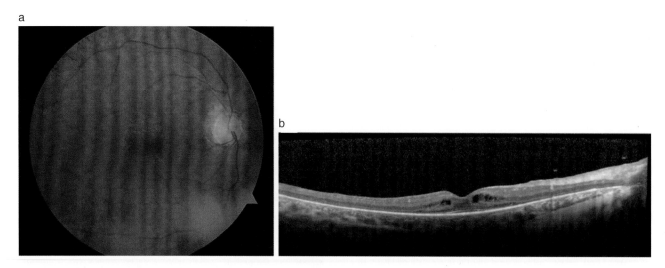

图 47.2　病例摘要：患有 Usher 综合征 1 型的 26 岁男性(CEI19845)。(a)右眼彩色眼底照相,显示血管弓旁 RPE 萎缩伴稀疏的骨细胞样色素沉着以及视盘周围萎缩。(b)SD-OCT 显示广泛的椭圆体带和外核层缺损(中心凹回避)伴视网膜内囊样改变(Images courtesy of Dr. Richard Weleber)。

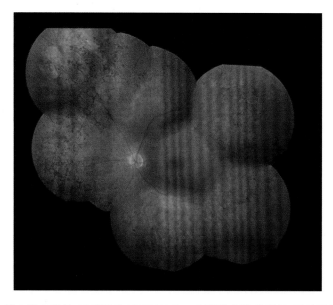

图 47.3　病例摘要：患有 Usher 综合征 1 型的 16 岁男性(CEI26125)。左眼彩色眼底照相,可见视网膜色素变性的典型表现,中周部 RPE 萎缩以及骨细胞样色素沉着。

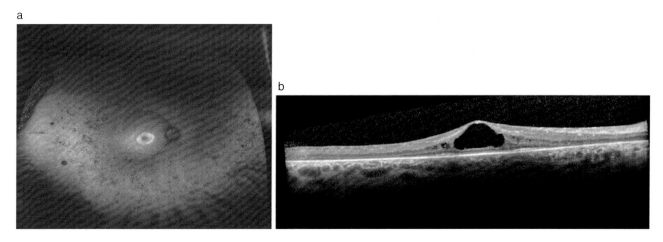

图 47.4 病例摘要：Usher 综合征 1 型的 17 岁患者（CEI24278）（Images courtesy of Dr. Richard Weleber.）。（a）广角眼底自发荧光，显示中心凹被强自发荧光环绕，中周部对应 RPE 萎缩和色素沉着的区域呈弱自发荧光。（b）SD-OCT 显示广泛的椭圆体带和外核层缺损（包括中心凹）伴中心凹视网膜内囊样改变。

（周庆儒 译 雷博 校）

参考文献

1. Lopes VS, Gibbs D, Libby RT, Aleman TS, Welch DL, Lillo C, et al. The Usher 1B protein, MYO7A, is required for normal localization and function of the visual retinoid cycle enzyme, RPE65. Hum Mol Genet. 2011;20(13):2560–70.
2. Jacobson SG, Cideciyan AV, Gibbs D, Sumaroka A, Roman AJ, Aleman TS, et al. Retinal disease course in Usher syndrome 1B due to MYO7A mutations. Invest Ophthalmol Vis Sci. 2011;52(11):7924–36.
3. Hildebrand MS, Thorne NP, Bromhead CJ, Kahrizi K, Webster JA, Fattahi Z, et al. Variable hearing impairment in a DFNB2 family with a novel MYO7A missense mutation. Clin Genet. 2010;77(6):563–71.
4. Yoshimura H, Iwasaki S, Kanda Y, Nakanishi H, Murata T, Iwasa Y, et al. An Usher syndrome type 1 patient diagnosed before the appearance of visual symptoms by MYO7A mutation analysis. Int J Pediatr Otorhinolaryngol. 2013;77(2):298–302.
5. Liu F, Li P, Liu Y, Li W, Wong F, Du R, et al. Novel compound heterozygous mutations in MYO7A in a Chinese family with Usher syndrome type 1. Mol Vis. 2013;19:695–701.
6. Rizel L, Safieh C, Shalev SA, Mezer E, Jabaly-Habib H, Ben-Neriah Z, et al. Novel mutations of MYO7A and USH1G in Israeli Arab families with Usher syndrome type 1. Mol Vis. 2011;17:3548–55.
7. Roux AF, Faugère V, Le Guédard S, Pallares-Ruiz N, Vielle A, Chambert S, et al. Survey of the frequency of USH1 gene mutations in a cohort of Usher patients shows the importance of cadherin 23 and protocadherin 15 genes and establishes a detection rate of above 90%. J Med Genet. 2006;43(9):763–8.

第48章

NMNAT1

烟酰胺单核苷酸腺苷转移酶(NMNAT)是一种参与催化烟酰胺单核苷酸(NMN)转化为烟酰胺腺嘌呤二核苷酸(NAD)的酶。它也作为分子伴侣参与对神经元的维持和保护,尤其是对轴突的保护[1]。NMNAT1基因产物对抗成熟的光感受器中神经活动引起的变性,其突变可引起严重的LCA[2]。c.769G>A(p.Glu257Lys)突变(等位基因频率≈0.001[3])最常见,并被认为在欧洲人群中首发[2,4,5]。

大约有不到5%的LCA由NMNAT1突变所致[5,6]。其遗传方式为常染色体隐性遗传。患者1岁内发病,黄斑变性急剧进展导致新生儿期严重的中央萎缩伴先天性黄斑缺损以及早期发病的视神经萎缩。患者出生时并没有假性黄斑缺损和视神经萎缩,这些表现可能是由于出生后光感受器以及神经节细胞暴露于光照后引起的急剧变性所致[2]。和其他型LCA的表现一样,患者也出现眼球震颤和严重的视力丧失[4]。NM-NAT1突变相关症状往往比其他LCA患者发病更早、进展更快。有些纯合子以及复合杂合突变的患者出现失明,还有些患者仅有光感或手动视力[5]。眼底检查显示黄斑萎缩伴黄斑缺损或假性黄斑缺损、血管变细、视网膜色素变性以及视盘苍白(图48.1)[4,5]。ERG通常检测不到[7]。

a

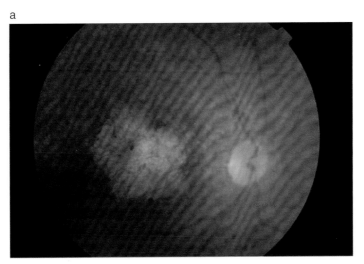

b

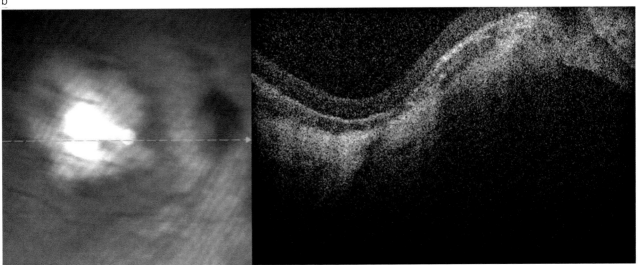

图 48.1　病例摘要：患有 LCA 的 9 岁女孩，在 2 个月时发病，视力仅存光感。（a）右眼彩色眼底照相，显示视盘苍白、血管变细、周边 RPE 萎缩、黄斑部视网膜/RPE/脉络膜明显萎缩。（b）SD–OCT 显示黄斑部广泛的视网膜外层缺损。

（周庆儒　译　雷博　校）

参考文献

1. Hartz PA. Nicotinamide nucleotide adenylyltransferase 1; NMNAT1. OMIM. 608700. 2012. Retrieved from http://www.omim.org/entry/608700?search=nmnat1&highlight=nmnat1.

2. Perrault I, Hanein S, Zanlonghi X, Serre V, Nicouleau M, Defoort-Delhemmes S, et al. Mutations in NMNAT1 cause Leber congenital amaurosis with early-onset severe macular and optic atrophy. Nat Genet. 2012;44(9):975–7.

3. Chiang PW, Wang J, Chen Y, Fu Q, Zhong J, Chen Y, et al. Exome sequencing identifies NMNAT1 mutations as a cause of Leber congenital amaurosis. Nat Genet. 2012;44(9):972–4.

4. Koenekoop RK, Wang H, Majewski J, Wang X, Lopez I, Ren H, et al. Mutations in NMNAT1 cause Leber congenital amaurosis and identify a new disease pathway for retinal degeneration. Nat Genet. 2012;44(9):1035–9.

5. Siemiatkowska AM, van den Born LI, van Genderen MM, Bertelsen M, Zobor D, Rohrschneider K, et al. Novel compound heterozygous NMNAT1 variants associated with Leber congenital amaurosis. Mol Vis. 2014;20:753–9.

6. Falk MJ, Zhang Q, Nakamaru-Ogiso E, Kannabiran C, Fonseca-Kelly Z, Chakarova C, et al. NMNAT1 mutations cause Leber congenital amaurosis. Nat Genet. 2012;44(9):1040–5.

7. Hedergott A, Volk AE, Herkenrath P, et al. Clinical and genetic findings in a family with NMNAT1-associated Leber congenital amaurosis: case report and review of literature. Graefes Arch Clin Exp Ophthalmol. 2015;253(12):2239–46.

第 49 章

NR2E3

NR2E3 编码·种参与视网膜光感受器分化的细胞核受体[1]。NR2E3 突变引起常染色体隐性遗传视锥细胞反应增强综合征 (ESCS)、Goldman-Favre 综合征 (GFS)、团簇状视网膜色素变性(CPRD)、隐性和显性遗传的视网膜色素变性[2,3]。

NR2E3 突变所引起的常染色体隐性遗传 ESCS 患者在 10 岁前表现为夜盲症及视力下降[2]。常有色觉障碍，表现为蓝光超敏。许多患者远视，部分有白内障，眼球震颤并不常见。眼底典型特征为血管弓旁或外侧视网膜色素上皮层出现钱币状色素沉着及视网膜色素上皮萎缩(图 49.1a~c 和图 49.2a,d)。然而，一些年轻患者的眼底可能正常，其他患者可能只表现为轻微的局限性色素沉着或黄白色小点而不是典型的钱币状色素沉着[4]。普遍可观察到中心凹劈裂(图 49.1e 和图 49.2c)。常见玻璃体细胞，部分患者可出现其他雾状和纱状玻璃体混浊[4]。OCT 可见中心凹劈裂、视网膜内囊腔、疾病早期视网膜增厚，随疾病进展可出现层状结构破坏(图 49.1e 和图 49.2c)[5]。眼底自发荧光可见血管弓外侧弱自发荧光，血管弓内侧斑片状强自发荧光及中心凹劈裂时中心凹轮辐状强自发荧光(图 49.1d)。特异性 ERG 检测不到视杆细胞反应，明适应状态和暗适应状态下，闪烁光反应波形相同、闪烁幅度降低、单次闪烁光反应潜伏期变长[6]。这些发现是由于视杆细胞光感受器前体分化异常导致 S 视锥细胞增多。这一现象也表现为对短波长蓝光刺激振幅增大。某些突变保留有残余的视杆细胞功能因而病症表现可能较轻[7,8]。GVF 可显示外周视野缩小、环状暗点或相对中央暗点(图 49.2b)。

NR2E3 突变也可导致与 ESCS 属于同一疾病谱的 GFS[9]。这种疾病特征同样是儿童时期出现夜盲症和视力下降。后囊下白内障(PSC)较为常见。眼底检查下普

遍可见进展性团状色素沉着、周边部或黄斑劈裂以及玻璃体液化或纤维变性(图 49.1 和图 49.2)。ERG 多表现为记录不到视锥、视杆细胞反应或反应极度减低，可见蓝色 S 视锥细胞功能增强[10]。

NR2E3 隐性遗传突变可能导致均属于 ESCS 临床疾病谱的 CPRD 和 RP。To 等人首次报道 CPRD，特征为夜盲症、周边视野逐渐缩小以及眼底进展性团簇状素沉着(尤其是中周部)[11,12]。这些患者普遍有远视，也可出现视网膜下白斑、黄斑裂孔、血管变细以及萎缩性瘢痕。

大多数由 NR2E3 突变所致隐性遗传 RP 的患者表现为视力下降、远视以及团状色素沉着(与 CPRD 相同)[13-15]。一些患者表现同 ESCS 患者，视杆细胞反应降低以及暗适应、明适应视锥细胞反应升高，而其他患者视锥和视杆细胞反应显著降低。即使是相同突变的患者，眼底特征也可不同[13]。眼底可表现为类似 ABCA4-相关性疾病的斑点、黄斑囊样水肿、黄斑劈裂、黄斑萎缩以及血管弓外侧钱币状色素沉着。

家系内与家系间由 NR2E3 突变所致疾病的表型变异很大[13]。Escher 等[16]报道了一个多位患有 ADRP 而其他家族成员患有 ESCS 的家系[16]。有报道称中心凹下新生血管和黄斑囊样病变与 NR2E3 突变相关。有研究报道 NRZE3 突变相关患者出现弥漫性视网膜下出血和纤维化；也有一个纯合子突变的近亲家系患者视力下降，伴有双侧视网膜下螺旋样纤维化，但无其他眼底特征[17,18]。另外，同样的纯合子突变(p. R311Q)导致不同患者出现 ESCS、GFS、CPRD 和隐性遗传 RP 表型，这进一步凸显了同一基因突变相关表型的异质性。

NR2E3 突变也会导致 ADRP[3,19]。患者在 10~20 岁出现夜盲症，偶有畏光。眼底检查可见骨细胞样、钱币

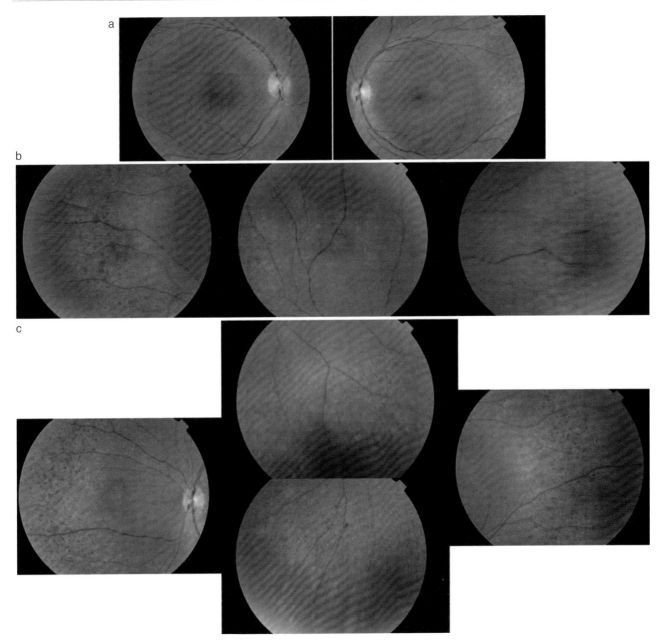

图 49.1　病例摘要：12 岁被诊断为 RP 的 34 岁女性，右眼闪光幻视 6~8 个月以及"下方视野出现暗点"1~2 个月；全身健康状况良好；家系中无类似症状的成员；视力为右眼 20/40，左眼 20/30。(a)右眼和左眼眼底照相，显示血管弓外侧 RPE 萎缩以及团簇状色素沉着。(b)右眼眼底中周部照相，显示中周部 RPE 萎缩以及团簇状色素沉着。(c)左眼眼底照相显示中周部 RPE 萎缩以及团簇状色素沉着。（待续）

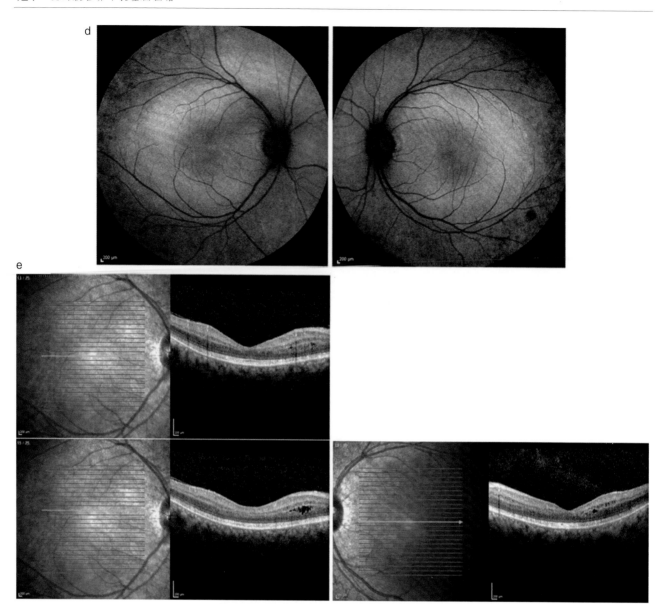

图 49.1(续)　(d)右眼和左眼 FAF,显示黄斑周围强自发荧光,血管弓外侧 RPE 萎缩以及团簇状色素沉着的区域表现为弱自发荧光。(e)右眼和左眼 SD-OCT,显示黄斑颞侧视网膜内层劈裂。

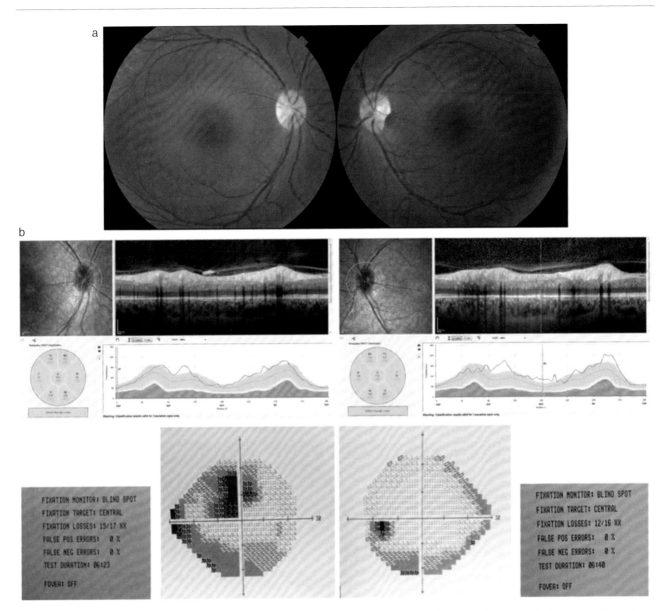

图 49.2 病例摘要：23 岁女性，双眼视力差（courtesy of Dr. Rosa Dolz-Marco, MD, PhD and Lawrence A. Yannuzzi, MD, Vitreous Retina Macula Consultants of New York）。(a)双眼眼底照相，显示右眼可见黄斑劈裂征。(b)视神经 SD-OCT，显示完整的视网膜神经纤维层厚度（双眼）。Humphrey 视野检查显示中央敏感度降低(右眼比左眼严重)。（待续）

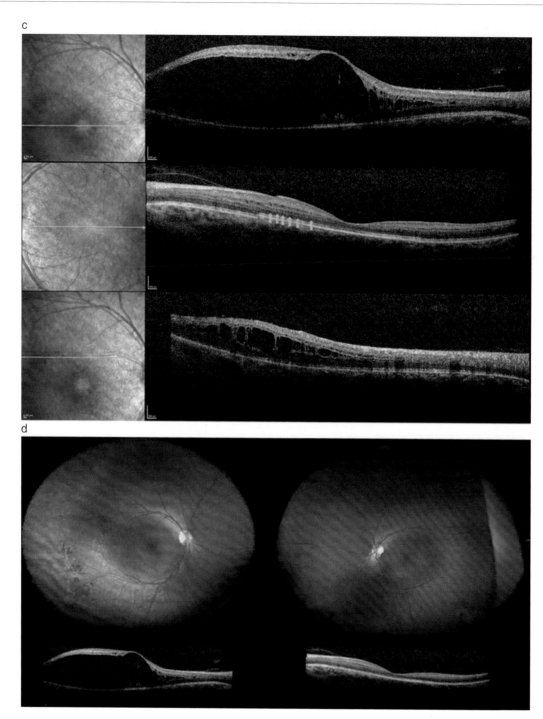

图 49.2(续) (c)双眼黄斑部 SD-OCT,显示右眼黄斑劈裂比左眼严重;箭头标记的是左眼囊性改变。(d)双眼广角眼底照相、SD-OCT 复合图,显示右眼团簇状色素沉着、黄斑劈裂比左眼严重。

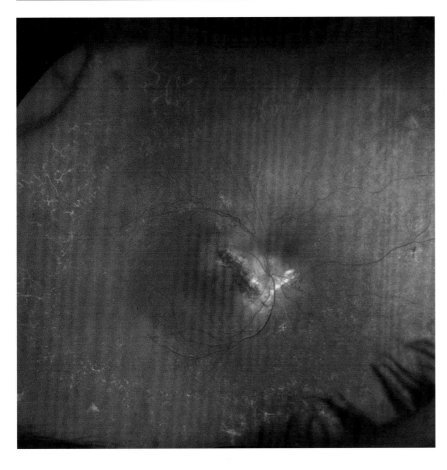

图 49.3　病例摘要:42 岁女性患者右眼眼底照相,显示视网膜下纤维化。

状复合型色素沉着、视盘苍白、血管变细以及外周部萎缩。ERG 通常表现为视杆-视锥型细胞变性,甚至记录不到波形,尤其是在老年患者。与常染色体隐性遗传 *NR2E3* 突变不同,常染色体显性遗传 *NR2E3* 相关 RP 患者尚无 S 视锥细胞功能增强的报道。眼底自发荧光多显示两个强荧光环,一个环位于黄斑处,随年龄增长而收缩;另一个环沿着血管弓分布,随时间而扩大[20]。Escher 等人[20]报道位于两个强荧光环边界内反映光感受器完整性的 IS-OS 线(椭圆体带)缺失[20]。也有眼底检查显示无色素沉着的患者,血管弓周围出现钱币状弱自发荧光区域。GVF 显示视野缩小,周边视野缺损伴中周部暗点。有研究发现瞳孔对视杆细胞特异性光刺激的反应,可能有助于监测疾病的进展情况[21]。

(周庆儒 译　雷博 校)

参考文献

1. Milam AH, Rose L, Cideciyan AV, Barakat MR, Tang WX, Gupta N, et al. The nuclear receptor NR2E3 plays a role in human retinal photoreceptor differentiation and degeneration. Proc Natl Acad Sci U S A. 2002;99(1):473–8.
2. Haider NB, Jacobson SG, Cideciyan AV, Swiderski R, Streb LM, Searby C, et al. Mutation of a nuclear receptor gene, NR2E3, causes enhanced S cone syndrome, a disorder of retinal cell fate. Nat Genet. 2000;24(2):127–31.
3. Coppieters F, Leroy BP, Beysen D, Hellemans J, De Bosscher K, Haegeman G, et al. Recurrent mutation in the first zinc finger of the orphan nuclear receptor NR2E3 causes autosomal dominant retinitis pigmentosa. Am J Hum Genet. 2007;81(1):147–57.
4. Audo I, Michaelides M, Robson AG, Hawlina M, Vaclavik V, Sandbach JM, et al. Phenotypic variation in enhanced S-cone syndrome. Invest Ophthalmol Vis Sci. 2008;49(5):2082–93.
5. Jacobson SG, Sumaroka A, Aleman TS, Cideciyan AV, Schwartz SB, Roman AJ, et al. Nuclear receptor NR2E3 gene mutations distort human retinal laminar architecture and cause an unusual degeneration. Hum Mol Genet. 2004;13(17):1893–902.
6. Vincent A, Robson AG, Holder GE. Pathognomonic (diagnostic) ERGs. A review and update. Retina. 2013;33(1):5–12.

7. Kinori M, Pras E, Kolker A, Ferman-Attar G, Moroz I, Moisseiev J, et al. Enhanced S-cone function with preserved rod function: a new clinical phenotype. Mol Vis. 2011;17:2241–7.

8. Kuniyoshi K, Hayashi T, Sakuramoto H, Nakao A, Sato T, Utsumi T, et al. Novel mutations in enhanced S-cone syndrome. Ophthalmology. 2013;120(2):431–431.e6.

9. Udar N, Small K, Chalukya M, Silva-Garcia R, Marmor M. Developmental or degenerative–NR2E3 gene mutations in two patients with enhanced S cone syndrome. Mol Vis. 2011;17:519–25.

10. Jacobson SG, Roman AJ, Roman MI, Gass JD, Parker JA. Relatively enhanced S cone function in the Goldmann-Favre syndrome. Am J Ophthalmol. 1991;111(4):446–53.

11. To KW, Adamian M, Jakobiec FA, Berson EL. Clinical and histopathologic findings in clumped pigmentary retinal degeneration. Arch Ophthalmol. 1996;114(8):950–5.

12. Sharon D, Sandberg MA, Caruso RC, Berson EL, Dryja TP. Shared mutations in NR2E3 in enhanced S-cone syndrome, Goldmann-Favre syndrome, and many cases of clumped pigmentary retinal degeneration. Arch Ophthalmol. 2003;121(9):1316–23.

13. Bandah D, Merin S, Ashhab M, Banin E, Sharon D. The spectrum of retinal diseases caused by NR2E3 mutations in Israeli and Palestinian patients. Arch Ophthalmol. 2009;127(3):297–302.

14. Bernal S, Solans T, Gamundi MJ, Hernan I, de Jorge L, Carballo M, et al. Analysis of the involvement of the NR2E3 gene in autosomal recessive retinal dystrophies. Clin Genet. 2008;73(4):360–6.

15. Kannabiran C, Singh H, Sahini N, Jalali S, Mohan G. Mutations in TULP1, NR2E3, and MFRP genes in Indian families with autosomal recessive retinitis pigmentosa. Mol Vis. 2012;18:1165–74.

16. Escher P, Gouras P, Roduit R, Tiab L, Bolay S, Delarive T, et al. Mutations in NR2E3 can cause dominant or recessive retinal degenerations in the same family. Hum Mutat. 2009;30(3):342–51.

17. Cassiman C, Spileers W, De Baere E, de Ravel T, Casteels I. Peculiar fundus abnormalities and pathognomonic electrophysiological findings in a 14-month-old boy with NR2E3 mutations. Ophthalmic Genet. 2013;34(1–2):105–8.

18. Khan AO, Aldahmesh MA, Al-Harthi E, Alkuraya FS. Helicoid subretinal fibrosis associated with a novel recessive NR2E3 mutation p.S44X. Arch Ophthalmol. 2010;128(3):344–8.

19. Yang Y, Zhang X, Chen LJ, Chiang SW, Tam PO, Lai TY, et al. Association of NR2E3 but not NRL mutations with retinitis pigmentosa in the Chinese population. Invest Ophthalmol Vis Sci. 2010;51(4):2229–35.

20. Escher P, Tran HV, Vaclavik V, Borruat FX, Schorderet DF, Munier FL. Double concentric autofluorescence ring in NR2E3-p.G56R-linked autosomal dominant retinitis pigmentosa. Invest Ophthalmol Vis Sci. 2012;53(8):4754–64.

21. Kawasaki A, Crippa SV, Kardon R, Leon L, Hamel C. Characterization of pupil responses to blue and red light stimuli in autosomal dominant retinitis pigmentosa due to NR2E3 mutation. Invest Ophthalmol Vis Sci. 2012;53(9):5562–9.

第 50 章

NRL

NRL 编码参与调节视杆细胞特定基因表达的神经视网膜亮氨酸拉链转录因子。该转录因子在视网膜发育时,对视杆细胞光感受器的分化不可或缺。*NRL*突变与视网膜色素变性以及团簇状视网膜色素变性(CPRD)相关[1-3]。

NRL 相关的 RP 大多为常染色体显性遗传, 而常染色体隐性遗传少见。患者在幼年至十几岁间以夜盲为首发症状,20~40 岁间出现周边视野显著缩小[1-3]。眼底检查显示典型的 RP 征象(图 50.1a 和图 50.2a)。在年轻和老年患者中,均可见视盘周围萎缩[1]。处于疾病早期的年轻患者的眼底自发荧光图像可见中心凹周围一环状增强自发荧光(图 50.1b,c 和图 50.2b)[1]。SD–OCT 可显示黄斑光感受器缺失的范围以及病程早期的中心凹回避(图 50.1d 和图 50.2c)。年轻患者记录不到全视野 ERG 暗适应反应,而明适应反应保留完好。老年患者 ERG 显示暗适应和明适应反应均消失[1-3]。

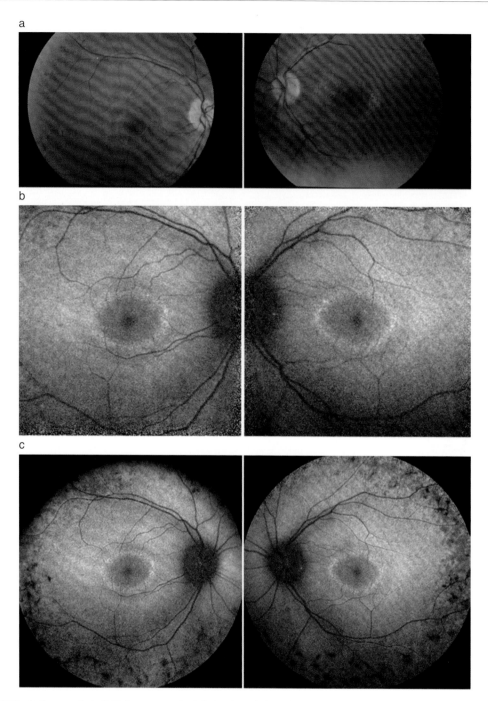

图 50.1 病例摘要:患有 *NRL* 突变的男孩。(a)12 岁时的左、右眼彩色眼底照相,显示黄斑基本无异常,血管弓外可见周边色素沉着(OD>OS)。(b)13 岁时的左、右眼黄斑部眼底自发荧光,显示黄斑部环状强自发荧光。(c)13 岁时的左、右眼广角眼底自发荧光,显示黄斑部环状强自发荧光,血管弓外萎缩和色素沉着区域为弱自发荧光。(待续)

d

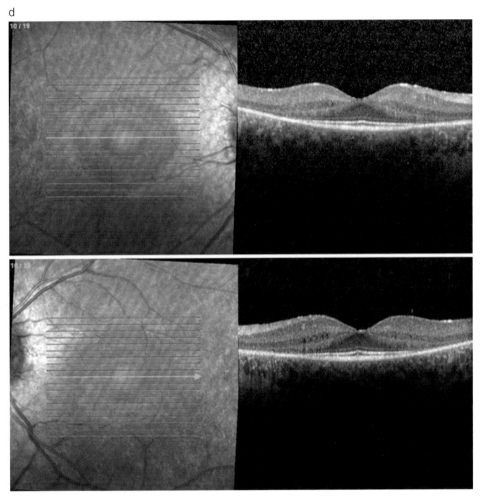

图 50.1（续） （d）左、右眼黄斑部 SD-OCT，显示中心凹旁外核层以及椭圆体带（EZ）缺损伴模糊的视网膜前膜。

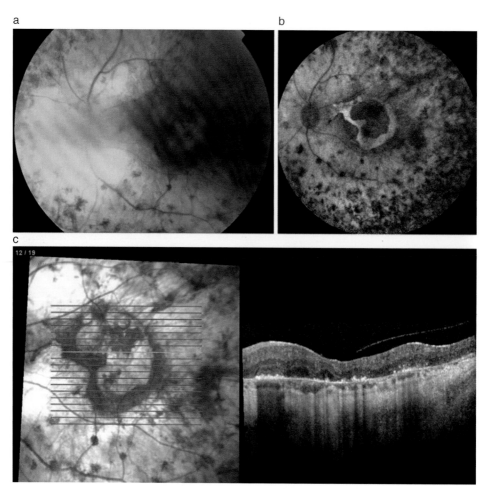

图 50.2　病例摘要：(a)63 岁时左眼彩色眼底照相(视神经上方屈光介质不清,怀疑是继发于白内障),显示广泛的黄斑萎缩伴色素沉着,外周脉络膜视网膜萎缩伴血管弓外稠密的色素沉着。中央萎缩周围似乎有中心凹旁视网膜色素上皮(RPE)残留区域。(b)70 岁时右眼眼底自发荧光,显示黄斑和外周部萎缩和色素沉着的区域为弱荧光。中心凹旁残余的 RPE 呈异常强荧光。(c)70 岁时 SD-OCT,显示黄斑处广泛的 EZ 缺损,以及对应图 b 黄斑处强自发荧光分散的残余 RPE 带(表现异常)。

（周庆儒 译　雷博 校）

参考文献

1. Bessant DA, Holder GE, Fitzke FW, Payne AM, Bhattacharya SS, Bird AC. Phenotype of retinitis pigmentosa associated with the Ser50Thr mutation in the NRL gene. Arch Ophthalmol. 2003;121(6):793–802.
2. Chen LJ, Lai TY, Tam PO, Chiang SW, Zhang X, Lam S, et al. Compound heterozygosity of two novel truncation mutations in RP1 causing autosomal recessive retinitis pigmentosa. Invest Ophthalmol Vis Sci. 2010;51(4):2236–42.
3. DeAngelis MM, Grimsby JL, Sandberg MA, Berson EL, Dryja TP. Novel mutations in the NRL gene and associated clinical findings in patients with dominant retinitis pigmentosa. Arch Ophthalmol. 2002;120(3):369–75.

第51章

NYX

45%的X染色体连锁隐性遗传先天性静止性夜盲症(CSNB)由编码夜盲症蛋白的*NYX*突变所致[1]。*NYX*突变所致男性CSNB患者多在10岁前出现视力下降(20/30~20/200),高达97.2%的患者有夜盲症、近视(一项研究表明平均屈光度为-9.19D,比*CACNA1F*患者近视严重)、色觉普遍正常、眼球震颤(40%)以及斜视(29.4%)[2,3]。眼底检查(图51.1a和图51.2a)、眼底自发荧光(图51.1a和图51.2a),以及OCT(图51.2c)通常正常,而近视患者可出现近视变性。全视野ERG显示暗适应闪光反应极度降低;ERG暗适应最大刺激反应显示特征性的负波形:b波与a波比值小于1;明适应a波呈矩形是由于第二个震荡电位缺失而呈矩形。这些改变是由于ON双极细胞通路出现传导障碍[2]。一项研究表明,高闪烁频率下明适应闪烁ERG振幅降低[4]。也有一项研究表明*NYX*突变患者视力下降、屈光不正,以及暗适应b/a波比值的表型变异比*CACNA1F*突变的患者更少[2,3]。女性*NYX*突变携带者常常无临床症状,眼底和电生理检查正常。

Zhang等[5]和Yip等[6]报道部分*NYX*突变的患者表现为高度近视而无CSNB特征。

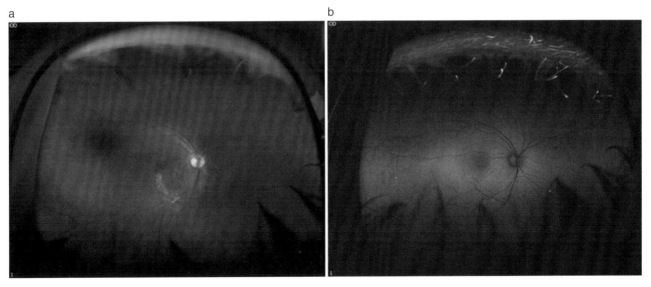

图51.1 病例摘要:患有*NYX*突变的6岁CSNB男孩。(a)右眼广角彩色眼底照相,显示右眼眼底基本无异常。(b)广角眼底自发荧光,显示自发荧光正常。

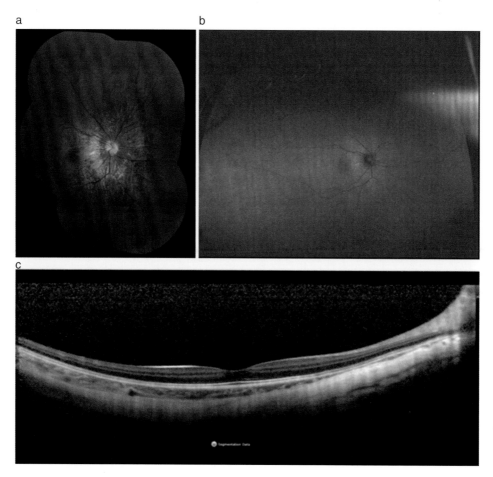

图 51.2　病例摘要：患有 *NYX* 突变的 11 岁完全型 CSNB 男孩（CEI28443）。**(a)** 右眼彩色眼底照相拼图，显示眼底基本无异常。**(b)** 广角眼底自发荧光，显示视神经周围斑片状弱自发荧光，其余正常。**(c)** SD-OCT 显示视网膜层次保存良好。

（周庆儒 译　雷博 校）

参考文献

1. Boycott KM, Sauvé Y, MacDonald IM. X-Linked stationary night blindness. 2008 [Updated 2012]. In: Pagon RA, Adam MP, Ardinger HH, et al., editors. GeneReviews® [Internet]. Seattle: University of Washington; 1993–2017. https://www.ncbi.nlm.nih.gov/books/NBK1245/. Accessed 25 Jan 2017.
2. Lodha N, Loucks CM, Beaulieu C, Parboosingh JS, Bech-Hansen NT. Congenital stationary night blindness: mutation update and clinical variability. Adv Exp Med Biol. 2012;723:371–9.
3. Bijveld MM, Florijn RJ, Bergen AA, van den Born LI, Kamermans M, Prick L, et al. Genotype and phenotype of 101 dutch patients with congenital stationary night blindness. Ophthalmology. 2013;120(10):2072–81.
4. McAnany JJ, Alexander KR, Kumar NM, Ying H, Anastasakis A, Fishman GA. Electroretinographic findings in a patient with congenital stationary night blindness due to a novel NYX mutation. Ophthalmic Genet. 2013;34(3):167–73.
5. Zhang Q, Xiao X, Li S, Jia X, Yang Z, Huang S, et al. Mutations in NYX of individuals with high myopia, but without night blindness. Mol Vis. 2007;13:330–6.
6. Yip SP, Li CC, Yiu WC, Hung WH, Lam WW, Lai MC, et al. A novel missense mutation in the NYX gene associated with high myopia. Ophthalmic Physiol Opt. 2013;33(3):346–53.

第52章

OAT

OAT 是编码一种与鸟氨酸转移酶功能相似的线粒体酶的细胞核基因。OAT 突变与常染色体隐性遗传回旋状脉络膜视网膜萎缩相关[1-5]。患者通常在 10~20 岁时，出现夜盲症和（或）周边视野缺损，还有一些患者可出现进展性近视或中心视力极差。也可出现早期白内障（通常为 10~20 岁）[2,3,6,7]。各个年龄组内视力从 20/40 到光感不等，且随年龄下降[1]。

回旋状脉络膜视网膜萎缩的患者一般血浆鸟氨酸水平高（通常为正常水平的 10~20 倍）[8,9]。检眼镜下可见中周部扇形的视网膜色素上皮以及环状的脉络膜视网膜萎缩区域（图 52.1a）。也可观察到视盘萎缩、黄斑改变以及微小动脉变细。30~40 岁时患者的黄斑和中心视力通常仍保留。FAF 图像显示对应萎缩的区域呈特征性的低自发荧光；这些区域周围可围绕着强自发荧光。一些患者中心凹旁仅仅出现强自发荧光环而其余正常，其他患者视网膜横截面结构正常，却在黄斑处呈斑点状强自发荧光[5,10]。SD-OCT 可显示内核层囊性腔隙以及神经节细胞层高反光沉着物（图 52.1b）[2,5]。与其他类型的视网膜营养不良类似，残留的椭圆体带（EZ）对应 FAF 图像中正常区域或强自发荧光区域[2]。正如预期那样，对应 FAF 弱自发荧光萎缩区域的视网膜外核层变薄甚至缺失[2,5]。年轻患者可见中心凹变厚，而老年患者可出现特征性的视网膜外核层管状现象，即管状低反射区被强反射边缘包围[2,3]。外周脉络膜视网膜变性区域有不同程度的视网膜萎缩或者至少有椭圆体带中断[2]。一些患者有黄斑囊样水肿[2,3]。全视野 ERG 结果多种多样，但通常显示视锥细胞和视杆细胞反应异常，有时为熄灭型[1,10]。

微视野检查可显示视网膜结构保留区和 FAF 正常区域的敏感性降低，而萎缩区域对强光刺激无反应[2]。回旋状萎缩的患者，可以用低精氨酸蛋白饮食治疗来减缓疾病的进展[10-13]。一小部分患者对 OAT 酶的辅助因子吡多醇（维生素 B₆）有反应。每日补充吡多醇的患者血浆鸟氨酸水平降低且疾病的进展变慢[14,15]。

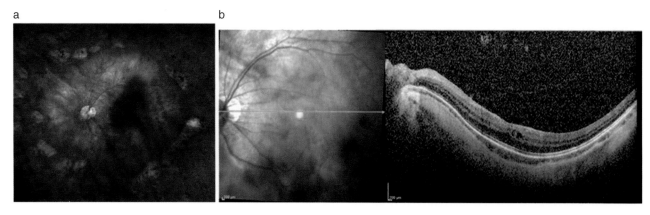

图 52.1 病例摘要：30 岁时因鸟氨酸水平升高被诊断为回旋状萎缩的女性患者 34 岁时的 OCT 表现。(a) 左眼广角彩色眼底照相，显示扇形脉络膜视网膜萎缩伴色素沉着以及视网膜血管变细。(b) 左眼 SD-OCT，显示视网膜内囊样改变以及黄斑外椭圆体带整体保留。

（周庆儒 译 雷博 校）

参考文献

1. Peltola KE, Nanto-Salonen K, Heinonen OJ, Jääskeläinen S, Heinänen K, Simell O, et al. Ophthalmologic heterogeneity in subjects with gyrate atrophy of choroid and retina harboring the L402P mutation of ornithine aminotransferase. Ophthalmology. 2001;108(4):721–9.

2. Sergouniotis PI, Davidson AE, Lenassi E, Devery SR, Moore AT, Webster AR. Retinal structure, function, and molecular pathologic features in gyrate atrophy. Ophthalmology. 2012;119(3):596–605.

3. Oliveira TL, Andrade RE, Muccioli C, Sallum J, Belfort R Jr. Cystoid macular edema in gyrate atrophy of the choroid and retina: a fluorescein angiography and optical coherence tomography evaluation. Am J Ophthalmol. 2005;140(1):147–9.

4. Doimo M, Desbats MA, Baldoin MC, Lenzini E, Basso G, Murphy E, et al. Functional analysis of missense mutations of OAT, causing gyrate atrophy of choroid and retina. Hum Mutat. 2013;34(1):229–36.

5. Renner AB, Walter A, Fiebig BS, Jagle H. Gyrate atrophy: clinical and genetic findings in a female without arginine-restricted diet during her first 39 years of life and report of a new OAT gene mutation. Doc Ophthalmol. 2012;125(1):81–9.

6. Buyuktortop N, Alp MN, Sivri S, Coskun T, Kural G. Gyrate atrophy of the choroid and retina: a case report. Turk J Pediatr. 2011;53(1):94–6.

7. Bangal S, Bhandari A, Dhaytadak P, Gogri P. Gyrate atrophy of choroid and retina with myopia, cataract and systemic proximal myopathy: a rare case report from rural India. Australas Med J. 2012;5(12):639–42.

8. Khan MY, Ibraheim AS, Firoozmand S. Gyrate atrophy of the choroid and retina with hyperornithinaemia, cystinuria and lysinuria. Eye. 1994;8(Pt 3):284–7.

9. Simell O, Takki K. Raised plasma-ornithine and gyrate atrophy of the choroid and retina. Lancet. 1973;1(7811):1031–3.

10. Katagiri S, Gekka T, Hayashi T, et al. OAT mutations and clinical features in two Japanese brothers with gyrate atrophy of the choroid and retina. Doc Ophthalmol. 2014;128(2):137–48.

11. Wang T, Steel G, Milam AH, Valle D. Correction of ornithine accumulation prevents retinal degeneration in a mouse model of gyrate atrophy of the choroid and retina. Proc Natl Acad Sci U S A. 2000;97(3):1224–9.

12. Kim SJ, Lim DH, Kim JH, Kang SW. Gyrate atrophy of the choroid and retina diagnosed by ornithine-delta-aminotransferase gene analysis: a case report. Korean J Ophthalmol. 2013;27(5):388–91.

13. Kaiser-Kupfer MI, Caruso RC, Valle D. Gyrate atrophy of the choroid and retina: further experience with long-term reduction of ornithine levels in children. Arch Ophthalmol. 2002;120(2):146–53.

14. Mashima YG, Weleber RG, Kennaway NG, Inana G. Genotype-phenotype correlation of a pyridoxine-responsive form of gyrate atrophy. Ophthalmic Genet. 1999;20(4):219–24.

15. Ohkubo Y, Ueta A, Ito T, Sumi S, Yamada M, Ozawa K, et al. Vitamin B6-responsive ornithine aminotransferase deficiency with a novel mutation G237D. Tohoku J Exp Med. 2005;205(4):335–42.

第53章

OPN1LW 与 OPN1MW

OPN1LW 与 *OPN1MW* 均位于 X 染色体,分别编码长波长(红)和中波长(绿)视锥细胞视蛋白。这些基因的突变会引起一系列 X 染色体连锁隐性遗传的症状,包括红绿色盲、蓝色单色视(BCM)、视锥/视锥-视杆细胞营养不良以及高度近视。

BCM 是由 *OPN1LW* 与 *OPN1MW* 均突变(有时因不等交换产生单突变杂合基因)或位于这些基因上游的基因座控制区突变所致[1-5]。患者 10 岁前的典型表现为畏光、钟摆型眼球震颤、视力下降(典型为 20/60~20/400)[3,6,7]。患者可出现中心暗点和旁中心注视。也会出现典型的重度色觉异常,不同类型的检查显示红、绿视轴分辨力极低而仍保持蓝色视轴分辨力〔即 Mollon-Rifflen(RF)Minimal 和 Hardy-Rand-Rittler(HRR)假同色板〕[3]。BCM 患者普遍有近视[3,8]。年轻患者眼底多无显著变化或呈轻微黄斑视网膜色素上皮改变,而老年患者 FAF 图像更易观察到黄斑萎缩(图 53.1 和图 53.2a)[3,9,10]。SD-OCT 可显示中心凹变薄以及中心凹旁出现不同的椭圆体带中断(图 53.2b)[10-12]。交叉突变的患者可表现为比错义突变的患者更宽大的椭圆体带缺失[12]。自适应光学进一步评估中心凹椭圆体带中断区域视锥细胞光感受器缺失的程度[10,12]。ERG 通常显示视杆细胞反应正常而明适应视锥系统参数极度降低。单色刺激 ERG 检查可显示红光,绿光反应缺失,蓝光反应正常[11]。

据报道一些基因突变导致 X 连锁视锥细胞/视锥-视杆细胞营养不良[2,5,13-16]。这些患者往往也在 10 岁前出现视力极度降低;多有近视(非高度近视)但较少见眼球震颤[13]。一项研究报道患者可能在 10~30 岁发病,并比 BCM 患者保持更好的视力[2]。患者大多表现为与 BCM 患者相同的正常蓝色视觉分辨力正常,但红、绿视觉分辨力异常[13]。眼底表现由幼年患者轻微的 RPE 色素改变到老年患者黄斑萎缩不等。年轻患者 FAF 可表现为正常或黄斑旁出现一个强自发荧光环;萎缩区域呈弱自发荧光[13]。ERG 通常明适应反应异常而暗适应反应正常[2,5,13]。一些患者可表现为视锥-视杆细胞营养不良表型伴进行性明适应、暗适应 ERG 反应下降[2]。

一些患者表现为 X 染色体连锁隐性遗传性近视伴视锥细胞功能障碍[14],具体表现为中到高度近视、视力下降以及红色色盲。除了一些患者出现近视性改变,大部分患者眼底检查通常正常。全视野 ERG 视锥细胞功能异常并不随时间而恶化[14]。

女性携带者往往无临床症状,但一些患者 ERG 可表现为视锥细胞功能障碍[13]。有报道 X 染色体失活可以导致女性携带者发病[11]。

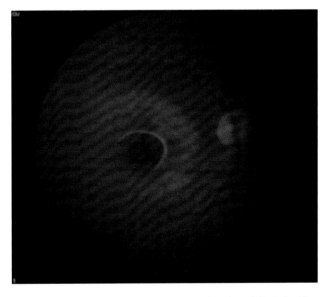

图 53.1 病例摘要:患有 BCM 的 3 岁男孩。右眼彩色眼底照相,显示眼底正常。

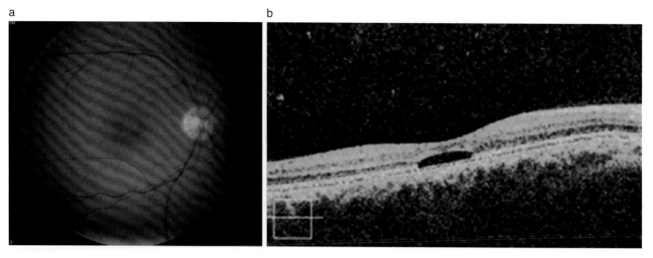

图 53.2 病例摘要：患有 BCM 的 49 岁男性。(a)右眼彩色眼底照相，显示中心凹反射消失以及中心凹萎缩。(b)SD-OCT 显示中心凹椭圆体带缺失，形成空腔。

（周庆儒 译　雷博 校）

参考文献

1. Kazmi MA, Sakmar TP, Ostrer H. Mutation of a conserved cysteine in the X-linked cone opsins causes color vision deficiencies by disrupting protein folding and stability. Invest Ophthalmol Vis Sci. 1997;38(6):1074–81.
2. Carroll J, Rossi EA, Porter J, Neitz J, Roorda A, Williams DR, et al. Deletion of the X-linked opsin gene array locus control region (LCR) results in disruption of the cone mosaic. Vis Res. 2010;50(19):1989–99.
3. Michaelides M, Johnson S, Simunovic MP, Bradshaw K, Holder G, Mollon JD, et al. Blue cone monochromatism: a phenotype and genotype assessment with evidence of progressive loss of cone function in older individuals. Eye. 2005;19(1):2–10.
4. Wang Y, Macke JP, Merbs SL, Zack DJ, Klaunberg B, Bennett J, et al. A locus control region adjacent to the human red and green visual pigment genes. Neuron. 1992;9(3):429–40.
5. Mizrahi-Meissonnier L, Merin S, Banin E, Sharon D. Variable retinal phenotypes caused by mutations in the X-linked photopigment gene array. Invest Ophthalmol Vis Sci. 2010;51(8):3884–92.
6. Ladekjaer-Mikkelsen AS, Rosenberg T, Jorgensen AL. A new mechanism in blue cone monochromatism. Hum Genet. 1996;98(4):403–8.
7. Kellner U, Wissinger B, Tippmann S, Kohl S, Kraus H, Foerster MH. Blue cone monochromatism: clinical findings in patients with mutations in the red/green opsin gene cluster. Graefes Arch Clin Exp Ophthalmol. 2004;242(9):729–35.
8. Weiss AH, Biersdorf WR. Blue cone monochromatism. J Pediatr Ophthalmol Strabismus. 1989;26(5):218–23

9. Ayyagari R, Kakuk LE, Coats CL, Bingham EL, Toda Y, Felius J, et al. Bilateral macular atrophy in blue cone monochromacy (BCM) with loss of the locus control region (LCR) and part of the red pigment gene. Mol Vis. 1999;5:13.
10. Cideciyan AV, Hufnagel RB, Carroll J, Sumaroka A, Luo X, Schwartz SB, et al. Human cone visual pigment deletions spare sufficient photoreceptors to warrant gene therapy. Hum Gene Ther. 2013;24(12):993–1006.
11. Frederiksen AL, Duno M, Welinder LG. Blue cone monochromatism in a female due to skewed X-inactivation. Ophthalmic Genet. 2013;34(1–2):101–4.
12. Carroll J, Dubra A, Gardner JC, Mizrahi-Meissonnier L, Cooper RF, Dubis AM, et al. The effect of cone opsin mutations on retinal structure and the integrity of the photoreceptor mosaic. Invest Ophthalmol Vis Sci. 2012;53(13):8006–15.
13. Gardner JC, Webb TR, Kanuga N, Robson AG, Holder GE, Stockman A, et al. X-linked cone dystrophy caused by mutation of the red and green cone opsins. Am J Hum Genet. 2010;87(1):26–39.
14. Michaelides M, Johnson S, Bradshaw K, Holder GE, Simunovic MP, Mollon JD, et al. X-linked cone dysfunction syndrome with myopia and protanopia. Ophthalmology. 2005;112(8):1448–54.
15. Kellner U, Sadowski B, Zrenner E, Foerster MH. Selective cone dystrophy with protan genotype. Invest Ophthalmol Vis Sci. 1995;36(12):2381–7.
16. Reichel E, Bruce AM, Sandberg MA, Berson EL. An electroretinographic and molecular genetic study of X-linked cone degeneration. Am J Ophthalmol. 1989;108(5):540–7.

第 54 章

PDE6A

PDE6A 编码视杆细胞中的 cGMP 磷酸二酯酶的 α-亚基,其在光转导过程中传递视觉信号。*PDE6A* 的突变可导致 2%~5%的常染色体隐性遗传性视网膜色素变性(视杆-视锥细胞营养不良)[1-5]。由 cGMP 磷酸二酯酶活性降低引起的细胞内钙离子浓度增加和细胞凋亡,被认为是视杆细胞丢失的可能机制[6]。

患者通常在儿童早期出现夜盲症和周边视野丧失。视力通常一直维持到疾病的后期。眼底检查显示典型的 RP 特征,包括视盘苍白、视网膜血管变细和可广泛存在于中周部视网膜的骨细胞样色素沉着(图 54.1a)[4]。全视野 ERG 显示视杆-视锥细胞变性;暗适应反应通常为熄灭型。Tsang 等人[4]报道,部分患者可见玻璃体黄斑牵引,在 OCT 中可以很好地表现出来(图 54.1c);眼底自发荧光可显示黄斑区强荧光环(图 54.1b),环中微视野计阈值升高。也有双眼黄斑囊样水肿的报道[4]。

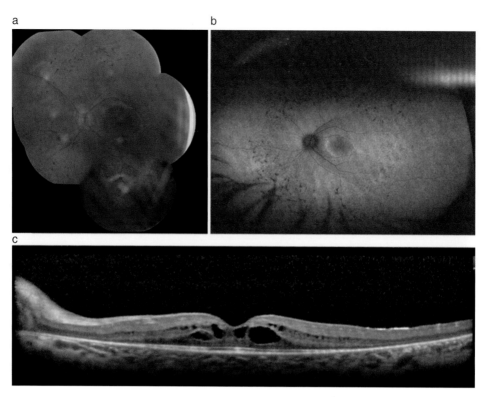

图 54.1　病例摘要：患有 *PDE6A* 突变原发性视网膜色素变性（单纯性）的 15 岁女性（CEI26433）。(a)左眼彩色眼底照片拼图，显示中周部视网膜骨细胞样色素沉着和 RPE 萎缩。(b)左眼广角眼底自发荧光，显示与骨细胞样色素沉着相对应的弱自发荧光，伴有病灶周围的强荧光。黄斑区可见强自发荧光环。(c)左眼频域 OCT，显示中心凹以外椭圆体带和外核层消失，中心凹囊样改变以及颞侧模糊的视网膜前膜。

（付乐铭 译　雷博 校）

参考文献

1. Huang SH, Pittler SJ, Huang X, Oliveira L, Berson EL, Dryja TP. Autosomal recessive retinitis pigmentosa caused by mutations in the alpha subunit of rod cGMP phosphodiesterase. Nat Genet. 1995;11(4):468–71.
2. Corton M, Blanco MJ, Torres M, Sanchez-Salorio M, Carracedo A, Brion M. Identification of a novel mutation in the human PDE6A gene in autosomal recessive retinitis pigmentosa: homology with the nmf28/nmf28 mice model. Clin Genet. 2010;78(5):495–8.
3. Dryja TP, Rucinski DE, Chen SH, Berson EL. Frequency of mutations in the gene encoding the alpha subunit of rod cGMP-phosphodiesterase in autosomal recessive retinitis pigmentosa. Invest Ophthalmol Vis Sci. 1999;40(8):1859–65.
4. Tsang SH, Tsui I, Chou CL, Zernant J, Haamer E, Iranmanesh R, et al. A novel mutation and phenotypes in phosphodiesterase 6 deficiency. Am J Ophthalmol. 2008;146(5):780–8.
5. Riazuddin SA, Zulfiqar F, Zhang Q, Yao W, Li S, Jiao X, et al. Mutations in the gene encoding the alpha-subunit of rod phosphodiesterase in consanguineous Pakistani families. Mol Vis. 2006;12:1283–91.
6. Ferrari S, Di Iorio E, Barbaro V, Ponzin D, Sorrentino FS, Parmeggiani F. Retinitis pigmentosa: genes and disease mechanisms. Curr Genomics. 2011;12(4):238–49.

第 *55* 章

PDE6B

PDE6B 编码视杆细胞中 cGMP 磷酸二酯酶的 β–亚基,其在光转导过程中起关键作用。*PDE6B* 突变引起 2%~5% 的常染色体隐性遗传性视网膜色素变性(视杆–视锥细胞营养不良)[1],很少引起常染色体显性遗传性先天性静止性夜盲(CSNB)[2]。

PDE6B 隐性突变患者从儿童早期开始出现视网膜病变和周边视野丧失[1,3,4]。中心视力通常保持(优于 20/40)到疾病的后期。眼底呈典型视网膜色素变性的表现,包括视盘苍白、视网膜血管变细和中周部视网膜骨细胞样色素沉着,当病情进一步发展时,会出现周边视网膜萎缩,最终可能累及黄斑(图 55.1);部分患者可能出现黄斑囊样水肿。全视野 ERG 显示视杆–视锥细胞变性;暗适应反应通常不可记录[4]。暗适应阈值升高,GVF 检查显示视野从中周部区域开始缩小,随后延伸到周边并最终发展为管状视野。频域 OCT 可见外层视网膜萎缩、椭圆体带消失、模糊的视网膜前膜和视网膜内层囊样改变(图 55.2a,b)。眼底自发荧光显示对应视网膜色素上皮萎缩区域的弱自发荧光;一些患者可能在中心凹周围出现强自发荧光环(图 55.2c,d)[4]。微视野计检查显示弱自发荧光区域敏感性降低[4]。

PDE6B 的某些突变可导致显性 CSNB[2,5]。这些患者通常有静止性夜盲,但中心视力和色觉保持良好。

眼底一般正常,暗适应阈值升高,暗适应 ERG a 波和 b 波下降或消失,明适应反应正常。在与 *PDE6B* 突变相关的显性 CSNB 患者中,暗适应最大刺激条件下,ERG 出现 b 波与 a 波振幅比值小于 1 的负波形[5]。

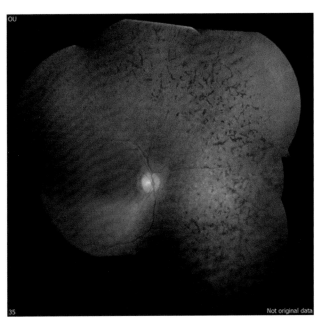

图 55.1 病例摘要:患有视杆–视锥细胞营养不良的 28 岁女性。右眼彩色眼底照片,显示中周部骨细胞样色素沉着和周边视网膜萎缩。

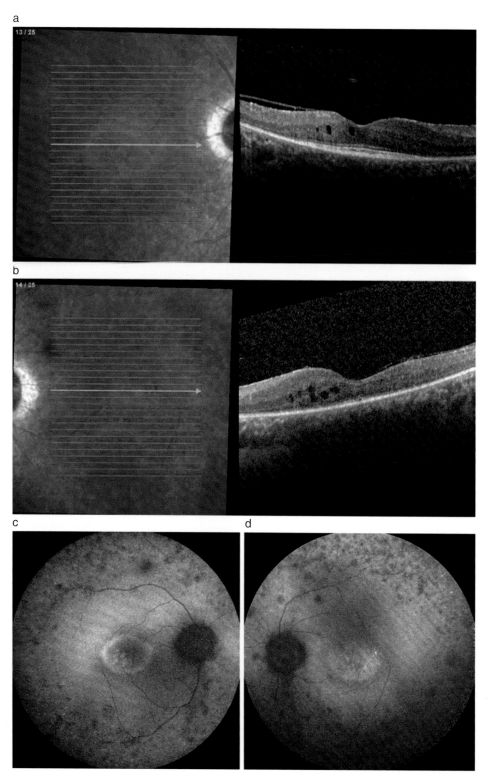

图 55.2 病例摘要：患有黄斑囊样水肿的 33 岁女性。(a)右眼频域 OCT，显示视网膜外层萎缩，中心凹外椭圆体带(EZ)消失，模糊的视网膜前膜以及内层视网膜囊样改变。(b)左眼频域 OCT，显示中心凹椭圆体带消失，少量的视网膜前膜和内层视网膜囊样改变。(c)眼底自发荧光显示右眼中心凹周围强自发荧光环和血管弓外散在弱自发荧光。(d)眼底自发荧光显示左眼黄斑强自发荧光和血管弓外散在弱自发荧光。

（付乐铭 译　雷博 校）

参考文献

1. McLaughlin ME, Sandberg MA, Berson EL, Dryja TP. Recessive mutations in the gene encoding the beta-subunit of rod phosphodiesterase in patients with retinitis pigmentosa. Nat Genet. 1993;4(2):130–4.
2. Gal A, Orth U, Baehr W, Schwinger E, Rosenberg T. Heterozygous missense mutation in the rod cGMP phosphodiesterase beta-subunit gene in autosomal dominant stationary night blindness. Nat Genet. 1994;7(4):551.
3. Ali S, Riazuddin SA, Shahzadi A, Nasir IA, Khan SN, Husnain T, et al. Mutations in the beta-subunit of rod phosphodiesterase identified in consanguineous Pakistani families with autosomal recessive retinitis pigmentosa. Mol Vis. 2011;17:1373–80.
4. Tsang SH, Tsui I, Chou CL, Zernant J, Haamer E, Iranmanesh R, et al. A novel mutation and phenotypes in phosphodiesterase 6 deficiency. Am J Ophthalmol. 2008;146(5):780–8.
5. Tsang SH, Woodruff ML, Jun L, Mahajan V, Yamashita CK, Pedersen R, et al. Transgenic mice carrying the H258N mutation in the gene encoding the beta-subunit of phosphodiesterase-6 (PDE6B) provide a model for human congenital stationary night blindness. Hum Mutat. 2007;28(3):243–54.

第 56 章

PDE6C

PDE6C 编码视锥细胞 cGMP 特异性 3',5'-坏磷酸二酯酶的 α-亚基(cGMP 磷酸二酯酶 6C),这是一种在视锥细胞光感受器中表达的酶。PDE6C 常染色体隐性突变引起从全色盲到视锥细胞营养不良的视锥细胞特异性疾病[1,2]。

患者在 10 岁前可能出现视力不佳、畏光、色觉异常和眼球震颤;大多数会有近视。眼底检查可能无明显异常或仅有轻度黄斑色素改变伴黄斑中心凹反光消失,而周边视网膜正常;一些患者可能出现黄斑区视网膜缩(图 56.1a)[1,2]。ERG 显示视杆系统功能正常,但视锥系统功能异常,然而一些患者曾被报道可表现出视杆系统反应降低[1-4]。虽然许多患者视锥系统功能随着年龄恶化,直到反应消失,但是一些患者可能在 10 岁以前,视锥系统 ERG 已为熄灭型。GVF 检查和微视野检查可见中心暗点[1,3]。眼底自发荧光可见中心凹异常自发荧光,可为强自发荧光到伴有中心凹萎缩时的弱自发荧光(图 56.1b)。频域 OCT 通常显示中心凹光感受器层缺失,在中央凹处出现空腔(或空的光学腔隙)伴椭圆体带消失(图 56.1c)[2,3,5]。虽然 PDE6C 突变可导致从进行性视锥细胞营养不良到全色盲的一系列疾病,但最终的表型可能是由遗传性疾病的突变类型和性质以及酶活性受影响的程度来决定[5]。

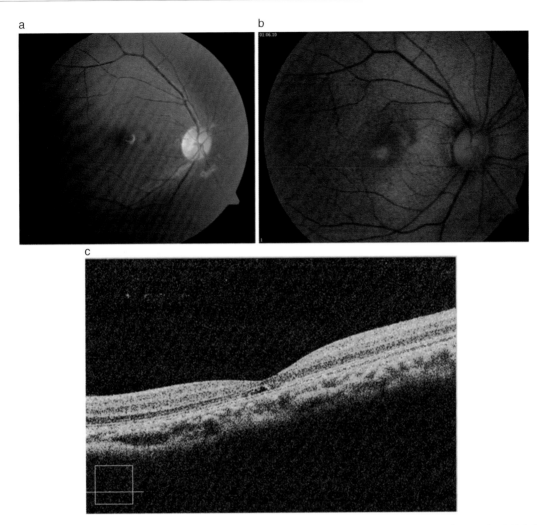

图 56.1 病例摘要:患有全色盲的 10 岁女孩。(a)右眼的彩色眼底照片,显示 10 岁时中心凹反光异常。(b)右眼眼底自发荧光,显示 12 岁时中心凹及其周围的异常强自发荧光区域。(c)SD-OCT 显示 10 岁时中心凹外层视网膜萎缩、椭圆体带消失和中心凹处变宽并形成空腔。

(付乐铭 译　雷博 校)

参考文献

1. Chang B, Grau T, Dangel S, Hurd R, Jurklies B, Sener EC, et al. A homologous genetic basis of the murine cpfl1 mutant and human achromatopsia linked to mutations in the PDE6C gene. Proc Natl Acad Sci U S A. 2009;106(46):19581–6.

2. Thiadens AA, den Hollander AI, Roosing S, Nabuurs SB, Zekveld-Vroon RC, Collin RW, et al. Homozygosity mapping reveals PDE6C mutations in patients with early-onset cone photoreceptor disorders. Am J Hum Genet. 2009;85(2):240–7.

3. Sundaram V, Wilde C, Aboshiha J, Cowing J, Han C, Langlo CS, et al. Retinal structure and function in achromatopsia: implications for gene therapy. Ophthalmology. 2014;121(1):234–45.

4. Huang L, Zhang Q, Li S, Guan L, Xiao X, Zhang J, et al. Exome sequencing of 47 chinese families with cone-rod dystrophy: mutations in 25 known causative genes. PLoS One. 2013;8(6):e65546.

5. Grau T, Artemyev NO, Rosenberg T, Dollfus H, Haugen OH, Cumhur Sener E, et al. Decreased catalytic activity and altered activation properties of PDE6C mutants associated with autosomal recessive achromatopsia. Hum Mol Genet. 2011;20(4):719–30.

第 57 章

PDE6G

    PDE6C 编码视杆细胞中 cGMP 磷酸二酯酶的 γ-亚基,其在光转导过程中起关键作用。*PDE6G* 突变是导致常染色体隐性 RP 和常染色体显性先天性静止性夜盲的罕见原因[1,2]。由于该基因突变罕见,所以关于其表型的信息有限。与其他类型的 RP 相比,ERG 表现出较早的光感受器功能障碍;然而,最佳矫正视力相对较好(在 10~16 岁时高达 20/40)。患者具有典型的 RP 特征,包括夜盲症、周边视力下降和残存的中心视力。眼底检查结果显示,从中周部开始并扩散到周边的 RPE 萎缩和骨细胞样色素沉着、视网膜血管变细、视盘苍白。某些患者也可能出现黄斑萎缩和黄斑囊样水肿。全视野 ERG 通常在早期(最早 4 岁)不可记录。10~16 岁时,视野检查通常出现残存的中央视岛(<5°~10°)[1]。

(付乐铭 译 雷博 校)

参考文献

1. Dvir L, Srour G, Abu-Ras R, Miller B, Shalev SA, Ben-Yosef T. Autosomal-recessive early-onset retinitis pigmentosa caused by a mutation in PDE6G, the gene encoding the gamma subunit of rod cGMP phosphodiesterase. Am J Hum Genet. 2010;87(2):258–64.
2. Muradov KG, Granovsky AE, Artemyev NO. Mutation in rod PDE6 linked to congenital stationary night blindness impairs the enzyme inhibition by its gamma-subunit. Biochemistry. 2003;42(11):3305–10.

第58章

PHYH

PHYH(也称 *PAHX*)编码过氧化物酶蛋白植烷酰辅酶 A 羟化酶,其参与植烷酸的过氧化物酶 α-氧化过程。*PHYH* 突变引起成人 Refsum 病,这是由于植烷酸在血清和组织中的累积,导致常染色体隐性过氧化物酶病。该疾病具有许多特征,包括 RP 以及多发性周围神经病变、嗅觉缺失症、听力丧失、心肌病、小脑性共济失调和脑脊液中蛋白质水平升高[1,2]。目前尚不清楚植烷酸水平升高是如何导致疾病的。

所有成人 Refsum 病的病例都表现出 RP,大多数患者在其他系统性问题出现之前,很早就出现眼部症状[3]。从儿童早期到 20 岁,通常会出现夜盲症和视野缩小[2,4,5]。虽然视力在疾病早期可能正常,但年龄较大的患者视力会严重受损(视力手动)[2]。与其他类型的视杆-视锥细胞营养不良一样,视野向心性变窄也很常见。在夜盲症起病数10年内,出现进行性视野缩窄和视力下降[2,4]。一些患者可能表现出较早的黄斑萎缩,导致年轻时视力丧失[6]。患者可出现视杆-视锥型变性的改变,ERG 通常明显降低,或视杆和视锥系统反应为熄灭型[1]。已证实在饮食中限制植烷酸的摄入(低于 10mg/d)可成功改善鱼鳞病和神经系统的症状,如共济失调和周围神经病变,但尚不清楚这是否会影响视网膜疾病的进展[4-7]。

(付乐铭 译　雷博 校)

参考文献

1. Fertl E, Foldy D, Vass K, Auff E, Vass C, Molzer B, et al. Refsum's disease in an Arabian family. J Neurol Neurosurg Psychiatry. 2001;70(4):564–5.
2. Wanders RJA, Waterham HR, Leroy BP. Refsum Disease. In: Pagon RA, Adam MP, Ardinger HH, Wallace SE, Amemiya A, Bean LJH, et al., editors. GeneReviews(R). Seattle: University of Washington; 2006. (Updated 2015).
3. Claridge KG, Gibberd FB, Sidey MC. Refsum disease: the presentation and ophthalmic aspects of Refsum disease in a series of 23 patients. Eye (Lond). 1992;6(Pt 4):371–5.
4. Horn MA, van den Brink DM, Wanders RJ, Duran M, Poll-The BT, Tallaksen CM, et al. Phenotype of adult Refsum disease due to a defect in peroxin 7. Neurology. 2007;68(9):698–700.
5. Kohlschutter A, Santer R, Lukacs Z, Altenburg C, Kemper MJ, Rüther K. A child with night blindness: preventing serious symptoms of Refsum disease. J Child Neurol. 2012;27(5):654–6.
6. Traboulsi EI. Genetic diseases of the eye. 2nd ed. Oxford: Oxford University Press; 2012.
7. Klockgether T. Handbook of ataxia disorders. New York: Marcel Dekker; 2000.

第 59 章

PRCD

PRCD 编码进行性视杆-视锥细胞变性蛋白,其功能尚不明确,但已知其为光感受器中表达的膜蛋白[1]。*PRCD* 常染色体隐性突变引起 RP(视杆-视锥细胞营养不良)[2,3]。在以色列的穆斯林阿拉伯人群中已发现首例 *PRCD*[3]。症状包括 10 岁之前出现的夜盲症和视力下降,大多数患者在 20 岁前视力会变得非常差。近视和后囊下白内障很常见[3,4]。眼底检查结果包括典型的 RP 特征,如骨细胞样色素沉着、视盘苍白和小动脉变细(图 59.1a,b)。许多患者也表现有黄斑异常,如黄斑褶皱、中央萎缩或牛眼样黄斑病变[2-4]。据报道,在所有已报道的患者中全视野 ERG 都不可记录,包括一位仅 6 岁的儿童[2-4]。GVF 测试提示周边视野缺损[2]。频域 OCT 显示,中心凹厚度减少、外节缩短、ONL 和 RPE 消失[4]。

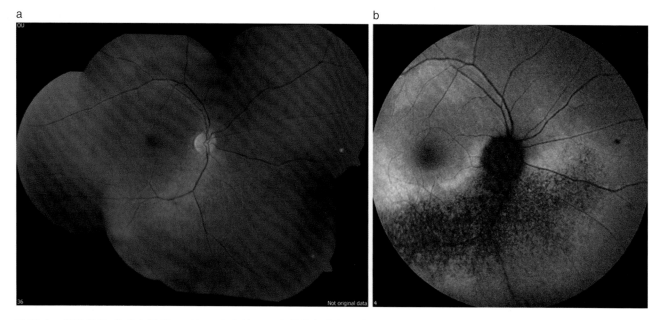

图 59.1 病例摘要:患有中周部 RP 的 45 岁女性。(a)右眼彩色眼底照片,显示沿下方血管弓周围色素沉着物和 RPE 萎缩,其他无明显异常。(b)眼底自发荧光,显示沿下方血管弓的 RPE 萎缩区域弱自发荧光,其周围区域和沿着血管弓分布的强自发荧光。

(付乐铭 译　雷博 校)

参考文献

1. Skiba NP, Spencer WJ, Salinas RY, Lieu EC, Thompson JW, Arshavsky VY. Proteomic identification of unique photoreceptor disc components reveals the presence of PRCD, a protein linked to retinal degeneration. J Proteome Res. 2013;12(6):3010–8.
2. Zangerl B, Goldstein O, Philp AR, Lindauer SJ, Pearce-Kelling SE, Mullins RF, et al. Identical mutation in a novel retinal gene causes progressive rod-cone degeneration in dogs and retinitis pigmentosa in humans. Genomics. 2006;88(5):551–63.
3. Nevet MJ, Shalev SA, Zlotogora J, Mazzawi N, Ben-Yosef T. Identification of a prevalent founder mutation in an Israeli Muslim Arab village confirms the role of PRCD in the aetiology of retinitis pigmentosa in humans. J Med Genet. 2010;47(8):533–7.
4. Pach J, Kohl S, Gekeler F, Zobor D. Identification of a novel mutation in the PRCD gene causing autosomal recessive retinitis pigmentosa in a Turkish family. Mol Vis. 2013;19:1350–5.

第 60 章

PROM1

PROM1 编码 prominin-1,一种参与视盘形成的膜蛋白。*PROM1* 突变导致常染色体显性黄斑营养不良、常染色体隐性、显性 RP 或隐性视锥–视杆细胞营养不良[1-3]。

患有黄斑营养不良的患者可能在 10~30 岁时出现视力下降、畏光和色觉异常[4]。检眼镜检查结果以双侧黄斑变性为特征,可能包括 RPE 改变,伴有萎缩的牛眼样黄斑病变或斑点(图 60.1a)。荧光血管造影通常显示具有窗样缺损的强荧光黄斑病变。虽然曾有一例出现脉络膜湮灭征的患者被报道,但这种病变不一定是本突变的特异性病变。FAF 可显示周围强荧光环(图 60.1b)。在黄斑孤立受累的情况下,全视野 ERG 正常,而视杆或视锥系统功能障碍提示更广泛的视网膜受累。GVF 通常显示中心暗点。OCT 可见黄斑萎缩伴视网膜变薄,例如椭圆体带消失,反映光感受器受损(图 60.1c);更靠近黄斑外周的视网膜组织可能受到的影响较小[4]。

PROM1 突变也被证实可导致显性 RP。最初的症状通常是中心视力下降,夜盲症进行性加重。发病年龄可从青少年时期至 50 岁不等。与许多其他类型的 RP 不同,眼底病变通常显示出牛眼样黄斑病变,同时

可出现不同程度的其他 RP 特征,包括血管变细、视盘苍白、周边色素沉着和黄斑萎缩。血管荧光造影显示无脉络膜湮灭征。ERG 显示视杆–视锥细胞功能障碍。OCT 可显示视网膜变薄,黄斑萎缩或光感受器外节丢失。

隐性 RP 也可由 *PROM1* 突变引起[5]。症状通常为夜盲症和视力下降,这些症状出现在儿童早期。在 20 岁前,视力迅速降低并低于 20/200,可有眼球震颤,但畏光和圆锥角膜并不常见。眼底表现包括视盘苍白、进行性黄斑萎缩、色素聚集(通常表现出牛眼征),血管变细和中周部的骨细胞样色素沉着。ERG 显示视杆–视锥细胞功能障碍,并且在 30 岁前进展为熄灭型。有一例患者伴有多指的报道[5]。

据报道,隐性视锥–视杆细胞营养不良也可由 *PROM1* 突变引起[2]。患者在儿童早期即可出现视力下降(可在 20 岁前进展至指数)、畏光和色觉缺陷;夜视力后期也受累。通常有高度近视和眼球震颤。眼底表现一般局限于黄斑,包括牛眼样黄斑病变,中周部很少见到沉着物(图 60.2)。ERG 的特征为视锥细胞功能障碍,随着时间的推移视杆细胞功能也逐渐恶化。

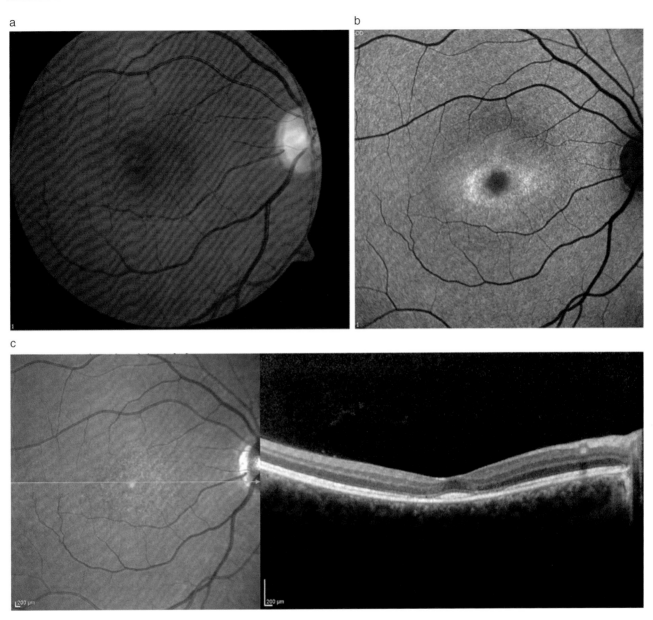

图 60.1　病例摘要:患有显性黄斑营养不良的 25 岁女性。(a)右眼的彩色眼底照片,显示黄斑区轻度 RPE 异常。(b)右眼的眼底自发荧光,显示中心凹周围的环形强自发荧光。(c)SD-OCT 显示扩大的中心凹和中心小凹周围椭圆体带有局部破损,下方 RPE 层解剖结构完整。

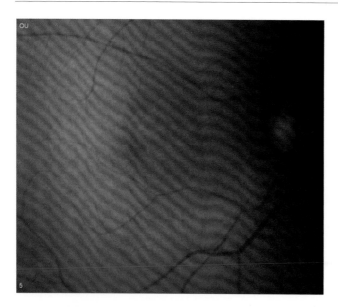

图 60.2 病例摘要:患有视锥-视杆细胞营养不良的 51 岁女性右眼彩色眼底照片,显示黄斑萎缩和 RPE 异常。

(付乐铭 译 雷博 校)

参考文献

1. Zhang Q, Zulfiqar F, Xiao X, Riazuddin SA, Ahmad Z, Caruso R, et al. Severe retinitis pigmentosa mapped to 4p15 and associated with a novel mutation in the PROM1 gene. Hum Genet. 2007;122(3–4):293–9.
2. Pras E, Abu A, Rotenstreich Y, Avni I, Reish O, Morad Y, et al. Cone-rod dystrophy and a frameshift mutation in the PROM1 gene. Mol Vis. 2009;15:1709–16.
3. Yang Z, Chen Y, Lillo C, Chien J, Yu Z, Michaelides M, et al. Mutant prominin 1 found in patients with macular degeneration disrupts photoreceptor disk morphogenesis in mice. J Clin Invest. 2008;118(8):2908–16.
4. Michaelides M, Gaillard MC, Escher P, Tiab L, Bedell M, Borruat FX, et al. The PROM1 mutation p.R373C causes an autosomal dominant bull's eye maculopathy associated with rod, rod-cone, and macular dystrophy. Invest Ophthalmol Vis Sci. 2010;51(9):4771–80.
5. Maw MA, Corbeil D, Koch J, Hellwig A, Wilson-Wheeler JC, Bridges RJ, et al. A frameshift mutation in prominin (mouse)-like 1 causes human retinal degeneration. Hum Mol Genet. 2000;9(1):27–34.

第 61 章

PRPF3

PRPF3 编码 U4/U6 小核糖核蛋白 Prp3,一种参与 mRNA 剪接的核蛋白。其在视网膜和许多其他组织中高表达;突变影响其与剪接体 U4/U6 snRNP 复合物之间的相互作用[1]。*PRPF3* 突变导致约 1% 的常染色体显性 RP(视杆-视锥细胞营养不良)[2-6]。尚不清楚剪接体组成部分的突变如何导致仅影响视网膜的表型[7]。

患者通常在儿童期(10~20 岁前)出现夜盲症,30~40 岁时周边视野逐渐受损,并且通常在 40 岁前出现熄灭型 ERG[8-10]。然而,也有直到 40 岁才出现夜盲症的报道[4,6]。早期发生夜盲症(在 10 岁以内)的患者往往比 20 岁或 30 岁出现夜盲症的患者视力丧失更快[6]。大多数患者伴有近视,眼球震颤和色觉异常并不常见。一些患者可在疾病后期出现畏光[10]。

眼底具有视杆-视锥细胞营养不良的典型特征,如视网膜血管变细、视盘苍白、RPE 斑驳状改变,以及中周部和周边视网膜骨细胞样色素沉着,其在疾病晚期发展为萎缩。年轻患者可能眼底正常[6]。FAF 显示由于萎缩导致周边和中周部视网膜弱自发荧光,部分患者可在黄斑处出现颗粒状强自发荧光[8]。黄斑区强自发荧光环很常见,其内环可能与用 I-4e 或 I-3e 等视线检测到的残余视野的范围相关[6]。在病程早期出现其他症状前,该环可能就已经存在。全视野 ERG 常在 40 岁前就表现为熄灭型,GVF 检查显示视野缩小,呈视杆-视锥细胞变性型。当全视野 ERG 可记录时(通常在早期),呈现视杆-视锥细胞变性型。暗适应阈值升高,同视杆-视锥细胞营养不良。*PRPF3* 突变黄斑囊样水肿(CME)不常见。即使在同一家系的患者中,表型也各不相同,并且在具有相同突变的患者中,视力、视野和 ERG 也可能存在差异[6]。

参考文献

1. Gonzalez-Santos JM, Cao H, Duan RC, Hu J. Mutation in the splicing factor Hprp3p linked to retinitis pigmentosa impairs interactions within the U4/U6 snRNP complex. Hum Mol Genet. 2008;17(2):225–39.
2. Chakarova CF, Hims MM, Bolz H, Abu-Safieh L, Patel RJ, Papaioannou MG, et al. Mutations in HPRP3, a third member of pre-mRNA splicing factor genes, implicated in autosomal dominant retinitis pigmentosa. Hum Mol Genet. 2002;11(1):87–92.
3. Gamundi MJ, Hernan I, Muntanyola M, Maseras M, López-Romero P, Alvarez R, et al. Transcriptional expression of cis-acting and trans-acting splicing mutations cause autosomal dominant retinitis pigmentosa. Hum Mutat. 2008;29(6):869–78.
4. Martinez-Gimeno M, Gamundi MJ, Hernan I, Maseras M, Millá E, Ayuso C, et al. Mutations in the pre-mRNA splicing-factor genes PRPF3, PRPF8, and PRPF31 in Spanish families with autosomal dominant retinitis pigmentosa. Invest Ophthalmol Vis Sci. 2003;44(5):2171–7.
5. Sullivan LS, Bowne SJ, Birch DG, Hughbanks-Wheaton D, Heckenlively JR, Lewis RA, et al. Prevalence of disease-causing mutations in families with autosomal dominant retinitis pigmentosa: a screen of known genes in 200 families. Invest Ophthalmol Vis Sci. 2006;47(7):3052–64.
6. Vaclavik V, Gaillard MC, Tiab L, Schorderet DF, Munier FL. Variable phenotypic expressivity in a Swiss family with autosomal dominant retinitis pigmentosa due to a T494M mutation in the PRPF3 gene. Mol Vis. 2010;16:467–75.
7. Liu MM, Zack DJ. Alternative splicing and retinal degeneration. Clin Genet. 2013;84(2):142–9.
8. Wada Y, Itabashi T, Sato H, Tamai M. Clinical features of a Japanese family with autosomal dominant retinitis pigmentosa associated with a Thr494Met mutation in the HPRP3 gene. Graefes Arch Clin Exp Ophthalmol. 2004;242(11):956–61.
9. Inglehearn CF, Tarttelin EE, Keen TJ, Bhattacharya SS, Moore AT, Taylor R, et al. A new dominant retinitis pigmentosa family mapping to the RP18 locus on chromosome 1q11-21. J Med Genet. 1998;35(9):788–9.
10. Xu SY, Schwartz M, Rosenberg T, Gal A. A ninth locus (RP18) for autosomal dominant retinitis pigmentosa maps in the pericentromeric region of chromosome 1. Hum Mol Genet. 1996;5(8):1193–7.

(付乐铭 译 雷博 校)

第 62 章

PRPF31

PRPF31 编码 U4/U6 小核糖核蛋白 Prp31,其参与 mRNA 剪接。PRPF31 突变导致 8%~9% 的常染色体显性视网膜色素变性(ADRP)[1-4]。

由 PRPF31 突变引起的 ADRP 患者,在青少年时期出现夜盲症和周边视野缺损,但中心视力通常保持直至疾病晚期。PRPF31 具有不完全外显的特点,因为许多携带疾病等位基因的患者并没有出现疾病症状[3-6]。在与 PRPF31 相关的疾病中也存在很大的异质性,即使携带相同突变的患者,也可能表现出不同的表型和严重程度[2]。有证据表明,这可能是由于单倍体不足(野生型 Prp31 水平降低)引起,这些证据催生了一种发病机制模式,即较高水平的正常蛋白质可以阻止疾病发生[7,8]。有报道在一个家系中,同时出现致病的 PRPF31 和 RHO 等位基因[9]。

眼底表现为典型的 RP,包括周边骨细胞样色素沉着、视盘苍白和视网膜血管变细。与其他类型的 RP 一样,患者常发生 CME 和后囊下白内障[2,10,11]。OCT 可显示视网膜层次正常或出现 CME、ERM 或中心凹变薄。FAF 可显示血管弓外的弱自发荧光、黄斑区斑片状缺失;在旁中心凹可有环形强自发荧光,或者罕见的中心凹强自发荧光。全视野 ERG 和 GVF 显示视杆–视锥细胞变性型,多焦 ERG 显示在中央六边形区域仍有反应

(图 62.1 和图 62.2)。

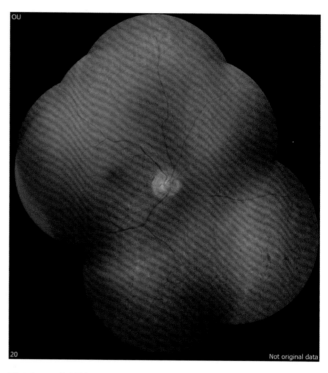

图 62.1 病例摘要:22 岁男性患者彩色眼底照片,视网膜血管变细和中周部骨细胞样色素沉着。

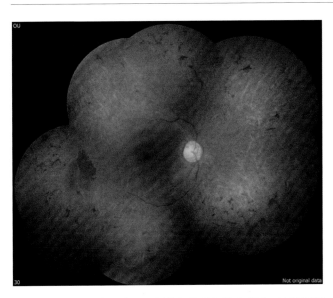

图 62.2 图 62.1 中患者 44 岁母亲的彩色眼底照片，显示视网膜血管变细和更广泛的中周部骨细胞样色素沉着。

（付乐铭 译 雷博 校）

参考文献

1. Vithana EN, Abu-Safieh L, Allen MJ, Carey A, Papaioannou M, Chakarova C, et al. A human homolog of yeast pre-mRNA splicing gene, PRP31, underlies autosomal dominant retinitis pigmentosa on chromosome 19q13.4 (RP11). Mol Cell. 2001;8(2):375–81.
2. Waseem NH, Vaclavik V, Webster A, Jenkins SA, Bird AC, Bhattacharya SS. Mutations in the gene coding for the pre-mRNA splicing factor, PRPF31, in patients with autosomal dominant retinitis pigmentosa. Invest Ophthalmol Vis Sci. 2007;48(3):1330–4.
3. Al-Maghtheh M, Vithana E, Tarttelin E, Jay M, Evans K, Moore T, et al. Evidence for a major retinitis pigmentosa locus on 19q13.4 (RP11) and association with a unique bimodal expressivity phenotype. Am J Hum Genet. 1996;59(4):864–71.
4. Daiger SP, Bowne SJ, Sullivan LS, Blanton SH, Weinstock GM, Koboldt DC, et al. Application of next-generation sequencing to identify genes and mutations causing autosomal dominant retinitis pigmentosa (adRP). Adv Exp Med Biol. 2014;801:123–9.
5. Rio Frio T, McGee TL, Wade NM, Iseli C, Beckmann JS, Berson EL, et al. A single-base substitution within an intronic repetitive element causes dominant retinitis pigmentosa with reduced penetrance. Hum Mutat. 2009;30(9):1340–7.
6. Berson EL, Gouras P, Gunkel RD, Myrianthopoulos NC. Dominant retinitis pigmentosa with reduced penetrance. Arch Ophthalmol. 1969;81(2):226–34.
7. Rio Frio T, Wade NM, Ransijn A, Berson EL, Beckmann JS, Rivolta C. Premature termination codons in PRPF31 cause retinitis pigmentosa via haploinsufficiency due to nonsense-mediated mRNA decay. J Clin Invest. 2008;118(4):1519–31.
8. Rivolta C, McGee TL, Rio Frio T, Jensen RV, Berson EL, Dryja TP. Variation in retinitis pigmentosa-11 (PRPF31 or RP11) gene expression between symptomatic and asymptomatic patients with dominant RP11 mutations. Hum Mutat. 2006;27(7):644–53.
9. Lim KP, Yip SP, Cheung SC, Leung KW, Lam ST, To CH. Novel PRPF31 and PRPH2 mutations and co-occurrence of PRPF31 and RHO mutations in Chinese patients with retinitis pigmentosa. Arch Ophthalmol. 2009;127(6):784–90.
10. Utz VM, Beight CD, Marino MJ, Hagstrom SA, Traboulsi EI. Autosomal dominant retinitis pigmentosa secondary to pre-mRNA splicing-factor gene PRPF31 (RP11): review of disease mechanism and report of a family with a novel 3-base pair insertion. Ophthalmic Genet. 2013;34(4):183–8.
11. Audo I, Bujakowska K, Mohand-Said S, Lancelot ME, Moskova-Doumanova V, Waseem NH, et al. Prevalence and novelty of PRPF31 mutations in French autosomal dominant rod-cone dystrophy patients and a review of published reports. BMC Med Genet. 2010;11:145.

第 63 章

PRPF8

PRPF8 编码前体 mRNA 加工剪接因子 8,其与前体 mRNA 分子的 5' 和 3' 末端相互作用,并在剪接体成分组装到前体 mRNA 分子上起作用。*PRPF8* 突变引起 2%~3% 的常染色体显性 RP[1-10]。

患者在 10~20 岁时出现夜盲症,通常伴有周边视野缺损。然而,即使在携带相同突变的家族成员中,也经常存在显著的表型差异[3-5]。例如,p.H2309P 突变的患者比 p.H2309R(10.7 岁)和 p.R2310K(22 岁)突变[3]患者的发病年龄更早(年龄为 6.6 岁)。虽然有些患者可能会在 20 岁前出现视力下降[4,7],但视力可以保持到疾病后期(例如,在 Walia 等人描述的家系中,一些成员在 40 多岁时仍保持优于 20/30 的视力,而少数成员在 20 多岁时视力已经低至 20/400[5])。一些突变(p.R2310K)可能表现出较轻的表型,患者随着时间会表现出更好的视力[3]。

如典型的 RP,患者可出现早发性后囊下白内障(Towns 等人报道 75 例白内障患者中有 17 例[3],而 Maubaret 等[4]报道近半数患者有双侧后囊下白内障)。眼底发现通常以弥漫性骨细胞样色素沉着和视网膜血管变细为特征,并且还可能显示伴有或不伴有视盘玻璃膜疣的视盘苍白(图 63.1a)[3,5]。与其他类型的 RP 一样,CME 很常见(Towns 等人报道[3],17 例患者中有 11 例)。一些患者可能表现出黄斑色素聚集和 RPE 萎缩[3,4]。FAF 显示弱自发荧光 RPE 萎缩区,通常超出血管弓,而一些患者可能在黄斑区出现中心凹旁强自发荧光环(图 63.1b)[4,6]。全视野 ERG 通常为熄灭型,当可检测到时,表现为视杆-视锥细胞变性型[6]。暗适应阈值升高。GVF 呈现视杆-视锥细胞变性型视野损失,最终残留中心视岛。OCT 可见黄斑区 CME、变薄和萎缩(图 63.1c)或中心凹处外层视网膜丢失。在 FAF 黄斑强自发荧光环的范围内外层视网膜和结构通常保留[3,4]。即使在携带相同突变的家族成员中,也存在显著的表型差异[3-5]。

Maubaret 等[4]报道了一例患者在 30 多岁时出现单眼 Coats 样视网膜毛细血管扩张症,导致玻璃体积血。他们还报道了一例携带突变的患者,该患者仅有轻微症状并且未出现任何疾病的临床表型。

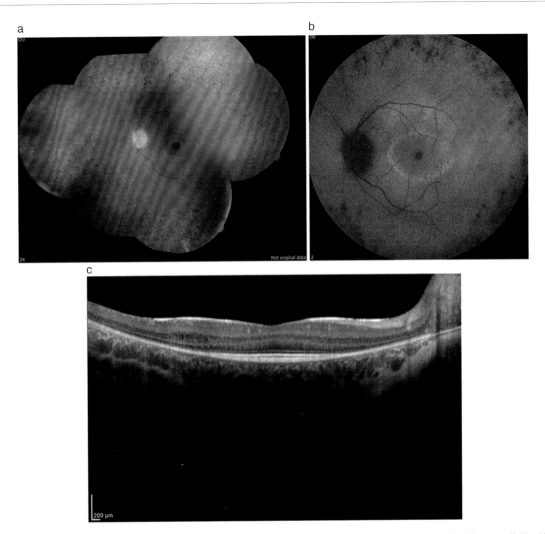

图 63.1　病例摘要:患有 RP 的 10 岁男孩(视杆–视锥细胞营养不良)。(a)左眼彩色眼底照片,显示中周部 RPE 萎缩、骨细胞样色素沉着和视网膜血管变细。(b)眼底自发荧光,在中心凹旁显示一强自发荧光环,中周部弱自发荧光与 RPE 缺失和骨细胞样色素沉着区域对应。(c)SD–OCT 显示中央凹外侧的椭圆体带和外核层大量缺失,有少量视网膜前膜,内核层可见轻度黄斑囊样水肿。

(付乐铭 译　雷博 校)

参考文献

1. McKie AB, McHale JC, Keen TJ, Tarttelin EE, Goliath R, van Lith-Verhoeven JJ, et al. Mutations in the pre-mRNA splicing factor gene PRPC8 in autosomal dominant retinitis pigmentosa (RP13). Hum Mol Genet. 2001;10(15):1555–62.

2. Greenberg J, Goliath R, Beighton P, Ramesar R. A new locus for autosomal dominant retinitis pigmentosa on the short arm of chromosome 17. Hum Mol Genet. 1994;3(6):915–8.

3. Towns KV, Kipioti A, Long V, McKibbin M, Maubaret C, Vaclavik V, et al. Prognosis for splicing factor PRPF8 retinitis pigmentosa, novel mutations and correlation between human and yeast phenotypes. Hum Mutat. 2010;31(5):E1361–76.

4. Maubaret CG, Vaclavik V, Mukhopadhyay R, Waseem NH, Churchill A, Holder GE, et al. Autosomal dominant retinitis pigmentosa with intrafamilial variability and incomplete penetrance in two families carrying mutations in PRPF8. Invest Ophthalmol Vis Sci. 2011;52(13):9304–9.

5. Walia S, Fishman GA, Zernant-Rajang J, Raime K, Allikmets R. Phenotypic expression of a PRPF8 gene mutation in a Large African American family. Arch Ophthalmol. 2008;126(8):1127–32.

6. Testa F, Ziviello C, Rinaldi M, Rossi S, Di Iorio V, Interlandi E, et al. Clinical phenotype of an Italian family with a new mutation in the PRPF8 gene. Eur J Ophthalmol. 2006;16(5):779–81.

7. Martinez-Gimeno M, Gamundi MJ, Hernan I, Maseras M, Millá E, Ayuso C, et al. Mutations in the pre-mRNA splicing-factor genes PRPF3, PRPF8, and PRPF31 in Spanish families with autosomal dominant retinitis pigmentosa. Invest Ophthalmol Vis Sci. 2003;44(5):2171–7.

8. Sullivan LS, Bowne SJ, Birch DG, Hughbanks-Wheaton D, Heckenlively JR, Lewis RA, et al. Prevalence of disease-causing mutations in families with autosomal dominant retinitis pigmentosa: a screen of known genes in 200 families. Invest Ophthalmol Vis Sci. 2006;47(7):3052–64.

9. van Lith-Verhoeven JJ, van der Velde-Visser SD, Sohocki MM, Deutman AF, Brink HM, Cremers FP, et al. Clinical characterization, linkage analysis, and PRPC8 mutation analysis of a family with autosomal dominant retinitis pigmentosa type 13 (RP13). Ophthalmic Genet. 2002;23(1):1–12.

10. Daiger SP, Bowne SJ, Sullivan LS, Blanton SH, Weinstock GM, Koboldt DC, et al. Application of next-generation sequencing to identify genes and mutations causing autosomal dominant retinitis pigmentosa (adRP). Adv Exp Med Biol. 2014;801:123–9.

第 64 章

PRPH2(RDS)

PRPH2 编码参与光感受器盘膜发生的膜蛋白。与 *PRPH2* 突变有关的营养不良有显著的家系间和家系内表型异质性[1-4]。例如,该基因的突变与显性 RP(包括白斑性视网膜)、地图样黄斑营养不良、中央晕轮状脉络膜营养不良(CACD)或视锥-视杆细胞营养不良有关[5-7]。

7.5% 的显性 RP 可能由 *PRPH2* 突变引起,并且存在显著的表型异质性[8-11]。尽管部分突变在 30 岁前即可出现临床症状[12],很多患者在 20~50 岁时可出现夜间视力异常和周边视野缩小。视力通常可保持到 50 岁左右。眼底表现通常类似于典型的 RP,具有骨细胞样色素沉着、中周部萎缩、视盘苍白和血管变细。ERG 和 GVF 表现为视杆-视锥细胞变性型。暗适应阈值升高,色觉通常正常。患有黄斑病变的显性 RP 患者可出现从牛眼样病变到萎缩的病变[4,13-15]。这类患者可能在 20 岁前 ERG 就表现为熄灭型(图 64.1)。

PRPH2 突变也与类似视网膜脱离(RPA)的表型相关,其特征为整个视网膜中有明显的弥漫性白色圆形沉着物和逐渐加重的血管变细(图 64.2 和图 64.3)[16,17]。Kajiwara 等人发现患者有明显的视杆细胞光感受器变性[18]。

PRPH2 突变还可以引起地图样黄斑营养不良,这是一组以黄斑区沉着物、色素和(或)萎缩为特征的疾病[19-22]。*PRPH2* 突变与成人发病的卵黄样黄斑营养不良(AOFVD)、蝶形营养不良和类似 *ABCA4* 相关疾病的多灶性地图样营养不良有关[23-25]。虽然发病年龄不同,但许多患者直到 50 岁才出现症状[5]。随着时间的推移,由于萎缩或脉络膜新生血管形成导致中心视力逐渐丧失,且许多患者(高达 50%)可出现严重的视力丧失[5,20]。荧光素血管造影可以帮助区分不同类型的地图样营养不良[26]。重要的是,与 *PRPH2* 突变相关的地图

样营养不良可能观察不到脉络膜湮灭征[26]。AOFVD 通常显示双侧圆形黄白色视网膜下病变伴黄斑中央色素沉着(图 64.4~图 64.7)。由于脂褐素的累积,导致 FAF 增强,而 FA 则变得灰暗(由明亮的环包围)[23]。OCT 用于观察病变形态。虽然 AOFVD 可能与卵黄样黄斑营养不良混淆,但其 EOG 正常,可以用来鉴别[23]。AOFVD 全视野 ERG 通常正常。在蝶形营养不良中,眼底特征是在黄斑中央有一个突出的"蝴蝶形"色素沉着物,周围脱色素(图 64.6 和图 64.7)[20]。病灶可能在 FAF 上显示弱自发荧光和强自发荧光,而 FA 在具有色素沉着的区域显示弱荧光,并且在具有脱色素和萎缩的区域荧光增强。全视野 ERG 通常正常,但与 AOFVD 不同,色觉和 EOG 异常。多灶性地图样营养不良(MPD)在许多方面类似于 *ABCA4* 相关疾病[26,27]。在 MPD 中看到的斑点

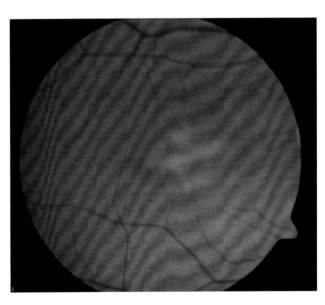

图 64.1 病例摘要:51 岁女性右眼彩色眼底照片,显示地图样营养不良并呈蝶状改变。

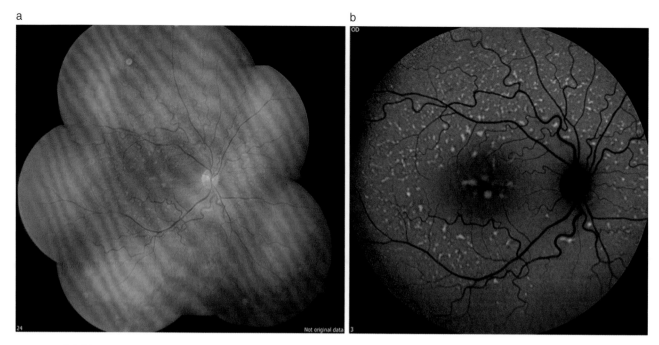

图 64.2　病例摘要：患有多灶性地图样营养不良的 37 岁男性。(a)右眼彩色眼底照片拼图，显示类似于 Stargardt 病的黄斑区和沿着血管弓分布的多灶性鱼状斑点地图样营养不良。(b)右眼的眼底自发荧光，显示斑点状沉着区域的强自发荧光。

非常类似于 *ABCA4* 相关疾病中常见的黄斑区及超出血管弓范围分布的黄色斑点。两者差别包括疾病起病晚和显性遗传模式。黄斑区的表现从色素异常沉着到萎缩，还有一些患者可能在疾病早期表现出 AOFVD 或蝶样病变。与 *ABCA4* 相关的疾病一样，斑点在 FAF 和 FA 上显示强荧光。通常没有脉络膜湮灭，但 Kim 等人[28]报道了 1 例有脉络膜湮灭和 CNV 的 MPD。

患者可能有黄斑萎缩，这可能导致有更多的弥漫性后极部萎缩。MPD 患者可能会出现夜盲症，但也可能有中心视力缺损。GVF 和 ERG(视杆和视锥系统混合反应)通常提示视网膜功能进行性恶化，其为地图样营养不良的特征[29]。与在疾病早期表现出卵黄样或蝶形病变的 MPD 患者一样，一些患者可能从一类地图样营养不良发展到另一类。还有关于双眼表型不对称的

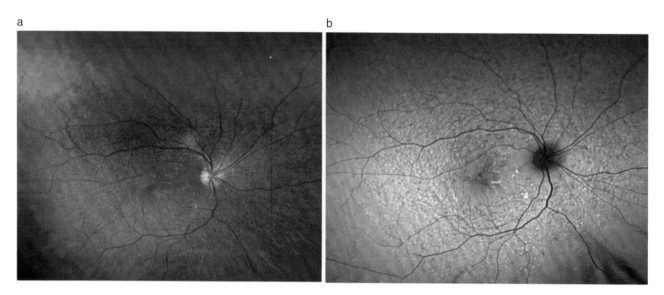

图 64.3　病例摘要：患有白斑性视网膜炎(RPA)的 51 岁男性。(a)右眼彩色眼底照片，显示眼底弥漫的白色圆形沉着物。(b)右眼自发荧光，显示与白色沉着物对应的弱自发荧光和强自发荧光区域。(待续)

c

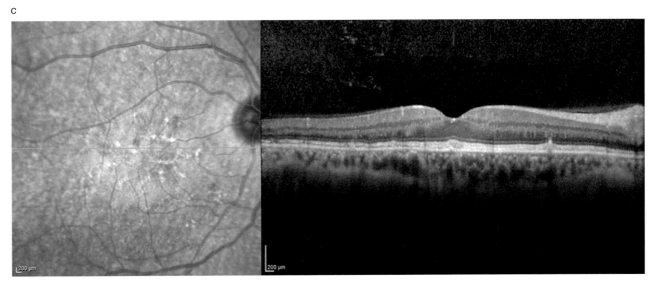

图 64.3(续)　(c)右眼 SD-OCT,显示视网膜结构基本正常,椭圆体未带缺失,沉着物位于视网膜下腔间隙。

a　　　　　　　　　　　　　　　　　　b

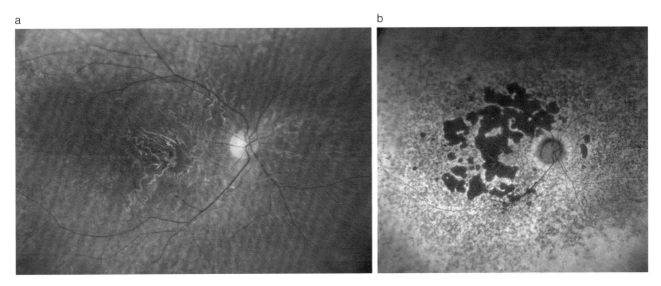

图 64.4　病例摘要:图 64.1 中患者的 74 岁母亲患有晚期 RPA。(a)右眼的彩色眼底照片,显示黄斑区 RPE 萎缩,后极部可见白色沉着物。(b)右眼眼底自发荧光,显示与白色沉着物对应的弱自发荧光和强自发荧光区域以及与萎缩区域相对应的黄斑弱自发荧光。

报道。

　　PRPH2 突变也会导致 CACD,患者在 30~50 岁时出现(部分突变出现的更晚)视力下降、视物变形或畏光[30]。一些突变(例如 p.Arg172Trp)有显著的表型异质性,具有不同的外显率和表型(在同一家系中观察到视锥-视杆细胞营养不良,ADRP 和 CACD),而其他突变则表现出一致的表型[3,4]。p.Arg172Trp 突变可能导致比其他突变的视力预后更差[2]。眼底从早期的少量色素改变到明显的萎缩(分为 I ~IV 期),疾病晚期发展到中心凹和视盘。CACD 也可出现牛眼样黄斑病变。与其他黄斑变性疾病一样,FAF 和 FA 可用于确定视网膜萎缩的程度。FAF 从片状强自发荧光到弱自发荧光,反映萎缩可能类似于干性 AMD 的晚期萎缩阶段。ERG 可能正常,或者可能在疾病的晚期表现出视锥细胞或视锥-视杆细胞变性型。因为该病会影响黄斑的疾病,所以多焦和 ERG 图形常显示异常。

　　PRPH2 的突变也可导致常染色体显性黄斑病变,类似于年龄相关性黄斑变性(AMD)(命名为"AMD 样迟发性黄斑病变")[31]。在 50~60 岁时出现视力下降,并且可能表现出干性 AMD(玻璃膜疣,地图样萎缩等)或

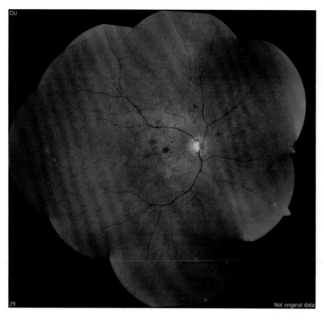

图 64.5　病例摘要:患有地图样变性的 62 岁男性右眼彩色眼底照片,显示晚期蝶样黄斑萎缩伴有点状色素沉着。

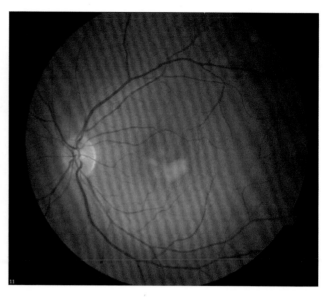

图 64.6　病例摘要:患有地图样营养不良的 51 岁女性左眼彩色眼底照片。

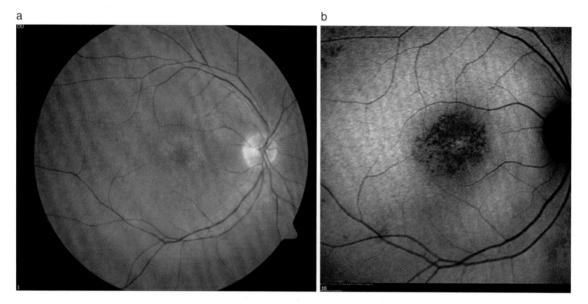

图 64.7　病例摘要:患有视锥-视杆细胞营养不良的 37 岁男性。(a)右眼的彩色眼底照片,显示黄斑牛眼样病变和血管弓内的斑片状 RPE 色素变化。(b)右眼眼底自发荧光,显示黄斑萎缩区域弱自发荧光。

湿性 AMD(CNV,出血)的特征。FAF 有助于检测萎缩的程度;FA 可用于揭示与 *PRPH2* 突变相关的湿性 AMD 的渗出改变。

　　PRPH2 突变也可引起显性视锥-视杆细胞营养不良[32]。患者在 20~40 岁时出现视力下降,伴有或不伴有夜盲症、色觉异常和畏光,在疾病后期,周边视力逐渐丧失。与许多其他视锥-视杆细胞营养不良一样,眼底的特征是黄斑区从轻度色素改变到牛眼样黄斑病变,直至萎缩。FAF 的范围可以从疾病早期片状增强的强自发荧光到疾病后期的弱自发荧光。全视野 ERG 显示视锥-视杆细胞变性型[29]。与 CACD 和地图样营养不良相似,ERG 显示异常。

　　　　　　　　　　　　　　　　(付乐铭 译　雷 博 校)

参考文献

1. Renner AB, Fiebig BS, Weber BH, Wissinger B, Andreasson S, Gal A, et al. Phenotypic variability and long-term follow-up of patients with known and novel PRPH2/RDS gene mutations. Am J Ophthalmol. 2009;147(3):518–30. e511
2. Anand S, Sheridan E, Cassidy F, Inglehearn C, Williams G, Springell K, et al. Macular dystrophy associated with the Arg172Trp substitution in peripherin/RDS: genotype-phenotype correlation. Retina. 2009;29(5):682–8.
3. Wells J, Wroblewski J, Keen J, Inglehearn C, Jubb C, Eckstein A, et al. Mutations in the human retinal degeneration slow (RDS) gene can cause either retinitis pigmentosa or macular dystrophy. Nat Genet. 1993;3(3):213–8.
4. Nakazawa M, Kikawa E, Kamio K, Chida Y, Shiono T, Tamai M. Ocular findings in patients with autosomal dominant retinitis pigmentosa and transversion mutation in codon 244 (Asn244Lys) of the peripherin/RDS gene. Arch Ophthalmol. 1994;112(12):1567–73.
5. Boon CJ, den Hollander AI, Hoyng CB, Cremers FP, Klevering BJ, Keunen JE. The spectrum of retinal dystrophies caused by mutations in the peripherin/RDS gene. Prog Retin Eye Res. 2008;27(2):213–35.
6. Keen TJ, Inglehearn CF. Mutations and polymorphisms in the human peripherin-RDS gene and their involvement in inherited retinal degeneration. Hum Mutat. 1996;8(4):297–303.
7. Kohl S, Christ-Adler M, Apfelstedt-Sylla E, Kellner U, Eckstein A, Zrenner E, et al. RDS/peripherin gene mutations are frequent causes of central retinal dystrophies. J Med Genet. 1997;34(8):620–6.
8. Daiger SP, Bowne SJ, Sullivan LS, Blanton SH, Weinstock GM, Koboldt DC, et al. Application of next-generation sequencing to identify genes and mutations causing autosomal dominant retinitis pigmentosa (adRP). Adv Exp Med Biol. 2014;801:123–9.
9. Kalyanasundaram TS, Black GC, O'Sullivan J, Bishop PN. A novel peripherin/RDS mutation resulting in a retinal dystrophy with phenotypic variation. Eye (Lond). 2009;23(1):237–9.
10. Farrar GJ, Kenna P, Jordan SA, Kumar-Singh R, Humphries MM, Sharp EM, et al. A three-base-pair deletion in the peripherin-RDS gene in one form of retinitis pigmentosa. Nature. 1991;354(6353):478–80.
11. Gruning G, Millan JM, Meins M, Beneyto M, Caballero M, Apfelstedt-Sylla E, et al. Mutations in the human peripherin/RDS gene associated with autosomal dominant retinitis pigmentosa. Hum Mutat. 1994;3(3):321–3.
12. Bareil C, Delague V, Arnaud B, Demaille J, Hamel C, Claustres M. W179R: a novel missense mutation in the peripherin/RDS gene in a family with autosomal dominant retinitis pigmentosa. Hum Mutat. 2000;15(6):583–4.
13. Richards SC, Creel DJ. Pattern dystrophy and retinitis pigmentosa caused by a peripherin/RDS mutation. Retina. 1995;15(1):68–72.
14. Bareil C, Hamel C, Arnaud B, Demaille J, Claustres M. A complex allele (1064delTC and IVS2 + 22ins7) in the peripherin/RDS gene in retinitis pigmentosa with macular dystrophy. Ophthalmic Genet. 1997;18(3):129–38.
15. Kikawa E, Nakazawa M, Chida Y, Shiono T, Tamai M. A novel mutation (Asn244Lys) in the peripherin/RDS gene causing autosomal dominant retinitis pigmentosa associated with bull's-eye maculopathy detected by nonradioisotopic SSCP. Genomics. 1994;20(1):137–9.
16. Apfelstedt-Sylla E, Theischen M, Ruther K, Wedemann H, Gal A, Zrenner E. Extensive intrafamilial and interfamilial phenotypic variation among patients with autosomal dominant retinal dystrophy and mutations in the human RDS/peripherin gene. Br J Ophthalmol. 1995;79(1):28–34.
17. Jacobson SG, Cideciyan AV, Kemp CM, Sheffield VC, Stone EM. Photoreceptor function in heterozygotes with insertion or deletion mutations in the RDS gene. Invest Ophthalmol Vis Sci. 1996;37(8):1662–74.
18. Kajiwara K, Sandberg MA, Berson EL, Dryja TP. A null mutation in the human peripherin/RDS gene in a family with autosomal dominant retinitis punctata albescens. Nat Genet. 1993;3(3):208–12.
19. Grover S, Fishman GA, Stone EM. Atypical presentation of pattern dystrophy in two families with peripherin/RDS mutations. Ophthalmology. 2002;109(6):1110–7.
20. Zhang K, Garibaldi DC, Li Y, Green WR, Zack DJ. Butterfly-shaped pattern dystrophy: a genetic, clinical, and histopathological report. Arch Ophthalmol. 2002;120(4):485–90.
21. Francis PJ, Schultz DW, Gregory AM, Schain MB, Barra R, Majewski J, et al. Genetic and phenotypic heterogeneity in pattern dystrophy. Br J Ophthalmol. 2005;89(9):1115–9.
22. Michaelides M, Hunt DM, Moore AT. The genetics of inherited macular dystrophies. J Med Genet. 2003;40(9):641–50.
23. Renner AB, Tillack H, Kraus H, Kohl S, Wissinger B, Mohr N, et al. Morphology and functional characteristics in adult vitelliform macular dystrophy. Retina. 2004;24(6):929–39.
24. Nichols BE, Drack AV, Vandenburgh K, Kimura AE, Sheffield VC, Stone EM. A 2 base pair deletion in the RDS gene associated with butterfly-shaped pigment dystrophy of the fovea. Hum Mol Genet. 1993;2(5):601–3.
25. Felbor U, Schilling H, Weber BH. Adult vitelliform macular dystrophy is frequently associated with mutations in the peripherin/RDS gene. Hum Mutat. 1997;10(4):301–9.
26. Boon CJ, van Schooneveld MJ, den Hollander AI, van Lith-Verhoeven JJ, Zonneveld-Vrieling MN, Theelen T, et al. Mutations in the peripherin/RDS gene are an important cause of multifocal pattern dystrophy simulating STGD1/fundus flavimaculatus. Br J Ophthalmol. 2007;91(11):1504–11.
27. Weigell-Weber M, Kryenbuhl C, Buchi ER, Spiegel R. Genetic heterogeneity in autosomal dominant pattern dystrophy of the retina. Mol Vis. 1996;2:6.
28. Kim RY, Dollfus H, Keen TJ, Fitzke FW, Arden GB, Bhattacharya SS, et al. Autosomal dominant pattern dystrophy of the retina associated with a 4-base pair insertion at codon 140 in the peripherin/RDS gene. Arch Ophthalmol. 1995;113:451–5.
29. Cideciyan AV. In vivo assessment of photoreceptor function in human diseases caused by photoreceptor-specific gene mutations. Methods Enzymol. 2000;316:611–26.
30. Boon CJ, Klevering BJ, Cremers FP, Zonneveld-Vrieling MN, Theelen T, Den Hollander AI, et al. Central areolar choroidal dystrophy. Ophthalmology. 2009;116(4):771–82, 782 e771.
31. Khani SC, Karoukis AJ, Young JE, Ambasudhan R, Burch T, Stockton R, et al. Late-onset autosomal dominant macular dystrophy with choroidal neovascularization and nonexudative maculopathy associated with mutation in the RDS gene. Invest Ophthalmol Vis Sci. 2003;44(8):3570–7.
32. Nakazawa M, Kikawa E, Chida Y, Wada Y, Shiono T, Tamai M. Autosomal dominant cone-rod dystrophy associated with mutations in codon 244 (Asn244His) and codon 184 (Tyr184Ser) of the peripherin/RDS gene. Arch Ophthalmol. 1996;114(1):72–8.
33. Michaelides M, Holder GE, Bradshaw K, Hunt DM, Moore AT. Cone-rod dystrophy, intrafamilial variability, and incomplete penetrance associated with the R172W mutation in the peripherin/RDS gene. Ophthalmology. 2005;112(9):1592–8.

第65章

RDH12

RDH12 编码视黄醇脱氢酶,其作用是减少视网膜中的 9-顺式和全反式视黄醇。*RDH12* 突变可能导致一系列疾病,从常染色体隐性 LCA(通常在 1 岁以内发病)到早发性 RP,即视杆-视锥细胞营养不良(通常在10 岁以内发病)[1-5]。鉴于常染色体隐性 LCA 与早发性视杆-视锥细胞营养不良之间的表型有重叠,可将这些疾病视为同一疾病谱的不同严重程度会更为实用。还有常染色体显性 RP 与 *RDH12* 突变相关的报道[6]。

RDH12 的纯合子或复合杂合突变导致约 4% 的LCA,患者在出生后一年内出现视力不佳[1,6]。早期视力降低,并且一些患者可能表现出夜盲症、钟摆型眼球震颤、早发性后囊下白内障和(或)色觉异常。Walia 等报道,这些患者的视力范围为 20/63~20/200(平均 20/125)[7]。患者表现出广泛的中周部骨细胞样色素沉着、RPE 萎缩、视盘蜡样苍白和视网膜血管变细(图 65.1)。一些患者可能会出现眼底或黄斑萎缩的"青铜色"外观(图65.2a,图 65.3a 和图 65.4a)[6]。有研究报道 ERG 在 4 岁时即记录不到,在可记录时显示出严重的全视网膜视杆细胞和视锥细胞功能障碍[8]。GVF 可出现视野缺损,从全视野缺损到颞侧视岛残余,或具有散落在周围暗点的中心暗点。部分患者可出现单眼 Coats 样改变[1,9]。

部分患者可能在 10 岁以内出现类似早发性 RP的临床表现[2,6,10]。这些患者在早期即出现夜盲症(总体的 19%)[10]和视野缩小(总体的 22%)[10],并随年龄增长而进展。这些患者的视力通常优于上述 LCA 表型的患者,并且在进一步恶化之前可表现出轻微的改善[2,10]。Walia 等人[7]报道这些患者视力的中位数为 20/80(平均年龄为 18 岁),87.5% 的患者视力优于 20/200。眼底特征为中周部色素沉着,并最终在疾病晚期进展为大面积的黄斑萎缩。也有 CME 和视盘萎缩的报道[11]。部分患者小动脉旁有 RPE 细胞残留[10]。FAF 显示萎缩区域(如黄斑)弱自发荧光,但也可能在某些患者中出现中心凹强自发荧光。萎缩区域和视盘周围之间的区域也可能表现出强自发荧光(图 65.2b,图 65.3b 和图65.4b)[10]。OCT 有助于观察感光细胞和 RPE 细胞受损程度(图 65.2c 和图 65.3c)。全视野 ERG 显示视杆系统和视锥系统反应参数值均显著降低[9]。GVF 通常显示双眼周边视野缩小[9],但有些患者可能显示中心暗点或视野不可检测[8]。

也有 *RDH12* 突变导致常染色体显性 RP 的报道[12]。

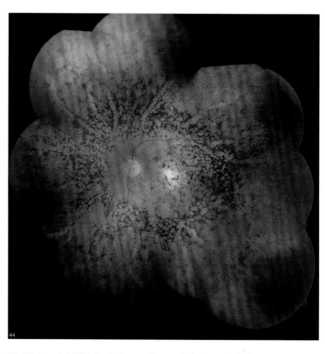

图 65.1　病例摘要:患有 RP 的 28 岁女性左眼彩色眼底照片,显示视盘苍白、血管变细、黄斑萎缩和中周部色素沉着(血管弓外中周部最密集)。

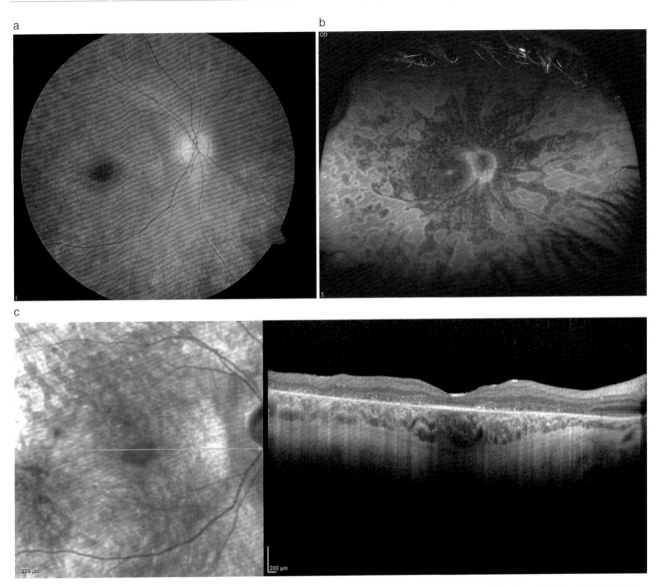

图 65.2　病例摘要：患有 LCA 的 11 岁男孩。(a) 右眼彩色眼底照片，显示黄斑和血管弓外视网膜色素上皮萎缩，黄斑呈青铜色。(b) 眼底自发荧光，显示 RPE 萎缩区域放射状弱自发荧光，伴围绕的强自发荧光带。(c)SD-OCT 显示椭圆体带(EZ)和外核层(ONL)广泛丢失，以及少量的视网膜前膜，伴 RPE 上方高反光沉着物。

这个家系的患者平均年龄为 28 岁(12~43 岁)。视力一直保持到 80 岁。眼底检查表现为典型的 RP 特征，外周至中周部弥漫性骨细胞样色素沉着，RPE 萎缩和血管变细，以及黄斑回避。

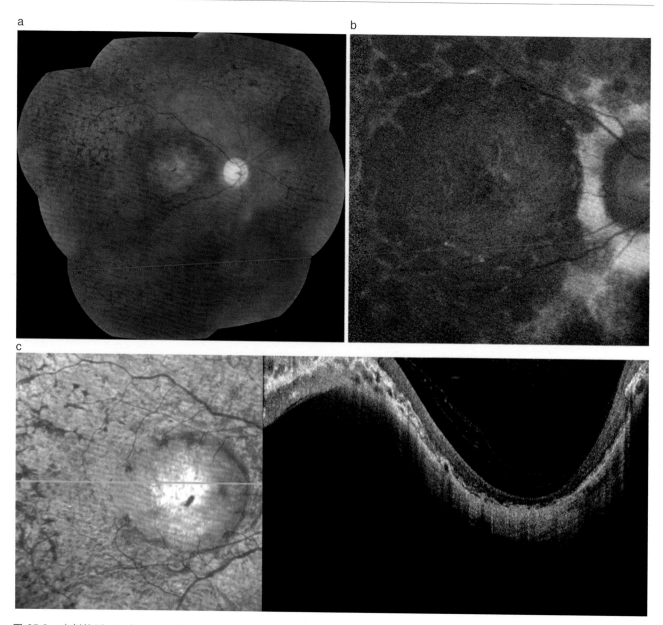

图 65.3 病例摘要：27 岁 LCA 患者，出生时发病，视力为 1.6 logMAR(20/800 Snellen)。(a)右眼彩色眼底照片，显示视网膜血管变细、黄斑区广泛的脉络膜视网膜萎缩(伴有葡萄肿)、血管弓外萎缩伴骨细胞样色素沉着以及视盘周围萎缩。(b)眼底自发荧光，显示萎缩区域(包括黄斑)弥漫性弱自发荧光，在中间区域残存的自发荧光。在视盘萎缩区域外的残余 RPE 中显示强自发荧光。(c)SD–OCT 显示黄斑区广泛的外层视网膜萎缩，伴后巩膜葡萄肿，部分区域 EZ、ONL 以及 RPE 消失。

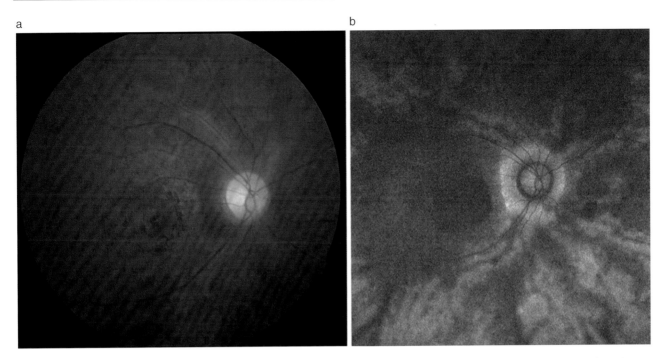

a　　　　　　　　　　　　　　　　　　　　　b

图 65.4　病例摘要：3 岁的西班牙裔女孩（CEI24625）。(a)右眼的彩色眼底照片，显示视网膜血管变细、黄斑萎缩伴色素沉着、RPE 脱色素、血管弓内外萎缩以及视盘周围萎缩。(b)眼底自发荧光，显示萎缩区域（包括黄斑）弥漫性弱自发荧光，在中间区域具有残留的自发荧光。同样，在围绕视盘周围萎缩区域弱自发荧光的视神经乳头周围残余 RPE 边缘处，存在强自发荧光。

（付乐铭 译　雷博 校）

参考文献

1. Janecke AR, Thompson DA, Utermann G, Becker C, Hübner CA, Schmid E, et al. Mutations in RDH12 encoding a photoreceptor cell retinol dehydrogenase cause childhood-onset severe retinal dystrophy. Nat Genet. 2004;36(8):850–4.

2. Perrault I, Hanein S, Gerber S, Barbet F, Ducroq D, Dollfus H, et al. Retinal dehydrogenase 12 (RDH12) mutations in leber congenital amaurosis. Am J Hum Genet. 2004;75(4):639–46.

3. Thompson DA, Janecke AR, Lange J, Feathers KL, Hübner CA, McHenry CL, et al. Retinal degeneration associated with RDH12 mutations results from decreased 11-cis retinal synthesis due to disruption of the visual cycle. Hum Mol Genet. 2005;14(24):3865–75.

4. Benayoun L, Spiegel R, Auslender N, Abbasi AH, Rizel L, Hujeirat Y, et al. Genetic heterogeneity in two consanguineous families segregating early onset retinal degeneration: the pitfalls of homozygosity mapping. Am J Med Genet A. 2009;149A(4):650–6.

5. Avila-Fernandez A, Cantalapiedra D, Aller E, Vallespín E, Aguirre-Lambán J, Blanco-Kelly F, et al. Mutation analysis of 272 Spanish families affected by autosomal recessive retinitis pigmentosa using a genotyping microarray. Mol Vis. 2010;16:2550–8.

6. Sodi A, Caputo R, Passerini I, Bacci GM, Menchini U. Novel RDH12 sequence variations in Leber congenital amaurosis. J AAPOS. 2010;14(4):349–51.

7. Walia S, Fishman GA, Jacobson SG, Aleman TS, Koenekoop RK, Traboulsi EI, et al. Visual acuity in patients with Leber's congenital amaurosis and early childhood-onset retinitis pigmentosa. Ophthalmology. 2010;117(6):1190–8.

8. Valverde D, Pereiro I, Vallespin E, Ayuso C, Borrego S, Baiget M. Complexity of phenotype-genotype correlations in Spanish patients with RDH12 mutations. Invest Ophthalmol Vis Sci. 2009;50(3):1065–8.

9. Schuster A, Janecke AR, Wilke R, Schmid E, Thompson DA, Utermann G, et al. The phenotype of early-onset retinal degeneration in persons with RDH12 mutations. Invest Ophthalmol Vis Sci. 2007;48(4):1824–31.

10. Mackay DS, Dev Borman A, Moradi P, Henderson RH, Li Z, Wright GA, et al. RDH12 retinopathy: novel mutations and phenotypic description. Mol Vis. 2011;17:2706–16.

11. Sun W, Gerth C, Maeda A, Lodowski DT, Van Der Kraak L, Saperstein DA, et al. Novel RDH12 mutations associated with Leber congenital amaurosis and cone-rod dystrophy: biochemical and clinical evaluations. Vis Res. 2007;47(15):2055–66.

12. Fingert JH, Oh K, Chung M, Scheetz TE, Andorf JL, Johnson RM, et al. Association of a novel mutation in the retinol dehydrogenase 12 (RDH12) gene with autosomal dominant retinitis pigmentosa. Arch Ophthalmol. 2008;126(9):1301–7.

第 66 章

RDH5

RDH5 基因编码视黄醇脱氢酶 5，催化 11-顺式视黄醛合成中的最后一步，即从 11-顺式视黄醇转化为 11-顺式视黄醛，而 11-顺式视黄醛是视色素的生色基团。*RDH5* 基因突变导致白点状眼底(FA)，符合常染色体隐性遗传模式。

白点状眼底初始症状发生于儿童早期，通常主诉暗适应损害和夜盲症[1]，患者视力大多数良好，通常为 20/30 或更佳。眼底检查显示视网膜存在广泛的细小白点，延伸至中周部，黄斑通常不累及(图 66.1a)[2-4]。在疾病后期的年长患者中，通常可观察到视锥细胞和黄斑营养不良。但也有一个 9 岁患儿出现双侧对称性黄斑萎缩的报道[5]。这些白点通常边缘清晰、互不相连、直径为 50~150μm。一般来说，眼底自发荧光成像呈多样表现，伴随着黄斑的弱荧光，或新月形或牛眼样(图 66.1d)[6-8]。较年轻的患者眼底自发荧光成像可以显示与视网膜白点相对应的高自发荧光斑点，但并非所有的检眼镜下白点均有自发荧光[5]。有些患者也可能呈现

围绕中心凹的强自发荧光环[6]。另外需要注意的一点是，FA 患者总的自发荧光信号低于对照组，这可能反映了 *RDH5* 突变相关的通路缺陷，导致视网膜外层脂褐素减少，类似于 *RPE65*、*LRAT* 突变或维生素 A 缺乏引起的 LCA[6,8]。考虑到自发荧光上述的缺陷，红外反射(IR)成像更有助于揭示细节，报道称眼底照相上的白点在红外成像可更好地显示了高反射点[7]。SD-OCT 显示与眼底检查所见白点相对应的三角形沉着物，位置从 Bruch 膜延伸穿过椭圆体带甚至外界膜(图 66.1c、e)[6-8]。这些沉着物明显不同于白点状视网膜变性中的圆点状。ERG 反应通常明适应和暗适应反应轻度降低，尽管延长暗适应的时间会改善暗适应反应(图 66.1b)[3,4,6,7,9]。闪光 ERG 可有 b/a 比值降低，被归为负波形[6]。研究发现 38% 的 FA 患者表现出广泛的视锥细胞功能障碍，视锥系统 ERG b 波振幅随着年龄的增长而下降[10]。

a

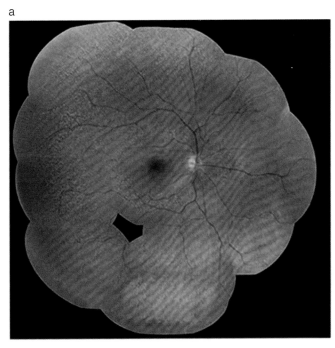

b

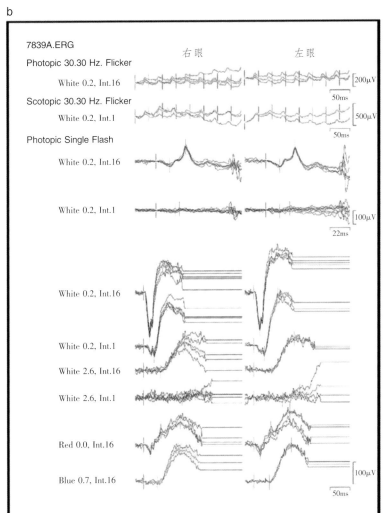

图 66.1　病例摘要：10 岁白点状眼底女性患者（CEI25381）。(a)右眼眼底彩色照片，显示典型的眼底病变，视网膜广泛分布的细小白点从血管弓延伸至中周部。(b)右眼和左眼的全视野 ERG，显示明适应和暗适应反应轻度降低。（待续）

c

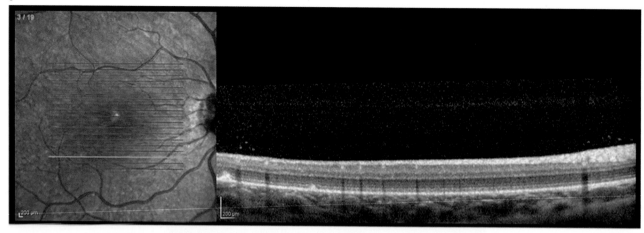

d

e

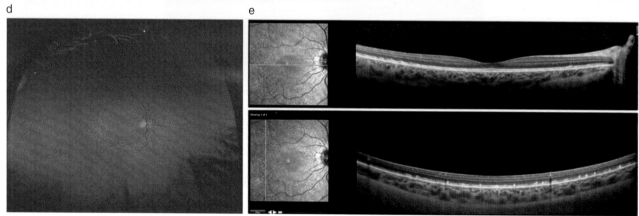

图 66.1(续) (c)SD-OCT 显示右眼视网膜层间的白点为高反射性病变(10 岁时)。(d)眼底自发荧光,显示右眼自发荧光整体降低,血管弓周围的白点处对应强自发荧光病灶(12 岁时)。(e)SD-OCT 显示右眼对应于白点处的视网膜层间沉着物(15 岁时)。

(李杰 译 雷博 校)

参考文献

1. Gonzalez-Fernandez F, Kurz D, Bao Y, Newman S, Conway BP, Young JE, et al. 11-cis retinol dehydrogenase mutations as a major cause of the congenital night-blindness disorder known as fundus albipunctatus. Mol Vis. 1999;5:41.
2. Ajmal M, Khan MI, Neveling K, Khan YM, Ali SH, Ahmed W, et al. Novel mutations in RDH5 cause fundus albipunctatus in two consanguineous Pakistani families. Mol Vis. 2012;18:1558–71.
3. Yamamoto H, Simon A, Eriksson U, Harris E, Berson EL, Dryja TP. Mutations in the gene encoding 11-cis retinol dehydrogenase cause delayed dark adaptation and fundus albipunctatus. Nat Genet. 1999;22(2):188–91.
4. Iannaccone A, Tedesco SA, Gallaher KT, Yamamoto H, Charles S, Dryja TP. Fundus albipunctatus in a 6-year old girl due to compound heterozygous mutations in the RDH5 gene. Doc Ophthalmol. 2007;115(2):111–6.
5. Nakamura M, Miyake Y. Macular dystrophy in a 9-year-old boy with fundus albipunctatus. Am J Ophthalmol. 2002;133(2):278–80.
6. Sergouniotis PI, Sohn EH, Li Z, McBain VA, Wright GA, Moore AT, et al. Phenotypic variability in RDH5 retinopathy (fundus albipunctatus). Ophthalmology. 2011;118(8):1661–70.
7. Wang NK, Chuang LH, Lai CC, Chou CL, Chu HY, Yeung L, et al. Multimodal fundus imaging in fundus albipunctatus with RDH5 mutation: a newly identified compound heterozygous mutation and review of the literature. Doc Ophthalmol Adv Ophthalmol. 2012;125(1):51–62.
8. Schatz P, Preising M, Lorenz B, Sander B, Larsen M, Eckstein C, et al. Lack of autofluorescence in fundus albipunctatus associated with mutations in RDH5. Retina. 2010;30(10):1704–13.
9. Parker RO, Crouch RK. Retinol dehydrogenases (RDHs) in the visual cycle. Exp Eye Res. 2010;91(6):788–92.
10. Niwa Y, Kondo M, Ueno S, Nakamura M, Terasaki H, Miyake Y. Cone and rod dysfunction in fundus albipunctatus with RDH5 mutation: an electrophysiological study. Invest Ophthalmol Vis Sci. 2005;46(4):1480–5.

第 67 章

RHO

RHO 基因编码视紫红质蛋白,它是视杆细胞光感受器中的视色素(视觉光电转化反应蛋白)。其致病性突变与常染色体显性视网膜色素变性(ADRP)相关,包括局灶性 RP、常染色体显性先天性静止性夜盲症(CSNB)、少数与常染色体隐性 RP 相关。*RHO* 突变是 ADRP 最常见的病因,占 25%~30%。p.Pro23His 是美国最常见的突变[1,2]。

RHO 相关 ADRP 患者通常主诉夜间视力差和周边视力差,发病于 20~40 岁[3,4]。眼底特征包括典型 RP 中的骨细胞样色素沉着,如果不是广泛弥散分布,则常见局限于下方视网膜(局灶性 RP)(图 67.1,图 67.2a 和图 67.3a)。局灶性 RP 引起轻度视力受损,患者很多时候无症状,但在体检中可确诊[5]。视野丧失通常在视力下降之前[6,7]。迄今为止,已鉴定出超过 150 个 *RHO* 致病性突变位点[8],基因型与表型的相关性也得到一些认知。例如,p.Pro23His 变异与表型相对轻型,但与其多变相关[9]。ERG 的特征通常表现为由视杆-视锥型逐渐发展为广泛的视网膜功能障碍。眼底自发荧光显像可显示环绕黄斑的强自发荧光带,并随疾病进展而逐渐减少(图 67.2b 和图 67.3b)[10]。OCT 可见 CME 和视网膜外层萎缩的程度(图 67.2c 和图 67.3c)。

常染色体隐性遗传 RP 很少由 *RHO* 突变引起,隐性 *RHO* 携带者无症状,但暗适应 ERG 反应轻度异常。

RHO 中的某些突变可引起显性遗传的 CSNB[11]。这些患者一般从婴儿期起就有夜盲症,但保持相对良好的中心视力和色觉。眼底检查通常显示眼底正常,可表现视杆细胞功能障碍而视锥细胞功能正常的电生理学特征(暗适应下白色强闪光反应呈负波形 ERG,b 波与 a 波比值降低)。

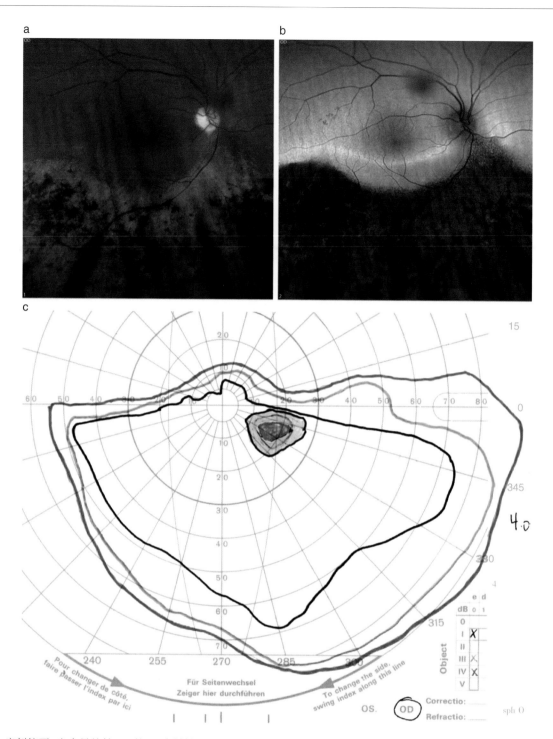

图 67.1 病例摘要:患有局灶性 RP 的 54 岁男性。(a)右眼彩色眼底照片,显示下方 RPE 萎缩,骨细胞样色素沉着,延伸至下方血管弓。(b)右眼眼底自发荧光,弱自发荧光自视网膜下方血管弓延伸至中周部,这一区域相当于萎缩区和骨细胞沉着的区域。黄斑颞部和上部有弱自发荧光灶,黄斑下方有强自发荧光条纹。(c)GVF 显示扇形视野缺失。

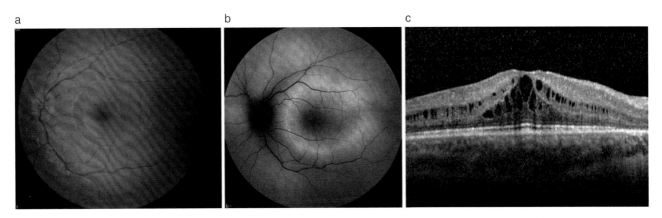

图 67.2　(a)13 岁男孩左眼的眼底彩色照片,显示基本无明显眼底改变。(b)左眼眼底自发荧光,表现为环绕黄斑中心凹的强自发荧光。(c)黄斑区的 OCT,显示 CME。

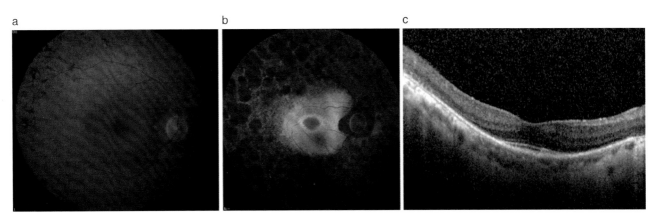

图 67.3　(a)图 67.2 中 13 岁男孩的 48 岁父亲右眼彩色眼底照片,显示广泛性周边视网膜萎缩,伴随从周边延伸到血管弓的骨细胞色素沉着。黄斑中心凹周围的环上有异常的色素,但没有明显的萎缩。(b)右眼眼底自发荧光,显示黄斑的强荧光环,比图 67.2b 显示的更局限,血管弓外可见与萎缩区域相对应的弱自发荧光区。(c)SD-OCT 显示外核层和椭圆体带缺失,但在黄斑中心凹回避。

(李杰 译　雷博 校)

参考文献

1. Daiger SP, Bowne SJ, Sullivan LS, Blanton SH, Weinstock GM, Koboldt DC, et al. Application of next-generation sequencing to identify genes and mutations causing autosomal dominant retinitis pigmentosa (adRP). Adv Exp Med Biol. 2014;801:123–9.

2. Sung CH, Davenport CM, Nathans J. Rhodopsin mutations responsible for autosomal dominant retinitis pigmentosa. Clustering of functional classes along the polypeptide chain. J Biol Chem. 1993;268(35):26645–9.

3. Andreasson S, Ehinger B, Abrahamson M, Fex G. A six-generation family with autosomal dominant retinitis pigmentosa and a rhodopsin gene mutation (arginine-135-leucine). Ophthalmic Paediatr Genet. 1992;13(3):145–53.

4. Rosenfeld PJ, Cowley GS, McGee TL, Sandberg MA, Berson EL, Dryja TP. A null mutation in the rhodopsin gene causes rod photoreceptor dysfunction and autosomal recessive retinitis pigmentosa. Nat Genet. 1992;1(3):209–13.

5. Berson EL, Rosner B, Weigel-DiFranco C, Dryja TP, Sandberg MA. Disease progression in patients with dominant retinitis pigmentosa and rhodopsin mutations. Invest Ophthalmol Vis Sci. 2002;43(9):3027–36.

6. Berson EL, Rosner B, Sandberg MA, Dryja TP. Ocular findings in patients with autosomal dominant retinitis pigmentosa and a rhodopsin gene defect (Pro-23-His). Arch Ophthalmol. 1991;109(1):92–101.

7. Sandberg MA, Rosner B, Weigel-DiFranco C, Dryja TP, Berson EL. Disease course of patients with X-linked retinitis pigmentosa due to RPGR gene mutations. Invest Ophthalmol Vis Sci. 2007;48(3):1298–304.

8. Athanasiou, Aguila, Bellingham, Li, McCulley, Reeves, Cheetham. The moelcular and cellural basis of rhodopsin retinitis pigmentosa reveals strategies for therapy. Prog Retina Eye Research. Oct 2017.

9. KT O, Weleber RG, Lotery A, Oh DM, Billingslea AM, Stone EM. Description of a new mutation in rhodopsin, Pro23Ala, and comparison with electroretinographic and clinical characteristics of the Pro23His mutation. Arch Ophthalmol. 2000;118(9):1269–76.

10. Robson AG, Tufail A, Fitzke F, Bird AC, Moore AT, Holder GE, et al. Serial imaging and structure-function correlates of high-density rings of fundus autofluorescence in retinitis pigmentosa. Retina. 2011;31(8):1670–9.

11. Dryja TP, Berson EL, Rao VR, Oprian DD. Heterozygous missense mutation in the rhodopsin gene as a cause of congenital stationary night blindness. Nat Genet. 1993;4(3):280–3.

第68章

RIMS1

RIMS1 基因编码 Rab-3 相互作用分子,它作为光感受器突触蛋白参与调节囊泡胞吐。*RIMS1* 突变与常染色体显性视锥细胞营养不良(CORD7)有关[1,2]。

RIMS1 相关的 CORD7 发病年龄具有多变性,一般在 20~50 岁。患者最初是中心视力下降,随之是夜盲症。有些患者可能会有轻微的畏光。视力损害程度不等,为 20/20~20/400。眼底改变主要是黄斑部的轻度 RPE 紊乱到广泛萎缩或色素沉着,但一些患者也可能累及中周部(图 68.1a)。也可观察到血管萎缩和牛眼样黄斑病变(BEM)(图 68.2a)。眼底自发荧光(FAF)显像可显示:①与萎缩相对应的 FAF 减少区域;②BEM 外观,和(或)③黄斑周围环增加(图 68.2b,c)[1]。强自发荧

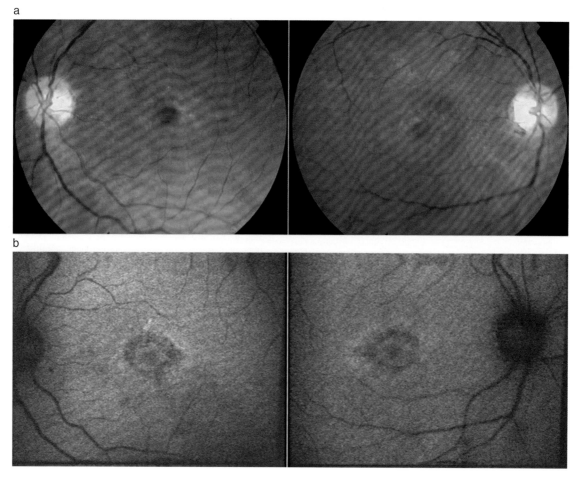

a

b

图 68.1 病例摘要:(a)右眼和左眼彩色眼底照片,显示双眼黄斑萎缩和色素上皮改变,左眼出现牛眼样黄斑病变。(b)右眼和左眼眼底自发荧光,对应于萎缩区的斑片状弱自发荧光且包绕中心凹,其周围有强自发荧光环。

光环可能随着时间扩大,环的大小与年龄相关。FAF 成像可能有助于识别年轻的无症状患者。全视野 ERG 显示视锥和视杆系统反应降低, 视锥细胞受累比视杆细胞更严重[2,3]。

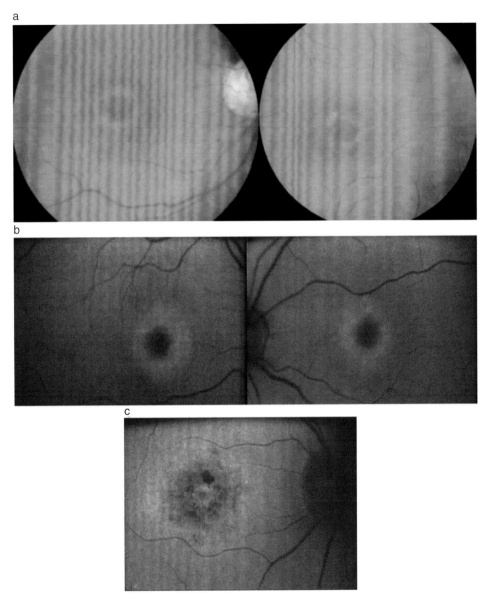

图 68.2　病例摘要:(a)不同患者的左、右眼底彩色照片,显示黄斑牛眼样萎缩改变。(b)左眼和右眼眼底自发荧光,显示围绕中心凹的强自发荧光环。(c)随访时右眼的眼底自发荧光,显示黄斑中心凹的强自发荧光,周围围绕与萎缩相对应的斑片状弱自发荧光。周边还可以观察到环绕中央凹的斑片状强自发荧光环。

(李杰 译　雷博 校)

参考文献

1. Robson AG, Michaelides M, Luong VA, Holder GE, Bird AC, Webster AR, et al. Functional correlates of fundus autofluorescence abnormalities in patients with RPGR or RIMS1 mutations causing cone or cone rod dystrophy. Br J Ophthalmol. 2008;92(1):95–102.
2. Michaelides M, Holder GE, Hunt DM, Fitzke FW, Bird AC, Moore AT. A detailed study of the phenotype of an autosomal dominant cone-rod dystrophy (CORD7) associated with mutation in the gene for RIM1. Br J Ophthalmol. 2005;89(2):198–206.
3. Johnson S, Halford S, Morris AG, Patel RJ, Wilkie SE, Hardcastle AJ, et al. Genomic organisation and alternative splicing of human RIM1, a gene implicated in autosomal dominant cone-rod dystrophy (CORD7). Genomics. 2003;81(3):304–14.

第 69 章

RLBP1

RLBP1(也称为 *CRALBP*)基因编码细胞视黄醛结合蛋白,在全反式视黄醇到 11-顺式视黄醛的异构化步骤中,作为后者主要的受体。*RLBP1* 基因突变导致波的尼亚(Bothnia)视网膜营养不良、白点状眼底、纽芬兰视杆-视锥细胞营养不良和白点状视网膜变性(RPA)[1]。

RLBP1 相关病变的眼底表型与大多数类型的 RP 相似,尽管受累个体之间的严重程度可能存在显著的差异。由 *RLBP1* 基因突变引起的 3 种早发型常染色体隐性 RP 与 RPE 水平的多发白色沉着物有关。其中一种是 RPA,而另外两种已经被区分描述,分别是来自加拿大东北部(纽芬兰视杆-视锥细胞营养不良)和瑞典北部(波的尼亚视网膜营养不良)。

RLBP1 相关的 RPA 符合常染色体隐性遗传模式。患者表现为早发型(通常在 10 岁以内)夜盲症,最佳矫正视力(BCVA)通常为 20/20 或更好[2]。眼底检查显示全层视网膜上有圆形点状白色沉着物(图 69.1a)[2-4]。年长患者还可见色素斑点、低色素、动脉变细、视盘蜡样苍白和中心凹反光减弱[2]。眼底自发荧光可显示整体自发荧光减弱,伴有与视网膜下白色沉着物相对应的强自发荧光病灶(图 69.1b)。OCT 可显示黄斑区视网膜弥漫性变薄,特别是在外核层,并在疾病早期可显示与白色沉着物相对应的视网膜下高反射性病变(图 69.1c)[4]。ERG 显示视杆和视锥系统反应明显降低,视杆系统更显著[3,5]。

RLBP1 相关白点状眼底的特征是眼底有均匀一致的白点,中周部较密集,与 RPA 中不规则白色沉着物相似(图 69.1a)。其最初症状开始于幼年,伴有夜盲症和夜间视力差。视觉敏感度差异较大,从 20/40 到 20/200,

但年轻患者受到的影响可能较小[6,7]。眼底照相通常显示在视网膜中周部多发性圆形白色沉着物(直径为 100~125μm)。疾病早期黄斑中央通常没有累及,但在晚期,这些沉着物主要分布于血管弓(图 69.1a)[7]。在 50 或 60 岁的,还可能观察到视盘苍白、动脉变细、骨样细胞和萎缩灶[7]。ERG 显示暗适应反应低或缺失,明适应反应也降低,潜伏期轻度延长[6,7]。

波的尼亚视网膜营养不良(BD)是常染色体隐性遗传 RP 的一种非典型变异。*RLBP1* 相关 BD 患者在幼年时通常伴发夜盲症[8],视力随疾病进展而逐渐恶化,最终为法定盲。视力丧失通常在 20 多岁开始,具有明显的旁中央和中央暗点[8]。眼底检查可显示类似于点状视网膜变性的广泛的白-黄色斑点,中周部可能有斑驳的表现,并可能有圆形融合的萎缩区(特别是在疾病晚期)。在 30 岁的患者中也可见到类似中央晕状萎缩的黄斑萎缩[8]。OCT 可显示中央凹及其周围、黄斑区域外的视网膜普遍变薄,通常可于 RPE 层观察到 RPA 样沉着物(图 69.1c)[9,10]。ERG 通常显示暗适应反应消失和延长[10,11]。

虽然纽芬兰视杆-视锥细胞营养不良与 RPA、BD 相似,但纽芬兰视杆-视锥细胞营养不良发病年龄更早、进展更快[1]。夜盲症通常出现在新生儿或婴儿期。患者从儿童期到 20~40 岁,在早期可以保持较好的视力,逐渐出现周边视力、中心视力和色觉逐渐丧失。GVF 检查可显示靠近注视点的环状暗点,而不是位于中周部(通常见于典型的 RP)。环状暗点随着疾病的进展可变成完整的中心暗点。色觉异常最初可表现为轻度红色弱/绿色弱和(或)蓝色觉异常,但这些通常最终发展为色觉丧失。眼底检查可显示正常眼底或轻度小动脉变细

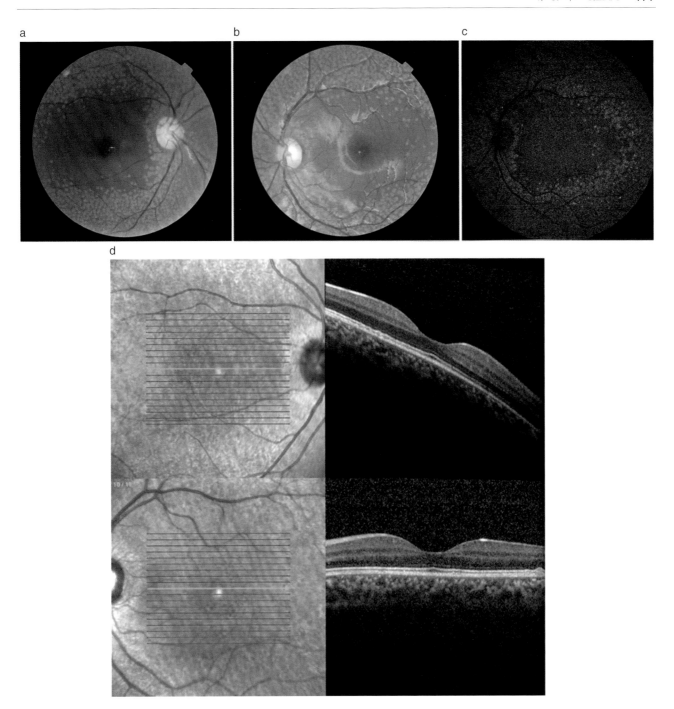

图 69.1　病例摘要：(a,b)6 岁女孩患者的右眼彩色眼底照片,显示血管弓周围多发圆形白色沉着物,未累及黄斑。(c)左眼眼底自发荧光,自发荧光总体减少,强自发荧光灶对应于图 b 中所示白色沉着物。(d)右眼和左眼的 SD-OCT,显示视网膜横截面结构基本保留而没有萎缩,以及左眼黄斑颞侧视网膜下高反射性病变。

直至进展到疾病晚期,可能有金箔样外观的黄斑萎缩[1]。年轻患者中可以观察到黄斑周围有白色斑点, 随着时间推移,中周 RPE 扇形萎缩(类似于在回旋状脉络膜视网膜萎缩中看到的,但无鸟氨酸水平升高)[1]。年轻患者的 ERG 暗适应反应可能较差,暗适应和明适应反应可能在病程后期消失。

（李杰 译　雷博 校）

参考文献

1. Eichers ER, Green JS, Stockton DW, Jackman CS, Whelan J, McNamara JA, et al. Newfoundland rod-cone dystrophy, an early-onset retinal dystrophy, is caused by splice-junction mutations in RLBP1. Am J Hum Genet. 2002;70(4):955–64.

2. Fishman GA, Roberts MF, Derlacki DJ, Grimsby JL, Yamamoto H, Sharon D, et al. Novel mutations in the cellular retinaldehyde-binding protein gene (RLBP1) associated with retinitis punctata albescens: evidence of interfamilial genetic heterogeneity and fundus changes in heterozygotes. Arch Ophthalmol. 2004;122(1):70–5.

3. Demirci FY, Rigatti BW, Mah TS, Gorin MB. A novel compound heterozygous mutation in the cellular retinaldehyde-binding protein gene (RLBP1) in a patient with retinitis punctata albescens. Am J Ophthalmol. 2004;138(1):171–3.

4. Nakamura M, Lin J, Ito Y, Miyake Y. Novel mutation in RLBP1 gene in a Japanese patient with retinitis punctata albescens. Am J Ophthalmol. 2005;139(6):1133–5.

5. Morimura H, Berson EL, Dryja TP. Recessive mutations in the RLBP1 gene encoding cellular retinaldehyde-binding protein in a form of retinitis punctata albescens. Invest Ophthalmol Vis Sci. 1999;40(5):1000–4.

6. Naz S, Ali S, Riazuddin SA, Farooq T, Butt NH, Zafar AU, et al. Mutations in RLBP1 associated with fundus albipunctatus in consanguineous Pakistani families. Br J Ophthalmol. 2011;95(7):1019–24.

7. Katsanis N, Shroyer NF, Lewis RA, Cavender JC, Al-Rajhi AA, Jabak M, et al. Fundus albipunctatus and retinitis punctata albescens in a pedigree with an R150Q mutation in RLBP1. Clin Genet. 2001;59(6):424–9.

8. Burstedt MS, Sandgren O, Holmgren G, Forsman-Semb K. Bothnia dystrophy caused by mutations in the cellular retinaldehyde-binding protein gene (RLBP1) on chromosome 15q26. Invest Ophthalmol Vis Sci. 1999;40(5):995–1000.

9. Burstedt MS, Golovleva I. Central retinal findings in Bothnia dystrophy caused by RLBP1 sequence variation. Arch Ophthalmol. 2010;128(8):989–95.

10. Burstedt M, Jonsson F, Kohn L, Kivitalo M, Golovleva I. Genotype-phenotype correlations in Bothnia dystrophy caused by RLBP1 gene sequence variations. Acta Ophthalmol. 2013;91(5):437–44.

11. Nojima K, Hosono K, Zhao Y, Toshiba T, Hikoya A, Asai T, et al. Clinical features of a Japanese case with Bothnia dystrophy. Ophthalmic Genet. 2012;33(2):83–8.

第 70 章

RP1

RP1 基因编码氧调节蛋白 1,参与光感受器的发育、光感受器外段的生成以及光感受器微管的调节。*RP1* 突变导致常染色体显性视网膜色素变性(ADRP),预后通常相对良好[1-5],也有 *RP1* 突变导致隐性 RP 的报道[6-8]。

常染色体显性 RP 患者通常在 20 岁时,出现夜盲症和(或)周边视野丧失,尽管有些患者可能到 50 多岁才出现。病程晚期通常仍维持良好的视力,并发色觉障碍可能表现出更差的视力。患者可在较早期的年龄发生白内障(通常是后囊膜下)或 CME。眼底检查通常显示 RP 的典型特征(图 70.1 和图 70.2a)。眼底自发荧光可显示 RPE 萎缩区,可存在于血管弓外的周边区或黄斑区(间或黄斑处的斑片状弱自发荧光)。全视野 ERG 通常显示视杆和视锥系统功能障碍,通常表现为视杆-视锥型。多焦 ERG 通常显示中心区反应保留。GVF 显示视杆-视锥型和视野缩窄。OCT 可显示黄斑视网膜层次正常,但有些患者黄斑处变薄、外核层消失、或 CME(图 70.2b)。有报道称 *RP1* 突变患者的不完全外显和可变表达率与疾病发作、眼底特征、视力、视野和 ERG 特征等表型变异有关(图 70.1 和图 70.2a)[3,9,10]。一个 *RP1* 突变的患者表现为单眼发病,对侧眼的眼底和全视野 ERG 完全正常[11]。

某些纯合或复合杂合 *RP1* 基因突变患者,可能表现为常染色体隐性 RP[6,7]。这些患者通常在儿童早期出现夜盲症,在 20 多岁迅速丧失视力。眼底以视盘苍白、血管变细、黄斑点状和中周部骨细胞样沉着为特征,但并不是所有患者均由此特征发现。全视野 ERG 波形常常为熄灭型,或表现出严重的视杆和视锥系统功能损失。而这些突变的携带者通常没有症状或体征。

值得注意的是,*RP1* 位点的纯合性 p.N985Y 变异体与高甘油三酯血症的高风险相关,尽管这种关联的机制和临床意义尚不清楚[12]。

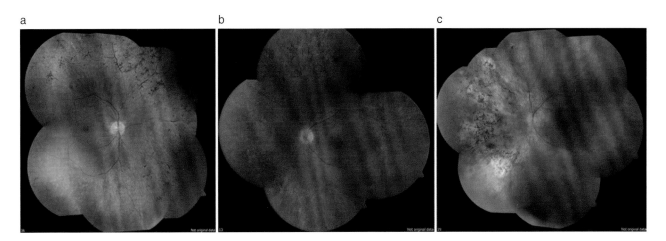

a   b   c

图 70.1 病例摘要:携带 *RP1* 突变的 3 例患者的彩色眼底照片,显示 RP 不同程度和类型的典型特征,包括视盘苍白、视网膜血管萎缩和周边骨细胞样色素沉着。(a)23 岁男性患者的右眼。(b)24 岁女性患者的左眼。(c)56 岁男性的左眼。

a   b

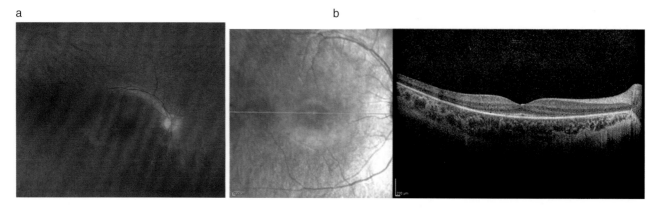

图 70.2　病例摘要：患有复合杂合突变的早发 RP 的 6 岁男孩。(a) 右眼彩色眼底照片，显示 RP 的典型特征。(b)SD-OCT 在 7 岁时，显示中心凹正常和中心凹外的视网膜外层变性（失去椭圆体带和外核层）。

（李杰 译　雷博 校）

参考文献

1. Pierce EA, Quinn T, Meehan T, McGee TL, Berson EL, Dryja TP. Mutations in a gene encoding a new oxygen-regulated photoreceptor protein cause dominant retinitis pigmentosa. Nat Genet. 1999;22(3):248–54.
2. Sullivan LS, Heckenlively JR, Bowne SJ, Zuo J, Hide WA, Gal A, et al. Mutations in a novel retina-specific gene cause autosomal dominant retinitis pigmentosa. Nat Genet. 1999;22(3):255–9.
3. Bowne SJ, Daiger SP, Hims MM, Sohocki MM, Malone KA, McKie AB, et al. Mutations in the RP1 gene causing autosomal dominant retinitis pigmentosa. Hum Mol Genet. 1999;8(11):2121–8.
4. Guillonneau X, Piriev NI, Danciger M, Kozak CA, Cideciyan AV, Jacobson SG, et al. A nonsense mutation in a novel gene is associated with retinitis pigmentosa in a family linked to the RP1 locus. Hum Mol Genet. 1999;8(8):1541–6.
5. Audo I, Mohand-Said S, Dhaenens CM, Germain A, Orhan E, Antonio A, et al. RP1 and autosomal dominant rod-cone dystrophy: novel mutations, a review of published variants, and genotype-phenotype correlation. Hum Mutat. 2012;33(1):73–80.
6. Khaliq S, Abid A, Ismail M, Hameed A, Mohyuddin A, Lall P, et al. Novel association of RP1 gene mutations with autosomal recessive retinitis pigmentosa. J Med Genet. 2005;42(5):436–8.
7. Riazuddin SA, Zulfiqar F, Zhang Q, Sergeev YV, Qazi ZA, Husnain T, et al. Autosomal recessive retinitis pigmentosa is associated with mutations in RP1 in three consanguineous Pakistani families. Invest Ophthalmol Vis Sci. 2005;46(7):2264–70.
8. Chen LJ, Lai TY, Tam PO, Chiang SW, Zhang X, Lam S, et al. Compound heterozygosity of two novel truncation mutations in RP1 causing autosomal recessive retinitis pigmentosa. Invest Ophthalmol Vis Sci. 2010;51(4):2236–42.
9. Berson EL, Grimsby JL, Adams SM, McGee TL, Sweklo E, Pierce EA, et al. Clinical features and mutations in patients with dominant retinitis pigmentosa-1 (RP1). Invest Ophthalmol Vis Sci. 2001;42(10):2217–24.
10. Jacobson SG, Cideciyan AV, Iannaccone A, Weleber RG, Fishman GA, Maguire AM, et al. Disease expression of RP1 mutations causing autosomal dominant retinitis pigmentosa. Invest Ophthalmol Vis Sci. 2000;41(7):1898–908.
11. Mukhopadhyay R, Holder GE, Moore AT, Webster AR. Unilateral retinitis pigmentosa occurring in an individual with a germline mutation in the RP1 gene. Arch Ophthalmol. 2011;129(7):954–6.
12. Fujita Y, Ezura Y, Emi M, Ono S, Takada D, Takahashi K, et al. Hypertriglyceridemia associated with amino acid variation Asn985Tyr of the RP1 gene. J Hum Genet. 2003;48(6):305–8.

第71章

RP2

RP2 基因编码位于光感受器纤毛基部的蛋白质，被认为参与调控细胞转运。*RP2* 突变占 X 连锁 RP (XLRP)的 10%~20%[1,2]。

总体而言，XLRP 的发病早于显性或隐性 RP[3]。10 岁前出现夜盲症和视力下降[2,4]。早在 30 岁左右，视力通常恶化到低于 20/200，一些研究发现伴发有高度近视[4,5]。与由其他基因引起的 RP 相比，眼底检查结果通常显示 *RP2* 突变黄斑处比周边视网膜处病变更严重。黄斑的变化很大：可能是正常、也可能是颗粒状改变、牛眼样萎缩、黄斑萎缩或广泛性黄斑萎缩(图 71.1 至图 71.5)[4,6]。常可见视盘苍白和萎缩(乳头周围或颞部)(图 71.1 和图 71.2)。周边视网膜可能呈颗粒状、脱色素、不同程度的色素沉着或脉络膜视网膜萎缩(图 71.1 和图 71.2)。在 *RP2* 突变患者中未见 *RPGR* 突变中常见的毯状变性。ERG 通常表现为视杆-视锥型，尽管也有视锥-视杆型的报道[4]。GVF 显示多达 50%的患者存在中心暗点，通常可在 12 岁以下的患者中观察到。大多数患者表现为周边视野缩小。也有上方视野缺失的报道(也见于 *RHO* 突变患者)。比较 *RP2* 相关与 *RPGR* 相关的表型发现，*RP2* 突变的患者在年龄相同时，通常视力更差，但暗适应阈值、视野或 ERG 没有显著差异。

一些患者周边视网膜呈无脉络膜样萎缩，无色素沉着(图 71.1 和图 71.4)[4]。

显性携带者还可能表现出其他的疾病特征，包括近视、黄斑萎缩、视力下降、不对称发病和中央暗点[4]。

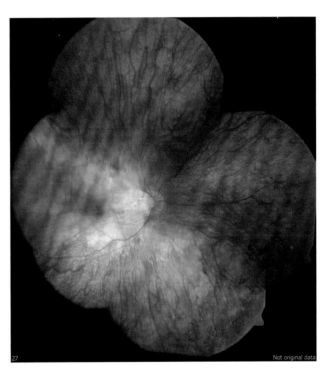

图 71.1 13 岁男性患者右眼彩色眼底照片，显示无脉络膜样的眼底周边萎缩伴骨细胞样色素沉着和视盘周围萎缩。

181

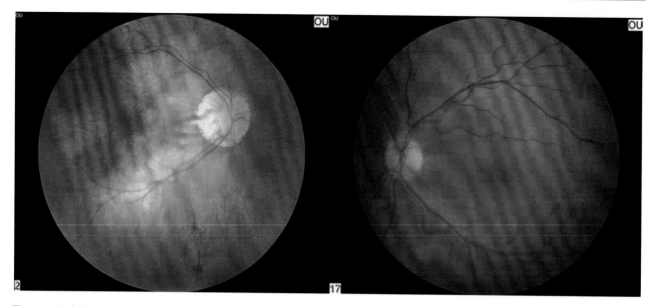

图 71.2 病例摘要:患有 *RP2* 基因突变的 41 岁女性眼底彩色照片,显示不对称的表现,左眼基本无明显变化。右眼显示周边萎缩伴骨细胞样沉着和视盘周围萎缩。

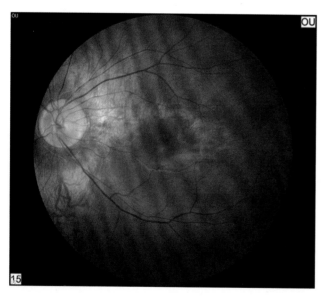

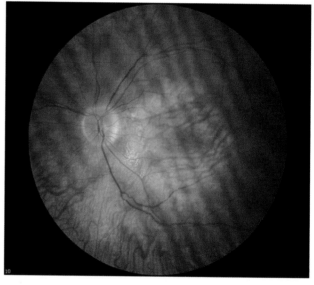

图 71.3 病例摘要:来自图 71.2 患者的 5 岁儿子的左眼彩色眼底照片,显示黄斑萎缩。

图 71.4 病例摘要:患有 *RP2* 突变的 13 岁男孩的左眼彩色眼底照片,显示无脉络膜样眼底黄斑萎缩。

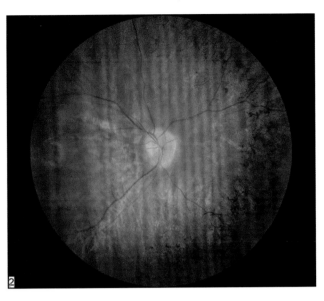

图 71.5 13岁男性患者右眼彩色眼底照片,显示视盘周围萎缩及周围骨细胞样沉着。

(李杰 译 雷博 校)

参考文献

1. Branham K, Othman M, Brumm M, Karoukis AJ, Atmaca-Sonmez P, Yashar BM, et al. Mutations in RPGR and RP2 account for 15% of males with simplex retinal degenerative disease. Invest Ophthalmol Vis Sci. 2012;53(13):8232–7.

2. Sharon D, Sandberg MA, Rabe VW, Stillberger M, Dryja TP, Berson EL. RP2 and RPGR mutations and clinical correlations in patients with X-linked retinitis pigmentosa. Am J Hum Genet. 2003;73(5):1131–46.

3. Hartong DT, Berson EL, Dryja TP. Retinitis pigmentosa. Lancet. 2006;368(9549):1795–809.

4. Jayasundera T, Branham KE, Othman M, Rhoades WR, Karoukis AJ, Khanna H, et al. RP2 phenotype and pathogenetic correlations in X-linked retinitis pigmentosa. Arch Ophthalmol. 2010;128(7):915–23.

5. Ji Y, Wang J, Xiao X, Li S, Guo X, Zhang Q. Mutations in RPGR and RP2 of Chinese patients with X-linked retinitis pigmentosa. Curr Eye Res. 2010;35(1):73–9.

6. Jin ZB, Liu XQ, Hayakawa M, Murakami A, Nao-i N. Mutational analysis of RPGR and RP2 genes in Japanese patients with retinitis pigmentosa: identification of four mutations. Mol Vis. 2006;12:1167–74.

第 72 章

RPE65

RPE65 编码类视黄醇异构酶,该异构酶在 RPE 中生成(再生)11-顺式视网膜,作为典型类视黄醇视觉通路的一部分[1]。

RPE65 基因突变导致早发性常染色体隐性 RP(视杆-视锥细胞营养不良)、LCA 和早发性重型儿童视网膜营养不良(SECORD)[2]。*RPE65* 突变也可能引起显性遗传 RP[3]。在有与白点状眼底相似表型的患者中也发现有 *RPE65* 的序列变异体[4]。

RPE65 突变占 LCA 和 SECORD 的 3%~16%,LCA 的特征是出生后第一年的视力低下,而出现 SECORD 是在 5 岁之前[5,6]。LCA 患者往往表现出追物差、固视差、瞳孔反应减弱或消失,以及眼球震颤。某些婴儿可能会有夜盲症。LCA 患者表现出婴儿期视力差。出生时眼底可能正常,但患者可能在黄斑或周边出现 RPE 斑点或颗粒以及 RPE 变薄、血管变细和视盘旁色素丧失,也有一些患者可能在晚年出现黄斑萎缩(图 72.1、图 72.2、图 72.3a 和图 72.4)。ERG 波形在 LCA 中通常为熄灭型,GVF 显示周边视野逐渐丧失。全视野刺激试验(FST)可以检测对特定光刺激的敏感性,并确定患者是否有残留的视杆细胞和视锥细胞的功能[10-12]。因为缺乏产生色素的功能,眼底自发荧光通常表现为弱自发荧光[13,14],研究报道亚效等位基因突变也降低了自发荧光[9],也可观察到中心凹的强自发荧光(图 72.3b)。

2%的隐性 RP 由 *RPE65* 突变引起[2]。*RPE65* 相关的 RP 构成了早发性 RP 家族的一部分,包括 LCA 和儿童早期晚于 LCA 起病的疾病(如早发性重型儿童视网膜营养不良)。上面描述的 LCA 的许多症状也可能存在于这些患者中。夜盲症是这些患者早期的主要症状,他们通常比 LCA 患者有更好的视力(20/50 到 LP;中位数 20/80)[15-17]。SECORD 患者到 20 岁,甚至更长时间内可保持可测的视力,随时间出现进行性缓慢丧失[7]。SECORD 患者某段时间内视力可以改善[7,8]。眼球震颤在发病早期很常见,而畏光并不常见,也有一些患者可能后来会产生[7,18]。眼底病变范围从 RPE 颗粒到视盘苍白、视盘周围色素减退、视网膜血管萎缩、以及周围斑块萎缩和黄斑萎缩。可以观察到骨细胞样色素沉着,但并不常见(图 72.4)。Weleber 等[18]报道部分 *RPE65* 突变患者有离散的局灶性细白点伴脉络膜视网膜萎缩。在可记录全视野 ERG 的患者中,可显示视杆-视锥型变性。一例患者 1 岁前出现视力差、眼球震颤和无波形的 ERG,提示患 LCA,该患者到青少年的后期仍然保持良好的中心视力,提示这两种疾病的特征具有重叠性[8]。较轻的表型可能与等位基因的残基活性相关[9]。一项研究表明,大部分视力和视野丧失都发生在青少年时期(图 72.3c)[7]。在一个累及脉络膜的 RP 家系中发现了 *RPE65* 显性突变[3]。这个家族的患者在20~50 岁中出现夜盲症和暗适应反应不良。随着疾病的发展,周边视觉逐渐丧失。眼底的表现范围从中周部的骨细胞样色素沉着和 RPE 变薄到弥漫性视网膜外层萎缩。ERG 表现为视杆-视锥型退行性变。

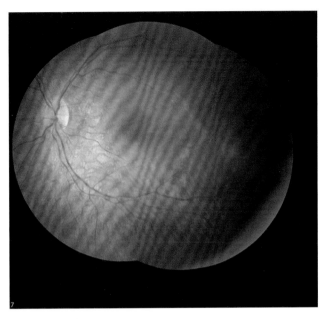

图 72.1　病例摘要:患有 LCA 的 2 岁女孩的左眼彩色眼底照片,黄斑 RPE 颗粒和无脉络膜样眼底。

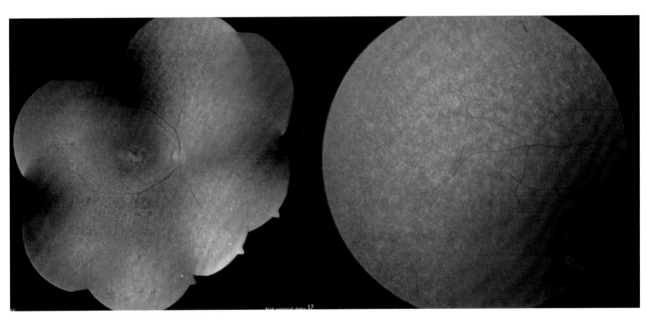

图 72.2　病例摘要:22 岁女性右眼彩色眼底照片,3 岁时诊断为患有重型 SECORD。眼底图像显示周边视网膜内有白点,黄斑萎缩,中周部有 RPE 颗粒和周边有散落的骨细胞样色素沉着。

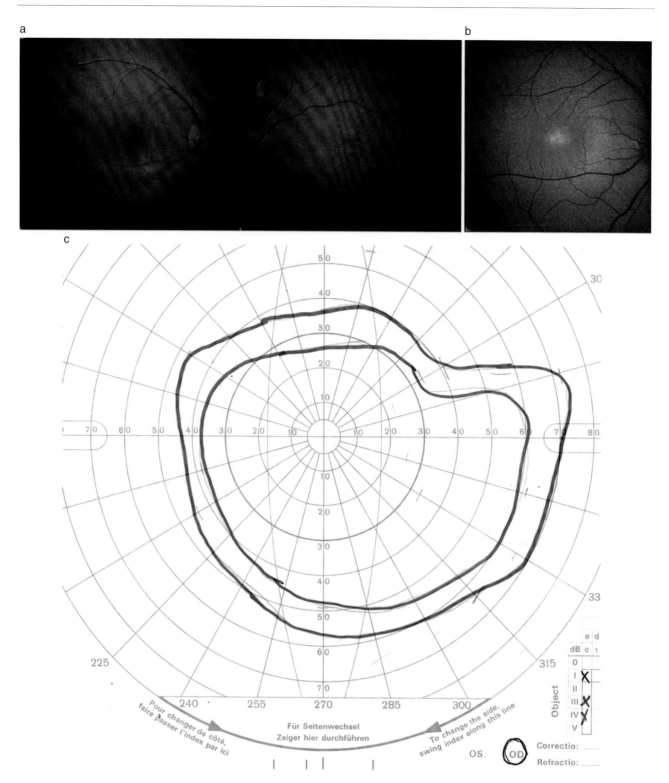

图 72.3　病例摘要:5 岁 LCA 患儿。(a)右眼眼底彩色照片显示 RPE 颗粒。(b)右眼眼底自发荧光,显示中心凹的自发荧光。(c)右眼的 GVF,显示视野轻度缩小。

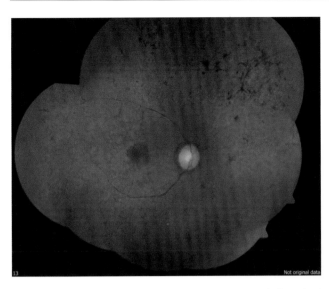

图 72.4 病例摘要：患有 LCA 的 23 岁女性的右眼彩色眼底照片，显示弥漫性 RPE 颗粒，伴有中周部萎缩和骨细胞样色素沉着。

（李杰 译 雷博 校）

参考文献

1. Moiseyev G, Chen Y, Takahashi Y, Wu BX, Ma JX. RPE65 is the isomerohydrolase in the retinoid visual cycle. Proc Natl Acad Sci U S A. 2005;102(35):12413–8.

2. Morimura H, Fishman GA, Grover SA, Fulton AB, Berson EL, Dryja TP. Mutations in the RPE65 gene in patients with autosomal recessive retinitis pigmentosa or leber congenital amaurosis. Proc Natl Acad Sci U S A. 1998;95(6):3088–93.

3. Bowne SJ, Humphries MM, Sullivan LS, Kenna PF, Tam LC, Kiang AS, et al. A dominant mutation in RPE65 identified by whole-exome sequencing causes retinitis pigmentosa with choroidal involvement. Eur J Hum Genet. 2011;19(10):1074–81.

4. Schatz P, Preising M, Lorenz B, Sander B, Larsen M, Rosenberg T. Fundus albipunctatus associated with compound heterozygous mutations in RPE65. Ophthalmology. 2011;118(5):888–94.

5. Weleber RG, Francis PJ, Trzupek KM, Beattie C. Leber congenital Amaurosis. In: Pagon RA, Adam MP, Bird TD, Dolan CR, Fong CT, Stephens K, editors. GeneReviews. Seattle: University of Washington; 1993–2017. Updated 2013.

6. Zernant J, Kulm M, Dharmaraj S, den Hollander AI, Perrault I, Preising MN, et al. Genotyping microarray (disease chip) for Leber congenital amaurosis: detection of modifier alleles. Invest Ophthalmol Vis Sci. 2005;46(9):3052–9.

7. Paunescu K, Wabbels B, Preising MN, Lorenz B. Longitudinal and cross-sectional study of patients with early-onset severe retinal dystrophy associated with RPE65 mutations. Graefes Arch Clin Exp Ophthalmol. 2005;243(5):417–26.

8. Weleber RG, Michaelides M, Trzupek KM, Stover NB, Stone EM. The phenotype of severe early childhood onset retinal dystrophy (SECORD) from mutation of RPE65 and differentiation from Leber congenital amaurosis. Invest Ophthalmol Vis Sci. 2011;52(1):292–302.

9. Lorenz B, Poliakov E, Schambeck M, Friedburg C, Preising MN, Redmond TM. A comprehensive clinical and biochemical functional study of a novel RPE65 hypomorphic mutation. Invest Ophthalmol Vis Sci. 2008;49(12):5235–42.

10. Jacobson SG, Aleman TS, Cideciyan AV, Roman AJ, Sumaroka A, Windsor EA, et al. Defining the residual vision in leber congenital amaurosis caused by RPE65 mutations. Invest Ophthalmol Vis Sci. 2009;50(5):2368–75.

11. Roman AJ, Cideciyan AV, Aleman TS, Jacobson SG. Full-field stimulus testing (FST) to quantify visual perception in severely blind candidates for treatment trials. Physiol Meas. 2007;28(8):N51–6.

12. Roman AJ, Schwartz SB, Aleman TS, Cideciyan AV, Chico JD, Windsor EA, et al. Quantifying rod photoreceptor-mediated vision in retinal degenerations: dark-adapted thresholds as outcome measures. Exp Eye Res. 2005;80(2):259–72.

13. Wabbels B, Demmler A, Paunescu K, Wegscheider E, Preising MN, Lorenz B. Fundus autofluorescence in children and teenagers with hereditary retinal diseases. Graefes Arch Clin Exp Ophthalmol. 2006;244(1):36–45.

14. Lorenz B, Wabbels B, Wegscheider E, Hamel CP, Drexler W, Preising MN. Lack of fundus autofluorescence to 488 nanometers from childhood on in patients with early-onset severe retinal dystrophy associated with mutations in RPE65. Ophthalmology. 2004;111(8):1585–94.

15. Perrault I, Rozet JM, Ghazi I, Leowski C, Bonnemaison M, Gerber S, et al. Different functional outcome of RetGC1 and RPE65 gene mutations in Leber congenital amaurosis. Am J Hum Genet. 1999;64(4):1225–8.

16. Walia S, Fishman GA, Jacobson SG, Aleman TS, Koenekoop RK, Traboulsi EI, et al. Visual acuity in patients with Leber's congenital amaurosis and early childhood-onset retinitis pigmentosa. Ophthalmology. 2010;117(6):1190–8.

17. Xu F, Dong Q, Liu L, Li H, Liang X, Jiang R, et al. Novel RPE65 mutations associated with Leber congenital amaurosis in Chinese patients. Mol Vis. 2012;18:744–50.

18. Lorenz B, Gyurus P, Preising M, Bremser D, Gu S, Andrassi M, et al. Early-onset severe rod-cone dystrophy in young children with RPE65 mutations. Invest Ophthalmol Vis Sci. 2000;41(9):2735–42.

第 **73** 章

RPGR

RPGR 基因编码 RP 的 GTP 酶调节子,参与维持光感受器纤毛的功能。*RPGR* 突变以 X 连锁的方式遗传,并引起 X 连锁视网膜色素变性(XLRP),视锥细胞/视锥–视杆细胞营养不良和黄斑营养不良[1,2]。*RPGR* 基因突变约占 XLRP 的 70%~80%。*RPGR* 表现出显著的表型异质性,其主要原因是两个选择性剪接的同型体[外显子 1~14 和开放阅读框架 15(ORF15)]包含的突变[3]。然而,绝大多数突变位于 ORF15 中。

XLRP 比许多其他类型的 RP 发病早并且进展快。*RPGR* 基因突变的患者比 *RHO* 基因突变的患者病情恶化更快[4]。研究表明 ORF15 中的突变比其他区域的突变表型更多种多样[4-6]。男性患者通常在儿童期出现夜盲症和周边视力减退。随着时间的推移,病变累及中心视力,严重视力丧失在 30~50 岁[7]。许多患者表现为近视。男性患者有典型 RP 的眼底特征。检眼镜下的中周部骨细胞样沉着会随时间而逐渐增加,周围相应处的萎缩也会增加,视网膜血管萎缩、绒毡样反光和视盘苍白也常见(图 73.1a)[8]。全视野 ERG 常表现为波幅出现严重下降或缺失。虽然一些携带者可能受到轻度影响,但女性携带者通常无症状。携带状态通常可以通过临床检查、眼底自发荧光或电生理测试来确定。

RPGR 相关 RP 存在一定程度的基因型与表型相关性,3′ 端的 *RPGR-ORF15* 序列变异多与视锥/视锥–视杆表型相关,而 5′ 变异多与视杆–视锥表型相关。视锥–视杆型营养不良患者有视力降低、色觉异常和畏光[9]。随着时间推移中心视力逐渐恶化,随后视杆细胞受累,出现夜盲症(发生于最初视力下降后的 5~10 年),以及周边视野丧失。相反,视锥细胞营养不良患者表现为单纯的视锥细胞功能障碍[9-11],即一种不太常见的表型,因为在绝大多数患者后期的视杆细胞也被累及,导致视锥和视锥–视杆营养不良表现显著重叠,所以临床所见视锥细胞营养不良的表型要少得多[12]。眼底异常通常局限于黄斑,从轻度 RPE 改变到牛眼样黄斑病变和黄斑萎缩(图 73.2)。周边变化较少见,但在老年患者中却可以观察到与 RP 相关的典型特征。在 *RPGR* 相关 RP 和视锥–视杆细胞细胞营养不良中, 均可观察到中心凹旁自发荧光增强环(图 73.1b)。这种强自发荧光环在视杆–视锥细胞型营养不良中随时间收缩,而在视锥–视杆细胞型营养不良中随时间扩大,从而使其成为具有预后意义疾病的进展标志[11,13,14]。OCT 有助于观察感光细胞和 RPE 损失的范围和分布(图 73.1c)。

RPGR 突变也会导致"萎缩性黄斑变性"[15]。患者 20~40 岁时视力下降,没有周围视野丧失或夜盲症,常伴有近视。检眼镜检查的特点是双眼局限性黄斑 RPE 萎缩(图 73.3),但周边视网膜和血管系统正常。全视野 ERG 通常在正常范围内(图 73.4),但在少数患者中降低。虽然 GVF 测试显示中央暗点,但外周视野正常(图 73.5)。

RPGR 突变可能与显著的家族内和家族间的表型异质性有关[7,11,16,17]。Walia 与 Zahid 等描述携带相同突变的同胞们表现出不一致的表型(视锥–视杆型与视杆–视锥型)[18,19]。一些研究报道了具有显性遗传特征的 *RPGR* 突变家系,强调了即使女性患病也要考虑 X 连锁遗传[20]。在单纯男性发病的家系和男性比女性受累更严重的家系中,都应考虑 X 连锁遗传。*RPGR* 变异还可能与综合征性遗传性视网膜疾病相关,其症状和特征为全身性纤毛功能障碍,包括呼吸道疾病、耳聋和不育[21,22]。

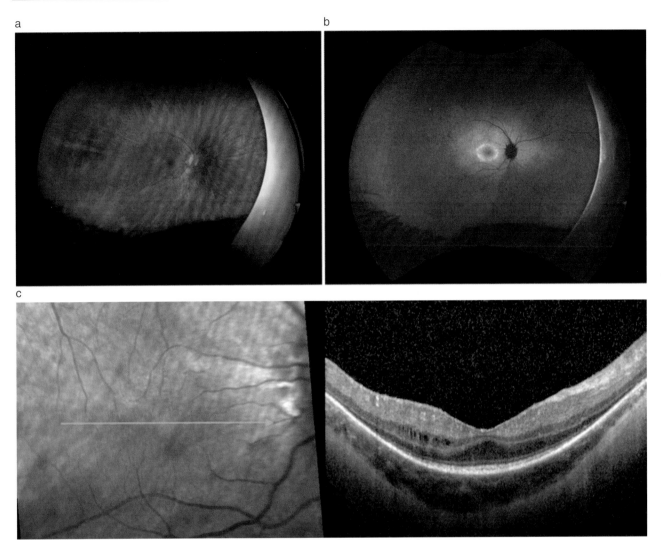

图 73.1 病例摘要:患有与 *RPGR* 突变相关 XLRP 的 8 岁男孩。(a)右眼广角彩色眼底照片,显示弥漫性视网膜萎缩。(b)右眼广角眼底自发荧光,显示以黄斑为中心的强自发荧光环。(c)右眼 OCT,显示中心凹旁椭圆体带丧失和小囊腔。

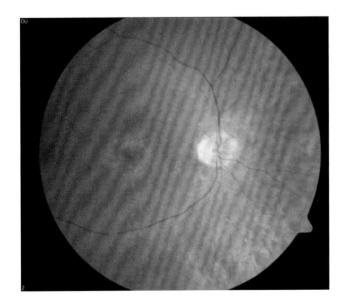

图 73.2 病例摘要:黄斑萎缩患者的右眼眼底彩色照片。

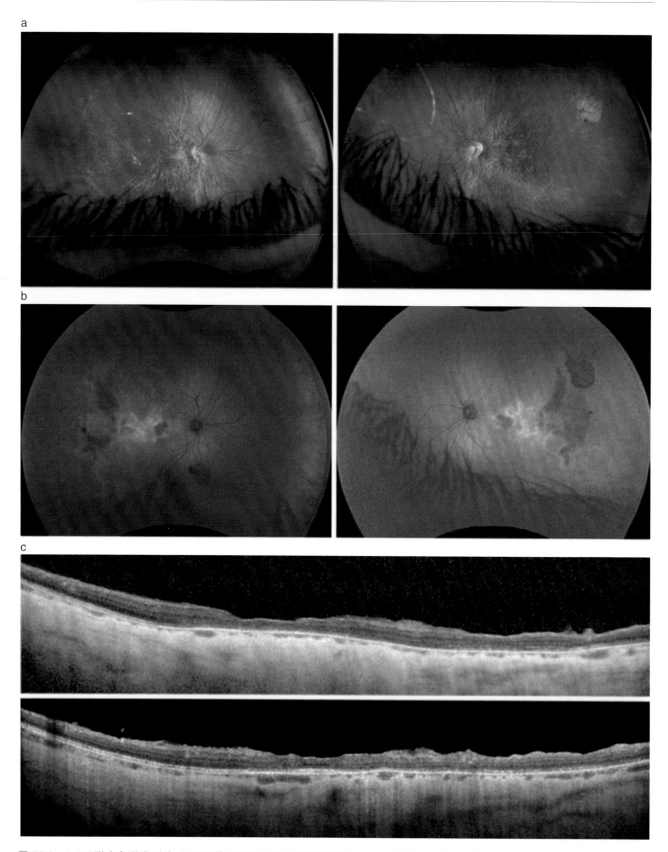

图 73.3 (a) 双眼广角眼底照片,显示延伸至颞侧的后极视网膜萎缩。(b) 双眼眼底广角自发荧光,显示对应于视网膜萎缩区域的弱自发荧光区和周围的强自发荧光斑。(c) 双眼 SD-OCT,显示弥漫性视网膜和脉络膜萎缩。

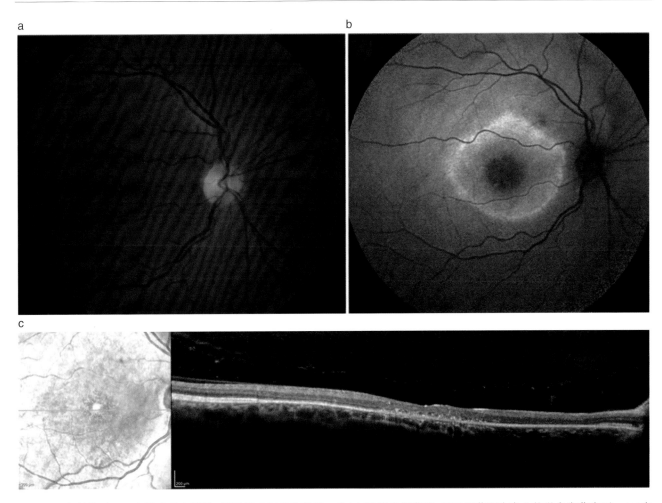

图 73.4　病例摘要：(a)右眼底彩色照片,显示相对正常的眼底。(b)右眼底自发荧光,显示以黄斑为中心的强自发荧光环。(c)右眼 SD-OCT,显示视网膜外层弥漫性破坏,中心凹处更明显。

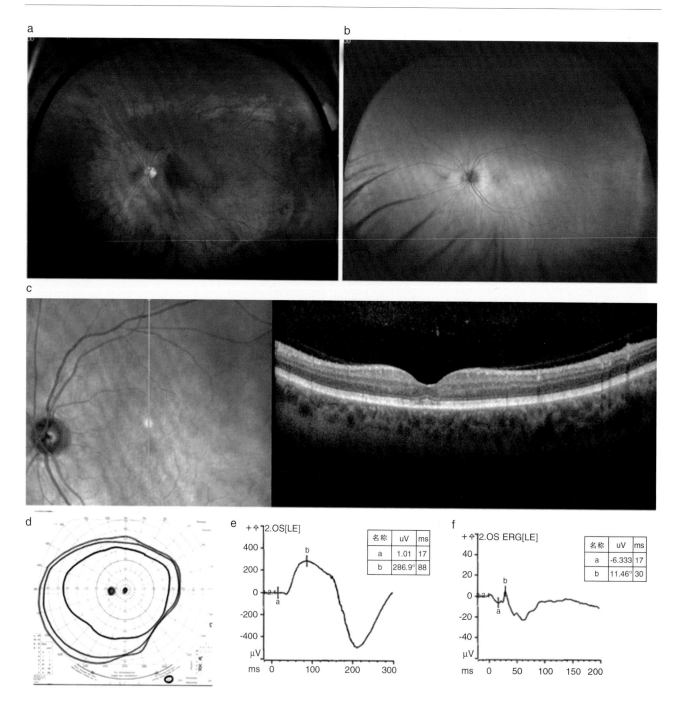

图 73.5 病例摘要:患有视锥细胞营养不良的 48 岁男性。(a)左眼广角彩色照片显示正常眼底。(b)左眼眼底广角自发荧光,无明显异常。(c)左眼 SD-OCT,显示中心凹椭圆体带细微破坏。(d)左眼 GVF,显示一个小的中心暗点。(e)左眼暗适应反应全视野 ERG,显示 b 波振幅正常。(f)左眼明适应反应全视野 ERG,显示 a 波振幅降低。

(李杰 译　雷博 校)

参考文献

1. Branham K, Othman M, Brumm M, Karoukis AJ, Atmaca-Sonmez P, Yashar BM, et al. Mutations in RPGR and RP2 account for 15% of males with simplex retinal degenerative disease. Invest Ophthalmol Vis Sci. 2012;53(13):8232–7.

2. Hartong DT, Berson EL, Dryja TP. Retinitis pigmentosa. Lancet. 2006;368(9549):1795–809.

3. Bader I, Brandau O, Achatz H, Apfelstedt-Sylla E, Hergersberg M, Lorenz B, et al. X-linked retinitis pigmentosa: RPGR mutations in most families with definite X linkage and clustering of mutations in a short sequence stretch of exon ORF15. Invest Ophthalmol Vis Sci. 2003;44(4):1458–63.

4. Sandberg MA, Rosner B, Weigel-DiFranco C, Dryja TP, Berson EL. Disease course of patients with X-linked retinitis pigmentosa due to RPGR gene mutations. Invest Ophthalmol Vis Sci. 2007;48(3):1298–304.

5. Fahim AT, Bowne SJ, Sullivan LS, Webb KD, Williams JT, Wheaton DK, et al. Allelic heterogeneity and genetic modifier loci contribute to clinical variation in males with X-linked retinitis pigmentosa due to RPGR mutations. PLoS One. 2011;6(8):e23021.

6. Sharon D, Sandberg MA, Rabe VW, Stillberger M, Dryja TP, Berson EL. RP2 and RPGR mutations and clinical correlations in patients with X-linked retinitis pigmentosa. Am J Hum Genet. 2003;73(5):1131–46.

7. Al-Maskari A, O'Grady A, Pal B, McKibbin M. Phenotypic progression in X-linked retinitis pigmentosa secondary to a novel mutation in the RPGR gene. Eye. 2009;23(3):519–21.

8. Jin ZB, Liu XQ, Hayakawa M, Murakami A, Nao-i N. Mutational analysis of RPGR and RP2 genes in Japanese patients with retinitis pigmentosa: identification of four mutations. Mol Vis. 2006;12:1167–74.

9. Demirci FY, Rigatti BW, Wen G, Radak AL, Mah TS, Baic CL, et al. X-linked cone-rod dystrophy (locus COD1): identification of mutations in RPGR exon ORF15. Am J Hum Genet. 2002;70(4):1049–53.

10. Thiadens AA, Soerjoesing GG, Florijn RJ, Tjiam AG, den Hollander AI, van den Born LI, et al. Clinical course of cone dystrophy caused by mutations in the RPGR gene. Graefes Arch Clin Exp Ophthalmol. 2011;249(10):1527–35.

11. Ebenezer ND, Michaelides M, Jenkins SA, Audo I, Webster AR, Cheetham ME, et al. Identification of novel RPGR ORF15 mutations in X-linked progressive cone-rod dystrophy (XLCORD) families. Invest Ophthalmol Vis Sci. 2005;46(6):1891–8.

12. Michaelides M, Hardcastle AJ, Hunt DM, Moore AT. Progressive cone and cone-rod dystrophies: phenotypes and underlying molecular genetic basis. Surv Ophthalmol. 2006;51(3):232–58.

13. Robson AG, Michaelides M, Luong VA, Holder GE, Bird AC, Websteret AR, et al. Functional correlates of fundus autofluorescence abnormalities in patients with RPGR or RIMS1 mutations causing cone or cone rod dystrophy. Br J Ophthalmol. 2008;92(1):95–102.

14. Robson AG, Michaelides M, Saihan Z, Bird AC, Webster AR, Moore AT, et al. Functional characteristics of patients with retinal dystrophy that manifest abnormal parafoveal annuli of high density fundus autofluorescence; a review and update. Doc Ophthalmol. 2008;116(2):79–89.

15. Ayyagari R, Demirci FY, Liu J, Bingham EL, Stringham H, Kakuk LE, et al. X-linked recessive atrophic macular degeneration from RPGR mutation. Genomics. 2002;80(2):166–71.

16. Koenekoop RK, Loyer M, Hand CK, Al Mahdi H, Dembinska O, Beneish R, et al. Novel RPGR mutations with distinct retinitis pigmentosa phenotypes in French-Canadian families. Am J Ophthalmol. 2003;136(4):678–87.

17. Andreasson S, Ponjavic V, Abrahamson M, Ehinger B, Wu W, Fujita R, et al. Phenotypes in three Swedish families with X-linked retinitis pigmentosa caused by different mutations in the RPGR gene. Am J Ophthalmol. 1997;124(1):95–102.

18. Walia S, Fishman GA, Swaroop A, Branham KE, Lindeman M, Othman M, et al. Discordant phenotypes in fraternal twins having an identical mutation in exon ORF15 of the RPGR gene. Arch Ophthalmol. 2008;126(3):379–84.

19. Zahid S, Khan N, Branham K, Othman M, Karoukis AJ, Sharma N, et al. Phenotypic conservation in patients with x-linked retinitis pigmentosa caused by RPGR mutations. JAMA Ophthalmol. 2013;131(8):1016–25.

20. Churchill JD, Bowne SJ, Sullivan LS, Lewis RA, Wheaton DK, Birch DG, et al. Mutations in the X-linked retinitis pigmentosa genes RPGR and RP2 found in 8.5% of families with a provisional diagnosis of autosomal dominant retinitis pigmentosa. Invest Ophthalmol Vis Sci. 2013;54(2):1411–6.

21. Moore A. RPGR is mutated in patients with a complex X linked phenotype combining primary ciliary dyskinesia and retinitis pigmentosa. Journal of Medical Genetics. 2005;43(4):326–33.

22. Zito I. RPGR mutation associated with retinitis pigmentosa, impaired hearing, and sinorespiratory infections. Journal of Medical Genetics 2003;40(8):609–15.

第74章

RPGRIP1

RPGRIP1 编码 X 连锁 RP 的 GTP 酶调节因子-相互作用蛋白 1，对 RPGR 的功能具有重要意义，且参与光感受器膜盘的形成。约 5% 的 LCA 和视锥-视杆细胞营养不良是由 *RPGRIP1* 常染色体隐性突变所致[1-4]。

LCA 患者常在出生后 1 年内表现出视力较差、眼球震颤、徘徊样眼球运动、固视能力较差以及指眼征[5]。疾病早期畏光较夜盲症更为常见[5-7]。在一篇有 *RPGRIP1* 突变的 4 例巴基斯坦家系的病例报道中，夜盲症和畏光分别占患者群的 38% 和 31%[8]。患者多有远视[6,7]。年龄较大的患者中常合并白内障及圆锥角膜[5,7,8]。视力在 20/400 至指数[6]，但常在 10 岁前下降至光感甚至无光感[7]。McKibbin 等人报道了 4 个家系，视力在 20/200 至光感[8]。在疾病的早期常记录不到全视野 ERG。眼底的异常表现可能仅为血管轻度变细，但最终会在 20~30 岁出现视盘苍白、RPE 斑点和中周部色素沉着（常表现为骨细胞样，但也可能为钱币状）[5,9]。还有报道部分患者可出现白色玻璃膜疣样沉着[7]。年轻患者的黄斑中心凹结构可为正常[7,8]。随着疾病的进展，30 岁左右时可出现黄斑萎缩[8]。眼底自发荧光可见黄斑区荧光信号消失[5]。OCT 可表现为正常的视网膜结构或中心凹厚度正常而中心凹旁厚度降低[9]。部分 *RPGRIP1* 突变的 LCA 患者可出现发病延缓[5]。

与其他引起 LCA 的基因座一样，*RPGRIP1* 不同变异位点所导致 LCA 的表型也存在差异。部分患者可表现为早发性视杆-视锥细胞营养不良。有文献报道 1 例自幼视力较差的患者，随着中心视力下降其夜盲症及周边视力下降也更为严重[10]。这位患者有水平性眼球震颤，眼底表现为视盘苍白、血管变细及中周部色素样改变。视野检查显示仅残留中央视岛（视杆-视锥变性型）。OCT 显示黄斑中心凹结构正常，中心凹旁及周围区域的视网膜萎缩。还有文献报道了 1 例患者 2 岁开始发病，视力为 0.1（约 20/25），伴有夜盲症、色弱的 15 岁患者，其黄斑出现萎缩、ERG 严重降低[4]。

有文献报道了 2 例巴基斯坦家系中，近亲结婚后代出现 *RPGRIP1* 突变导致的常染色体隐性遗传性视锥-视杆细胞营养不良[3]。这些患者在幼童时期即有畏光、色盲以及中心视力渐进性下降等表现。Hameed 等人[3]报道 1 例中心视力迅速下降到 20/1200 的青少年患者，眼底有颗粒样变和黄斑萎缩（有时表现为"牛眼征"）的表现。全视野 ERG 为视锥-视杆变性型（图 74.1）。

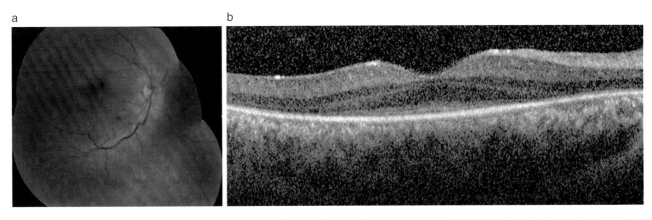

图 74.1　病例摘要：与 *RPGRIPI* 相关 LCA 的 17 岁患者，出生即发病，视力手动。(a)右眼眼底彩色照片，显示视盘充血、血管变细、RP、RPE，在血管弓及血管弓外最为明显。(b)SD–OCT 显示黄斑区中心凹之外的视网膜外核层及椭圆体带丢失，仅中心凹局部椭圆体带残留。

（陶思羽 译　雷博 校）

参考文献

1. Dryja TP, Adams SM, Grimsby JL, McGee TL, Hong DH, Li T, et al. Null RPGRIP1 alleles in patients with Leber congenital amaurosis. Am J Hum Genet. 2001;68(5):1295–8.
2. Gerber S, Perrault I, Hanein S, Barbet F, Ducroq D, Ghazi I, et al. Complete exon-intron structure of the RPGR-interacting protein (RPGRIP1) gene allows the identification of mutations underlying Leber congenital amaurosis. Eur J Hum Genet. 2001;9(8):561–71.
3. Hameed A, Abid A, Aziz A, Ismail M, Mehdi SQ, Khaliq S. Evidence of RPGRIP1 gene mutations associated with recessive cone-rod dystrophy. J Med Genet. 2003;40(8):616–9.
4. Booij JC, Florijn RJ, ten Brink JB, Loves W, Meire F, van Schooneveld MJ, et al. Identification of mutations in the AIPL1, CRB1, GUCY2D, RPE65, and RPGRIP1 genes in patients with juvenile retinitis pigmentosa. J Med Genet. 2005;42(11):e67.
5. Khan AO, Abu-Safieh L, Eisenberger T, Bolz HJ, Alkuraya FS. The RPGRIP1-related retinal phenotype in children. Br J Ophthalmol. 2013;97(6):760–4.
6. Hanein S, Perrault I, Gerber S, Tanguy G, Barbet F, Ducroq D, et al. Leber congenital amaurosis: comprehensive survey of the genetic heterogeneity, refinement of the clinical definition, and genotype-phenotype correlations as a strategy for molecular diagnosis. Hum Mutat. 2004;23(4):306–17.
7. Galvin JA, Fishman GA, Stone EM, Koenekoop RK. Evaluation of genotype-phenotype associations in leber congenital amaurosis. Retina. 2005;25(7):919–29.
8. McKibbin M, Ali M, Mohamed MD, Booth AP, Bishop F, Pal B, et al. Genotype-phenotype correlation for leber congenital amaurosis in Northern Pakistan. Arch Ophthalmol. 2010;128(1):107–13.
9. Fakhratova M. Identification of a novel LCA6 mutation in an Emirati family. Ophthalmic Genet. 2013;34(4):234–7.
10. Jacobson SG, Cideciyan AV, Aleman TS, Sumaroka A, Schwartz SB, Roman AJ, et al. Leber congenital amaurosis caused by an RPGRIP1 mutation shows treatment potential. Ophthalmology. 2007;114(5):895–8.

第 75 章

RS1

RS1 编码视网膜劈裂蛋白，在视网膜光感受器和双极细胞中表达，影响视网膜的结构和功能。*RS1* 突变可引起 X 连锁青少年型视网膜劈裂(XLRS)。

携带 *RS1* 突变的男性在婴幼儿时期，鲜有眼球震颤，儿童时期中心视力常轻度下降。患者多为远视。视力可下降到 20/100，但是不同患者之间差异很大[1-5]。成年之前相对稳定[6]，但也有随年龄增长而下降的报道[3]。只要不发生视网膜脱离和玻璃体积血，则预后较好。患者通常双眼对称发病，若有并发症(玻璃体积血或视网膜脱离)则会出现单眼视力急剧下降。眼底常有黄斑中心凹劈裂，表现为特征性"轮辐状"改变的中心凹囊性变(图 75.3a)。疾病晚期可见黄斑萎缩(图 75.1、图 75.2 和图 75.4a，b)。约 50% 的病例可以看到包括双侧的劈裂腔(通常在颞下方)、"玻璃体纱幕状改变"、血管闭塞、内层视网膜闪光以及色素性视网膜病变在内的视网膜中周部异常表现。

一些患者有视网膜白斑[7]，也有一些患者有水尾现象(暗适应后金黄色毯层光泽消失，见光后恢复)[8]。眼底自发荧光可更好地显示中心凹劈裂造成的"轮辐状"图像，表现为荧光增强(图 75.3b)[5]。OCT 是诊断最有效的检查手段，能显示出视网膜囊性改变，病变程度可随时间发生变化(图 75.3c 和图 75.4c)[10,11]。部分患者视神经纤维层厚度降低[12]。高龄患者的 OCT 可能没有视网膜劈裂的表现，但可见黄斑区变薄及视网膜前膜[13]。全视野 ERG 可呈现暗适应 ERG b 波与 a 波振幅比值<1 的负波形，或明适应闪光 ERG 潜伏期延长[9,14]，多焦 ERG(mfERG)可显示视锥细胞功能不良的区域[15,16]。GVF 检查可见典型的中心视野缺损(图 75.4d)。但是还有一些研究表明 ERG 可无异常表现，尤其在疾病早期[17,18]。据报道，约 5% 的 XLRS 病例 1 岁内就并发玻璃体积血和视网膜脱离[19,20]，也有黄斑裂孔报道[21]。

携带 *RS1* 等位基因的女性患者，尽管有些可表现出异常的 mfERG 波形，但是视网膜结构或功能通常无明显异常表现[22]。分子遗传学检测对于验证携带者具有很大的价值。

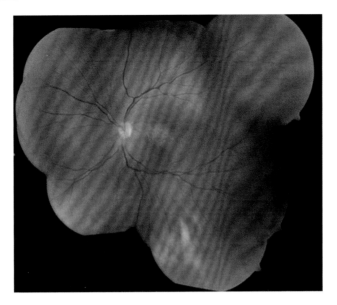

图 75.1　病例摘要:患有 XLRS 的 26 岁男性的左眼彩色眼底照片,有黄斑萎缩表现。

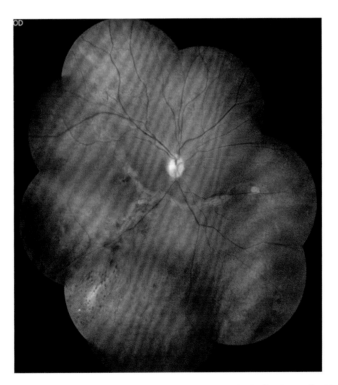

图 75.2　病例摘要:患有 XLRS 的 9 岁男孩的右眼彩色眼底照片,显示黄斑萎缩,伴颞下血管弓周围和周边视网膜色素沉着。

a   b

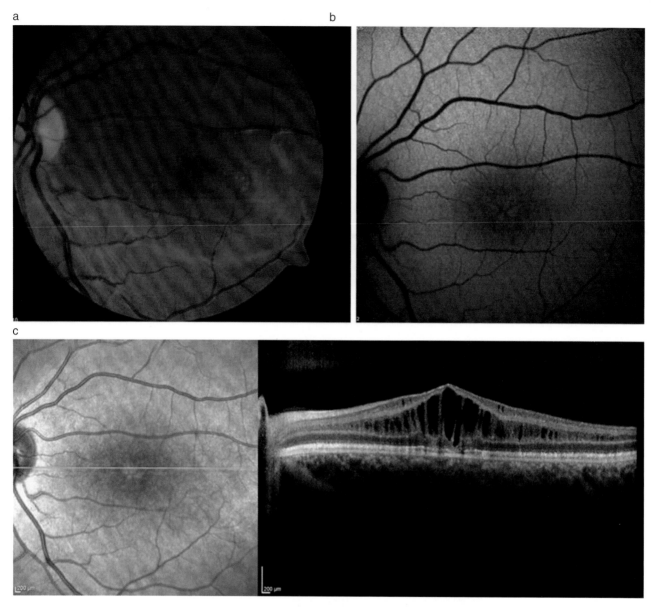

c

图 75.3   病例摘要：患有 *RS1* 突变的 12 岁男孩。(a)左眼彩色眼底照片，显示黄斑劈裂。(b)左眼眼底自发荧光，显示中心凹劈裂区域的局部强自发荧光。(c)SD-OCT 显示黄斑中心凹内层视网膜劈裂。

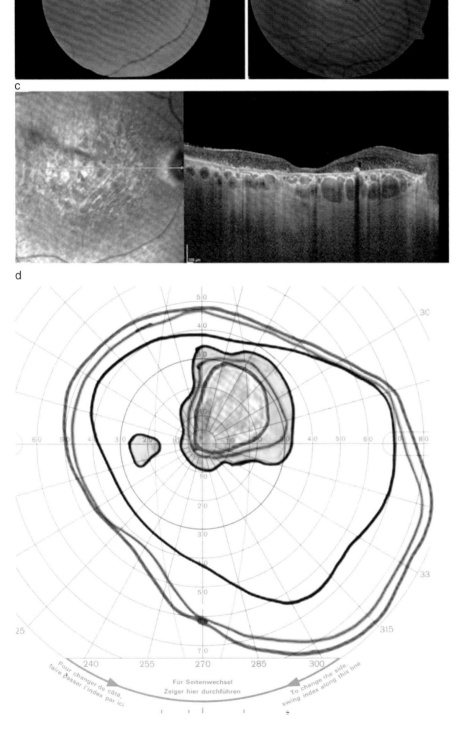

图 75.4 病例摘要:同 1 例患者(a)48 岁时右眼彩色眼底照相,显示黄斑萎缩伴少量色素改变。(b)78 岁时右眼彩色眼底照相,显示黄斑萎缩面积扩大,色素沉着增多。(c)78 岁时右眼 SD-OCT 图像显示广泛地视网膜外层和 RPE 萎缩。(d)77 岁时右眼 GVF 检查,显示在 3 条等视线上都存在严重的中心视野缺损。

(陶思羽 译 雷博 校)

参考文献

1. Molday RS, Kellner U, Weber BH. X-linked juvenile retinoschisis: clinical diagnosis, genetic analysis, and molecular mechanisms. Prog Retin Eye Res. 2012;31(3):195–212.

2. Sieving PA, MacDonald IM, Chan S. X-linked juvenile retinoschisis. In: Pagon RA, Adam MP, Ardinger HH, Wallace SE, Amemiya A, Bean LJH, et al. GeneReviews. Seattle, WA: University of Washington; 1993–2017. Updated 2014.

3. Pimenides D, George ND, Yates JR, Bradshaw K, Roberts SA, Moore AT, et al. X-linked retinoschisis: clinical phenotype and RS1 genotype in 86 UK patients. J Med Genet. 2005;42(6):e35.

4. Riveiro-Alvarez R, Trujillo-Tiebas MJ, Gimenez-Pardo A, Garcia-Hoyos M, Lopez-Martinez MA, Aguirre-Lamban J, et al. Correlation of genetic and clinical findings in Spanish patients with X-linked juvenile retinoschisis. Invest Ophthalmol Vis Sci. 2009;50(9):4342–50.

5. Renner AB, Kellner U, Fiebig B, Cropp E, Foerster MH, Weber BH. ERG variability in X-linked congenital retinoschisis patients with mutations in the RS1 gene and the diagnostic importance of fundus autofluorescence and OCT. Doc Ophthalmol. 2008;116(2):97–109.

6. Apushkin MA, Fishman GA, Rajagopalan AS. Fundus findings and longitudinal study of visual acuity loss in patients with X-linked retinoschisis. Retina. 2005;25(5):612–8.

7. Hotta Y, Nakamura M, Okamoto Y, Nomura R, Terasaki H, Miyake Y. Different mutation of the XLRS1 gene causes juvenile retinoschisis with retinal white flecks. Br J Ophthalmol. 2001;85(2):238–9.

8. Vincent A, Shetty R, Yadav NK, Shetty BK. Foveal schisis with Mizuo phenomenon: etio-pathogenesis of tapetal reflex in X-linked retinoschisis. Eye (Lond). 2009;23(5):1240–1.

9. Eksandh LC, Ponjavic V, Ayyagari R, Bingham EL, Hiriyanna KT, Andréasson S, et al. Phenotypic expression of juvenile X-linked retinoschisis in Swedish families with different mutations in the XLRS1 gene. Arch Ophthalmol. 2000;118(8):1098–104.

10. Dhingra S, Patel CK. Diagnosis and pathogenesis of congenital X-linked retinoschisis with optical coherence tomography. J Pediatr Ophthalmol Strabismus. 2010;47(2):105–7.

11. Apushkin MA, Fishman GA, Janowicz MJ. Correlation of optical coherence tomography findings with visual acuity and macular lesions in patients with X-linked retinoschisis. Ophthalmology. 2005;112(3):495–501.

12. Genead MA, Fishman GA, Walia S. Efficacy of sustained topical dorzolamide therapy for cystic macular lesions in patients with X-linked retinoschisis. Arch Ophthalmol. 2010;128(2):190–7.

13. Menke MN, Feke GT, Hirose T. Effect of aging on macular features of X-linked retinoschisis assessed with optical coherence tomography. Retina. 2011;31(6):1186–92.

14. Renner AB, Kellner U, Cropp E, Foerster MH. Dysfunction of transmission in the inner retina: incidence and clinical causes of negative electroretinogram. Graefes Arch Clin Exp Ophthalmol. 2006;244(11):1467–73.

15. Sen P, Roy R, Maru S, Ravi P. Evaluation of focal retinal function using multifocal electroretinography in patients with X-linked retinoschisis. Can J Ophthalmol. 2010;45(5):509–13.

16. Piao CH, Kondo M, Nakamura M, Terasaki H, Miyake Y. Multifocal electroretinograms in X-linked retinoschisis. Invest Ophthalmol Vis Sci. 2003;44(11):4920–30.

17. Sieving PA, Bingham EL, Kemp J, Richards J, Hiriyanna K. Juvenile X-linked retinoschisis from XLRS1 Arg213Trp mutation with preservation of the electroretinogram scotopic b-wave. Am J Ophthalmol. 1999;128(2):179–84.

18. Eksandh L, Andreasson S, Abrahamson M. Juvenile X-linked retinoschisis with normal scotopic b-wave in the electroretinogram at an early stage of the disease. Ophthalmic Genet. 2005;26(3):111–7.

19. Prasad A, Wagner R, Bhagat N. Vitreous hemorrhage as the initial manifestation of X-linked retinoschisis in a 9-month-old infant. J Pediatr Ophthalmol Strabismus. 2006;43(1):56–8.

20. Lee JJ, Kim JH, Kim SY, Park SS, Yu YS. Infantile vitreous hemorrhage as the initial presentation of X-linked juvenile retinoschisis. Korean J Ophthalmol. 2009;23(2):118–20.

21. Brasil OF, da Cunha AL, de Castro MB, Japiassu RM. Macular hole secondary to X-linked juvenile retinoschisis. Ophthalmic Surg Lasers Imaging. 2011;42 Online:e4–5.

22. Kim LS, Seiple W, Fishman GA, Szlyk JP. Multifocal ERG findings in carriers of X-linked retinoschisis. Doc Ophthalmol. 2007;114(1):21–6.

第 76 章

SAG

SAG 也被称为 S-抗原或 S-抑制蛋白,编码参与光转导恢复期的视杆光感受器蛋白。它存在于视网膜和松果体中,在激活的光转导级联反应中起抑制作用[1,2]。其突变可导致小口氏病和 RP。

日本人群中大部分常染色体隐性遗传小口氏病是由 *SAG* 突变所致,最常见的突变是 c.926delA;p.N309Tfs*12(曾有报道为 1147delA)[2,3]。Hayashi 等(2010)报道了 6 例日本小口氏病患者,其中有 5 例是 c.926delA 纯合子突变[3]。小口氏病是先天性静止性夜盲症(CSNB)的一种,儿童期夜盲症通常是其唯一的症状[4]。视力、视野和色觉通常都在正常范围内。小口氏病的一个典型特征是眼底弥漫性的金黄色或灰色改变,长时间暗适应后消失,再次暴露于光照后几乎立即重新出现(称为水尾现象)[2-4]。全视野 ERG 在暗适应 30min 后记录不到波形,但视锥细胞和闪光 ERG 基本正常。视杆-视锥系统混合 ERG 反应 a 波明显降低,b 波记录不到,但振荡电位保留完好[3,4]。

SAG 突变有不同的外显率。有部分患者仅有小口氏病[2],还有部分患者表现为伴有水尾现象的 RP[4]。有文献报道了 1 例 *SAG* 基因 c.926delA 纯合突变的常染色体隐性遗传 RP 患者,眼底表现为血管弓周围的 RP 及 RPE 萎缩。该患者视野缩小、中心旁暗点,同时存在水尾现象[3]。

最近,Sullivan 等人报道西班牙裔美国人常染色体显性遗传 RP 36% 由 *SAG* 突变导致(c.440G>T;p.Cys147Phe)。所有患者都表现出典型的 RP 眼底改变,伴有视杆-视锥细胞变性型 ERG 波形消失,不伴有水尾现象[5]。

(陶思羽 译 雷博 校)

参考文献

1. O'Neill MJF. S-Antigen; SAG. OMIM. 181031. 1990 (updated 2013). http://omim.org/entry/181031. Accessed 6 Mar 2017.
2. Waheed NK, Qavi AH, Malik SN, Maria M, Riaz M, Cremers FP, et al. A nonsense mutation in S-antigen (p.Glu306*) causes Oguchi disease. Mol Vis. 2012;18:1253–9.
3. Hayashi T, Tsuzuranuki S, Kozaki K, Urashima M, Tsuneoka H. Macular dysfunction in oguchi disease with the frequent mutation 1147delA in the SAG gene. Ophthalmic Res. 2011;46(4):175–80.
4. Sonoyama H, Shinoda K, Ishigami C, Tada Y, Ideta H, Ideta R, et al. Oguchi disease masked by retinitis pigmentosa. Doc Ophthalmol. 2011;123(2):127–33.
5. Sullivan LS, Bowne SJ, Koboldt DC, Cadena EL, Heckenlively JR, Branham KE, Wheaton DH, Jones KD, Ruiz RS, Pennesi ME, Yang P, Davis-Boozer D, Northrup H, Gurevich VV, Chen R, Xu M, Li Y, Birch DG, Daiger SP. A Novel Dominant Mutation in, the Arrestin-1 Gene, Is a Common Cause of Retinitis Pigmentosa in Hispanic Families in the Southwestern United States. Investigative Opthalmology & Visual Science. 2017;58(5):2774.

第 **77** 章

SEMA4A

SEMA4A 编码信号素-4A,一种参与细胞间信号转导的细胞表面受体,这种蛋白在适应性免疫以及抑制血管生成和轴突生长中发挥作用。一项体外研究表明,*SEMA4A* 突变导致 RPE 皮细胞易受光、氧化应激和内质网应激的影响[1]。目前已证明 *SEMA4A* 突变可导致常染色体隐性遗传性和常染色体显性遗传性 RP(视杆-视锥细胞营养不良)和隐性视锥-视杆细胞营养不良[2]。

显性或隐性视杆-视锥细胞营养不良患者的最初表现为夜盲症和进行性周边视力丧失,后期表现为中心视力的丧失。眼底可见周边和中周部骨细胞样色素沉着,血管变细。高龄患者可累及黄斑。OCT 可显示出残存的黄斑中心凹光感受器(图 77.1b)。

视锥-视杆细胞营养不良的典型表现为早期视力丧失和色觉障碍,随后出现夜盲症和周边视力丧失。通常伴有畏光和光敏性增高。眼底黄斑萎缩和中周部色素沉着呈颗粒状改变。眼底自发荧光显示视网膜黄斑区自发荧光增强,中周部呈斑驳状弱自发荧光(图77.1a)。

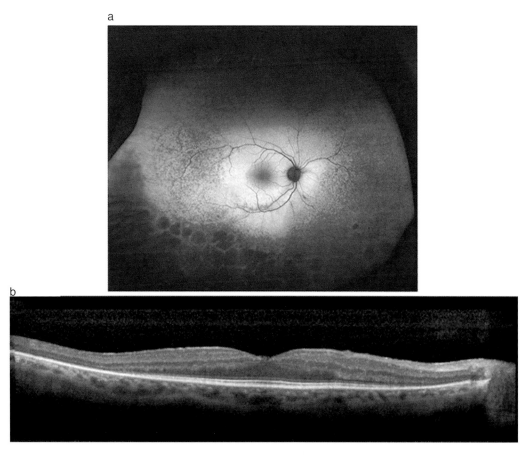

图 77.1　病例摘要：52 岁西班牙裔男性(CEI28386)，*SEMA4A* 突变导致的显性 RP 家族史。(a)右眼广角眼底自发荧光显示黄斑区自发荧光增强，中周部视网膜斑驳状弱自发荧光。下方视网膜还存在与 RPE 萎缩对应的圆形弱自发荧光。(b)右眼 SD-OCT 图像，显示中心凹以外视网膜椭圆体带及外核层的丢失。

（陶思羽　译　雷博　校）

参考文献

1. Tsuruma K, Nishimura Y, Kishi S, Shimazawa M, Tanaka T, Hara H. SEMA4A mutations lead to susceptibility to light irradiation, oxidative stress, and ER stress in retinal pigment epithelial cells. Invest Ophthalmol Vis Sci. 2012;53(10):6729–37.
2. Abid A, Ismail M, Mehdi SQ, Khaliq S. Identification of novel mutations in the SEMA4A gene associated with retinal degenerative diseases. J Med Genet. 2006;43(4):378–81.

第78章

SNRNP200

SNRNP200（也称 *ASCC3L1*）编码 hBrr2，一种前 mRNA 剪接必需的 RNA 解旋酶。该基因突变与常染色体显性遗传性 RP 有关[1-3]。

SNRNP200 相关的 RP 患者典型特征为夜盲症，通常在 10 岁左右发病。随年龄增长，患者视力逐渐下降、视野逐渐缩小、最终丧失周边视力，仅残存中心视力。检眼镜下可见视盘蜡样苍白、小动脉变细、中周部视网膜骨细胞样色素沉着以及 RPE 的萎缩，这些特征通常随年龄增长而加重（图 78.1 和图 78.2）[1-3]。部分老年患者可出现黄斑萎缩[2]。在一项研究中，2 例患者在 40 多岁时，被诊断有闭角型青光眼[1]。全视野暗适应视杆系统 ERG 显示波形降低或无波形。严重病例中视杆和视锥细胞功能均下降，但年轻患者的视锥细胞功能可能更好地保留。多焦 ERG 显示整个测试区域信号降低或黄斑周围区域信号降低[1-3]。

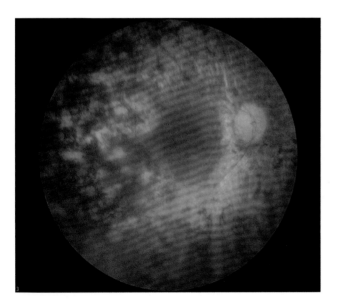

图 78.1 病例摘要：患有视杆－视锥细胞营养不良的 59 岁女性的右眼彩色眼底照相，显示典型的骨细胞样色素沉着、视盘蜡样苍白、视网膜血管变细。

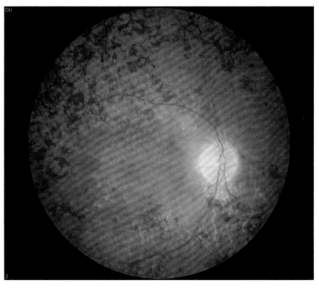

图 78.2 病例摘要：患有视杆－视锥细胞营养不良的 45 岁男性的右眼彩色眼底照相，典型的 RP 眼底特征。

（陶思羽 译 雷博 校）

参考文献

1. Liu T, Jin X, Zhang X, Yuan H, Cheng J, Lee J, et al. A novel missense SNRNP200 mutation associated with autosomal dominant retinitis pigmentosa in a Chinese family. PLoS One. 2012;7(9):e45464.
2. Zhao C, Lu S, Zhou X, Zhang X, Zhao K, Larsson C. A novel locus (RP33) for autosomal dominant retinitis pigmentosa mapping to chromosomal region 2cen-q12.1. Hum Genet. 2006;119(6):617–23.
3. Li N, Mei H, MacDonald IM, Jiao X, Hejtmancik JF. Mutations in ASCC3L1 on 2q11.2 are associated with autosomal dominant retinitis pigmentosa in a Chinese family. Invest Ophthalmol Vis Sci. 2010;51(2):1036–43.

第 **79** 章

SPATA7

SPATA7 编码精子形成相关蛋白,该蛋白对视网膜功能的作用尚不清楚。*SPATA7* 常染色体隐性突变与 LCA 和 RP 有关。

SPATA7 的突变很少导致常染色体隐性 LCA(1%~2%)。*SPATA7* 相关的 LCA 患者出现视力症状的时间较早,通常在婴儿时期。与其他基因变异引起的 LCA 类似,患儿表现为固视功能及瞳孔反射较差、眼球震颤、夜盲症、远视散光和一过性畏光[1-3]。在一项对 10 例 *SPATA7* 突变患者的研究中,1 例有圆锥角膜,2 例 21 岁以下患者有轻度白内障[1]。10 岁前患者的视力即可下降至手动或更差,GVF 显示中心视野缩减至 5°之内[1]。对患者进行眼底检查可见早期眼底正常或表现为逐步恶化的"椒盐样"外观,并伴萎缩性视网膜改变和色素迁移,还伴有小动脉变细及视盘苍白[1,3]。眼底自发荧光常表现为中心凹旁环形强自发荧光,中周部至周边以及沿小动脉的弱自发荧光。SD-OCT 显示视网膜弥漫变薄,中心凹区域可见残存的椭圆体带。年龄较小的患者 ERG 可发现视杆系统 ERG b 波振幅正常/低于正常,但在 10 岁前,往往就检测不到视杆系统 ERG 信号[1]。

SPATA7 相关的早发性视网膜营养不良比较少见,为常染色体隐性遗传。表型与 *SPATA7* 相关 LCA 非常相似,但病情往往较轻[2]。症状发生于儿童早期,以视力丧失和夜视为主诉。10 岁前视野可缩小至 5°[2]。疾病早期视力正常,随着时间推移可降至 20/200 到手动。眼底检查可见广泛的 RPE 变性、小动脉狭窄、视盘苍白和骨细胞样色素改变,这些典型的 RP 特征(图 79.1a)。年龄较大的患者可出现黄斑变性。全视野 ERG 在疾病早期即表现为典型的熄灭型[4]。眼底自发荧光在黄斑区可表现为环形强自发荧光(图 79.1b),OCT 有助于观察光感受器和色素上皮细胞受损程度。

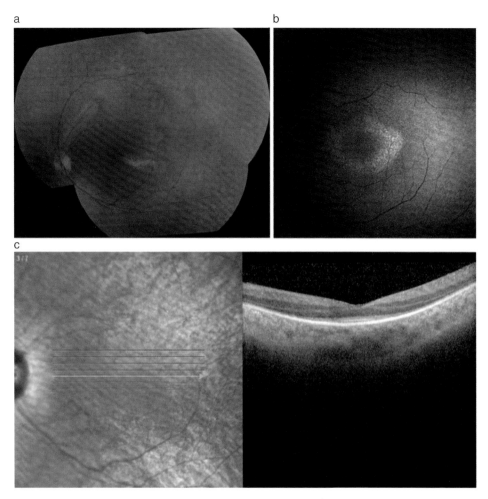

图 79.1　病例摘要：患有与 *SPATA7* 相关 LCA 患者，出生时发病，视力手动。(a)左眼的彩色眼底照相，显示血管变细、周边 RPE 萎缩、视网膜白色斑点/沉着。(b)眼底自发荧光，显示中心凹周围的环形强自发荧光。(c)SD-OCT 显示中心小凹平坦，黄斑中心凹周围椭圆体带和外核层消失。

（陶思羽 译　雷博 校）

参考文献

1. Mackay DS, Ocaka LA, Borman AD, Sergouniotis PI, Henderson RH, Moradi P, et al. Screening of SPATA7 in patients with Leber congenital amaurosis and severe childhood-onset retinal dystrophy reveals disease-causing mutations. Invest Ophthalmol Vis Sci. 2011;52(6):3032–8.
2. Wang H, den Hollander AI, Moayedi Y, Abulimiti A, Li Y, Collin RW, et al. Mutations in SPATA7 cause Leber congenital amaurosis and juvenile retinitis pigmentosa. Am J Hum Genet. 2009;84(3):380–7.
3. Perrault I, Hanein S, Gerard X, Delphin N, Fares-Taie L, Gerber S, et al. Spectrum of SPATA7 mutations in Leber congenital amaurosis and delineation of the associated phenotype. Hum Mutat. 2010;31(3):E1241–50.
4. Kannabiran C, Palavalli L, Jalali S. Mutation of SPATA7 in a family with autosomal recessive early-onset retinitis pigmentosa. J Mol Genet Med. 2012;6:301–3.

第 **80** 章

TIMP3

TIMP3 编码基质金属蛋白酶抑制剂,其突变可导致 Sorsby 眼底营养不良,是一种常染色体显性遗传性黄斑变性[1-4]。

患者通常在 40~50 岁出现中心视力突然丧失,其由脉络膜新生血管和视网膜下积液造成[5,6]。大部分患者在中心视力突然下降前没有临床症状,有些患者具有夜盲症的表现。一项研究显示,第一只眼视力降至 20/200 以下的年龄中位数为 49 岁,第二只眼为 59 岁[5]。脉络膜新生血管(CNV)引起的视力丧失比黄斑萎缩更早,第一只眼最早出现在 45 岁[4]。有些患者可能在 3~5 年后才会在对侧眼中出现 CNV[5]。20 岁以下的患者眼底检查通常无明显异常,但大多数患者在 30 岁前,可出现后极部玻璃膜疣样沉着物,可能不影响视力[5,7]。这些沉着物通常不能在眼底荧光造影中显影,但整个视网膜表现为斑片状弱荧光。无论有无 CNV 均可发生黄斑萎缩,50 岁时视力低于 20/200(图 80.1 和图 80.2)。一些研究发现玻璃膜疣样沉着物可早于 CNV 出现 3~12 年。即使没有玻璃膜疣样沉着物的出现,也可发生 CNV[5]。50%的患者双眼 CNV 形成年龄为 37~61 岁[5]。据报道,在某些突变患者中 CNV 可反复发作或呈多灶性[5]。中周部萎缩很少见。

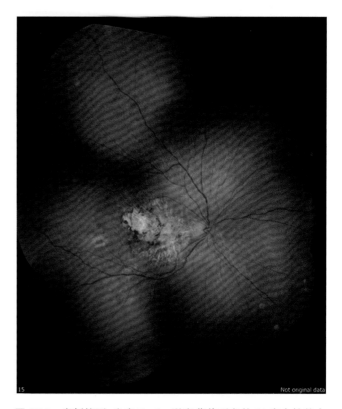

图 80.1 病例摘要:患有 Sorsby 眼底营养不良的 54 岁女性的右眼彩色眼底照相,显示沿血管弓分布的玻璃膜疣,黄斑区脉络膜萎缩伴瘢痕形成和色素沉着。黄斑区的改变是因为既往有新生血管形成。

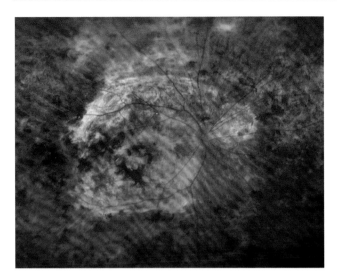

图 80.2　病例摘要：另外一例患有 Sorsby 眼底营养不良的 54 岁的女性右眼彩色眼底照片，显示广泛的脉络膜视网膜萎缩，黄斑部瘢痕和色素沉着扩展到血管弓外。周边也可见视网膜萎缩和密集的色素改变。

（陶思羽 译　雷博 校）

参考文献

1. Langton KP, McKie N, Curtis A, Goodship JA, Bond PM, Barker MD, et al. A novel tissue inhibitor of metalloproteinases-3 mutation reveals a common molecular phenotype in Sorsby's fundus dystrophy. J Biol Chem. 2000;275(35):27027–31.
2. Weber BH, Vogt G, Pruett RC, Stöhr H, Felbor U. Mutations in the tissue inhibitor of metalloproteinases-3 (TIMP3) in patients with Sorsby's fundus dystrophy. Nat Genet. 1994;8(4):352–6.
3. Felbor U, Stohr H, Amann T, Schonherr U, Weber BH. A novel Ser156Cys mutation in the tissue inhibitor of metalloproteinases-3 (TIMP3) in Sorsby's fundus dystrophy with unusual clinical features. Hum Mol Genet. 1995;4(12):2415–6.
4. Schoenberger SD, Agarwal A. A novel mutation at the N-terminal domain of the TIMP3 gene in Sorsby fundus dystrophy. Retina. 2013;33(2):429–35.
5. Sivaprasad S, Webster AR, Egan CA, Bird AC, Tufail A. Clinical course and treatment outcomes of Sorsby fundus dystrophy. Am J Ophthalmol. 2008;146(2):228–34.
6. Stöhr H, Anand-Apte B. A review and update on the molecular basis of pathogenesis of Sorsby fundus dystrophy. Adv Exp Med Biol. 2012;723:261–7.
7. Barbazetto IA, Hayashi M, Klais CM, Yannuzzi LA, Allikmets R. A novel TIMP3 mutation associated with Sorsby fundus dystrophy. Arch Ophthalmol. 2005;123(4):542–3.

第81章

TOPORS

TOPORS 编码 E3 泛素–蛋白连接酶 Topors，这是一种参与蛋白酶降解通路的酶。1% 的常染色体显性遗传 RP 由 *TOPORS* 突变所致[1-3]。通常在 10 岁~50 岁出现夜盲症和周边视力丧失，但有些患者也可能没有这些症状[1,2]。在疾病晚期仍可维持指数至 20/20 的视力。眼底典型特征是在年轻患者中位于视网膜血管周围的 RPE 萎缩（"血管袖套样 RPE 萎缩"），随年龄增长进展为 RPE 萎缩伴弥漫性色素沉着（图 81.1 和图 81.2）[1]。患者还可出现视盘苍白和黄斑区 RPE 萎缩[2]。全视野 ERG 显示为视杆–视锥变性型，但具有可变性[1,2]。部分携带突变的患者可能眼底表现正常，但 ERG 异常[1]。GVF 也显示为视杆–视锥细胞型，但在同一家系中视野损失的程度可能不同[1]。静态视野检查可表现为中心凹视敏度残存，10°之外视敏度丧失[2]。有人提出截断突变的致病性是由于单倍体剂量不足而造成的[1,2]。

有一个 *TOPORS* 错义突变导致常染色体显性遗传性周边视网膜营养不良的家系报道[4,5]，患者可无症状、有中心视力缺损或中心旁暗点。通常在 25 岁后出现夜盲症，也可能 50 岁才出现。色觉异常不常见。眼底特征为血管弓附近而非中周部的骨细胞样色素沉着、小血管变细，但视盘正常。全视野 ERG 多为异常，但其严重程度不及上文所述的视杆–视锥细胞营养不良以

及其他类型的 ADRP。多焦 ERG 通常显示黄斑区振幅降低。暗适应阈值可能有轻微提高。GVF 显示 30°范围内的环形暗点。该家系中 1 名患者眼底表现与视杆–视锥细胞营养不良相同，中周部视网膜骨细胞样色素沉积、萎缩、血管变细，最终累及黄斑[4]。

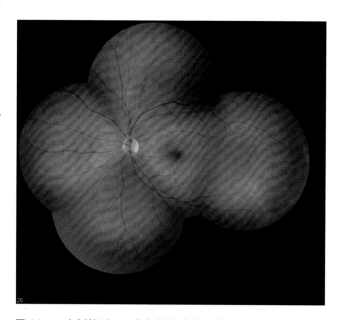

图 81.1 病例摘要：27 岁女性患者的左眼彩色眼底照片，眼底特征不典型。没有明显的骨细胞样色素沉着或萎缩，仅有 RPE 改变。

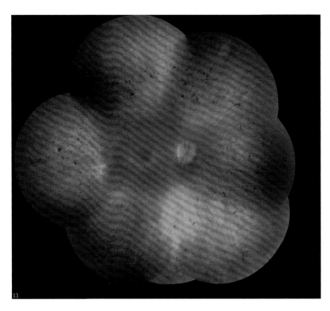

图 81.2　病例摘要 : 56 岁患者 (图 81.1 患者的父亲) 右眼彩色眼底照片 , 显示中周部 RPE 萎缩及骨细胞样色素沉着。部分色素沉着和萎缩靠近视网膜血管。图中还可见中心凹旁区域 RPE 脱色素。

（陶思羽　译　雷博　校）

参考文献

1. Chakarova CF, Papaioannou MG, Khanna H, Lopez I, Waseem N, Shah A, et al. Mutations in TOPORS cause autosomal dominant retinitis pigmentosa with perivascular retinal pigment epithelium atrophy. Am J Hum Genet. 2007;81(5):1098–103.
2. Bowne SJ, Sullivan LS, Gire AI, Birch DG, Hughbanks-Wheaton D, Heckenlively JR, et al. Mutations in the TOPORS gene cause 1% of autosomal dominant retinitis pigmentosa. Mol Vis. 2008;14:922–7.
3. Schob C, Orth U, Gal A, Kindler S, Chakarova CF, Bhattacharya SS, et al. Mutations in TOPORS: a rare cause of autosomal dominant retinitis pigmentosa in continental Europe? Ophthalmic Genet. 2009;30(2):96–8.
4. Selmer KK, Grondahl J, Riise R, Brandal K, Braaten O, Bragadottir R, et al. Autosomal dominant pericentral retinal dystrophy caused by a novel missense mutation in the TOPORS gene. Acta Ophthalmol. 2010;88(3):323–8.
5. Sandberg MA, Gaudio AR, Berson EL. Disease course of patients with pericentral retinitis pigmentosa. Am J Ophthalmol. 2005;140(1):100–6.

第82章

TULP1

TULP1 编码 Tubby 样蛋白 1,其作为一种视网膜特异性蛋白参与蛋白质转运及光感受器中视紫红质的运输。*TULP1* 的隐性突变可导致 LCA、早发性 RP、典型的视杆-视锥细胞营养不良等一系列疾病[1-4]。

在一项研究中,Hanein 等人发现 *TULP1* 突变可导致 1.7% 的 LCA,*TULP1* 相关性 LCA 患者在出生几个月内即可出现眼球震颤、严重视觉缺陷以及 ERG 表现为熄灭型。1~2 岁夜盲症较畏光更为常见,周边视野缩小[3]。

TULP1 突变导致的常染色体隐性遗传性 RP<1%。患者在出生后不久即可出现眼球震颤(钟摆型、垂直型或水平型),10 岁前可出现视野丧失,较差的视力和夜盲症。患者也可能很早出现夜盲症、畏光、头部颤动。一些患者还可表现为外斜视或早发性白内障。眼底检查可见小动脉变细和中周部视网膜典型的骨细胞样色素沉着(图 82.1a 和图 82.2a)。也有出现斑驳状 RPE、后

巩膜葡萄肿和 Fuch 斑的报道。老年患者也可见视盘苍白。一项研究还发现 2 例患者黄斑呈玻璃纸样反光[5]。通常情况下,患者在 30 多岁时视力低于 20/200,并表现出视杆-视锥型变性 ERG 和 GVF[1]。一些患者在年轻时即出现熄灭型视杆和视锥系统 ERG。视野逐步缩小,并可能在疾病晚期发展为全盲[2,4,6-9]。眼底自发荧光可显示黄斑区强自发荧光环、RPE 萎缩区域弱自发荧光(图 82.2b)。OCT 能观察到黄斑区 RPE 和光感受器受损的区域(图 82.1b)。

一项研究描述了 2 例无血缘关系的 *TULP1* 纯合子突变(p.Arg420Ser)患者,通过母系单亲同二倍体遗传[10]。虽然 *TULP1* 突变主要与视杆细胞功能障碍有关,但这 2 例患者却存在明显的视锥细胞功能障碍。他们都有渐进性视力下降、牛眼样黄斑变性、视锥细胞 ERG 信号丢失以及中央暗点的特征。

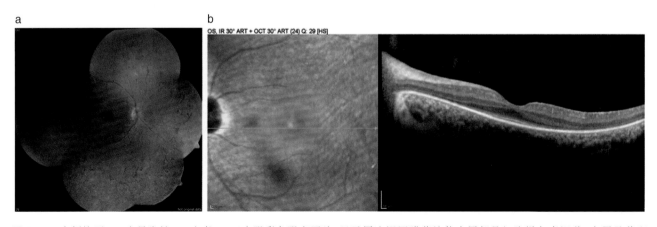

图 82.1 病例摘要:17 岁早发性 RP 患者。(a)右眼彩色眼底照片,显示周边视网膜萎缩伴中周部骨细胞样色素沉着,未累及黄斑区。(b)SD-OCT 显示黄斑区视网膜椭圆体带和外核层消失,仅中心凹局部残留。

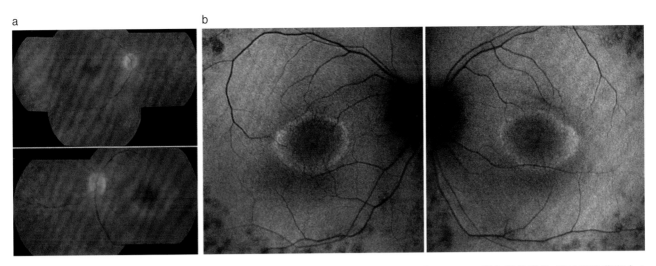

图 82.2　病例摘要：患有 LCA 的 21 岁患者，出生时起病，视力 logMAR 右眼 0.4，左眼 0.78。(a)彩色眼底照相，显示双眼黄斑中心凹周围环形 RPE 脱色素，中周部视网膜斑驳状 RPE 萎缩和少量色素沉着。(b)眼底自发荧光，显示双眼环形强自发荧光，血管弓外 RPE 萎缩区域表现为点状弱自发荧光。

（陶思羽　译　　雷博　校）

参考文献

1. Hagstrom SA, North MA, Nishina PL, Berson EL, Dryja TP. Recessive mutations in the gene encoding the tubby-like protein TULP1 in patients with retinitis pigmentosa. Nat Genet. 1998;18(2):174–6.

2. den Hollander AI, Lopez I, Yzer S, Zonneveld MN, Janssen IM, Strom TM, et al. Identification of novel mutations in patients with Leber congenital amaurosis and juvenile RP by genome-wide homozygosity mapping with SNP microarrays. Invest Ophthalmol Vis Sci. 2007;48(12):56908.

3. Hanein S, Perrault I, Gerber S, Tanguy G, Barbet F, Ducroq D, et al. Leber congenital amaurosis: comprehensive survey of the genetic heterogeneity, refinement of the clinical definition, and genotype-phenotype correlations as a strategy for molecular diagnosis. Hum Mutat. 2004;23(4):306–17.

4. Paloma E, Hjelmqvist L, Bayes M, García-Sandoval B, Ayuso C, Balcells S, et al. Novel mutations in the TULP1 gene causing autosomal recessive retinitis pigmentosa. Invest Ophthalmol Vis Sci. 2000;41(3):656–9.

5. Kannabiran C, Singh H, Sahini N, Jalali S, Mohan G. Mutations in TULP1, NR2E3, and MFRP genes in Indian families with autosomal recessive retinitis pigmentosa. Mol Vis. 2012;18:1165–74.

6. Iqbal M, Naeem MA, Riazuddin SA, Ali S, Farooq T, Qazi ZA, et al. Association of pathogenic mutations in TULP1 with retinitis pigmentosa in consanguineous Pakistani families. Arch Ophthalmol. 2011;129(10):1351–7.

7. Abbasi AH, Garzozi HJ, Ben-Yosef T. A novel splice-site mutation of TULP1 underlies severe early-onset retinitis pigmentosa in a consanguineous Israeli Muslim Arab family. Mol Vis. 2008;14:675–82.

8. Mataftsi A, Schorderet DF, Chachoua L, Boussalah M, Nouri MT, Barthelmes D, et al. Novel TULP1 mutation causing leber congenital amaurosis or early onset retinal degeneration. Invest Ophthalmol Vis Sci. 2007;48(11):5160–7.

9. den Hollander AI, van Lith-Verhoeven JJ, Arends ML, Strom TM, Cremers FP, Hoyng CB. Novel compound heterozygous TULP1 mutations in a family with severe early-onset retinitis pigmentosa. Arch Ophthalmol. 2007;125(7):932–5.

10. Roosing S, van den Born LI, Hoyng CB, Thiadens AA, de Baere E, Collin RW, et al. Maternal Uniparental Isodisomy of chromosome 6 reveals a TULP1 mutation as a novel cause of cone dysfunction. Ophthalmology. 2013;120(6):1239–46.

第83章

USH2A

USH2A 编码 usherin 蛋白。*USH2A* 突变是非综合征性常染色体隐性遗传 RP(10%~15%)[1,2]和 2 型 Usher 综合征(RP 和听力损伤)最常见的原因[3-6]。

非综合征性 RP 患者晚期仍有部分视力存留[1,7-9]。眼底表现为轻度或无色素沉着、周边 RPE 萎缩或脱色素、部分患者有 CME(图 83.1 和图 83.2a)。全视野ERG 和动态视野的表现与典型 RP 一致。眼底自发荧光可表现为黄斑周围环形强自发荧光(图 83.2b),随着时间推移而向中心扩展[8]。Sandberg 等人的研究显示*USH2A* 突变患者在中位年龄 58 岁时,达到法定盲(由于视野或视力丧失)。且视力、视野范围、30Hz 闪光 ERG 振幅每年分别下降 2.6%、7.0%和 13.2%[10]。

约 80%的 2 型 Usher 综合征由 *USH2A* 突变引起。患者通常在出生时即出现轻度至中度的感音神经性耳聋(高频声音更严重),前庭功能正常,其他情况良好。有证据表明,部分患者的听力会随着年龄增长而进一步下降[11,12]。20 岁前会出现夜盲症和周边视野丧失的眼部特征,随年龄增长而逐渐加重,进展速度可能不同,家系内或家系间具有显著的表型差异[10,13-16]。检眼镜检查可见轻度或无色素沉着(图 83.1 和图 83.2a),周边 RPE 萎缩或脱色素(图 83.3)。眼底自发荧光可见黄斑区环形强自发荧光(图 83.2b);部分患者出现 CME。全视野 ERG 通常呈熄灭型[17,18]。

有研究报道了一例有 3 种独特的 *USH2A* 变异的家系,家系成员的临床表现取决于所携带的 2 种变异,分别表现为非综合征性 RP 或是 Usher 综合征[8]。然而,因为家系内及家系间的基因型–表型差异显著,目前尚未发现可靠的基因型–表型相关性[10,15,16]。

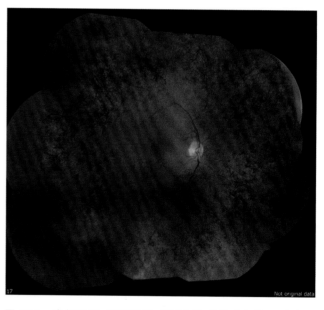

图 83.1 病例摘要:患有视杆–视锥细胞营养不良的 31 岁的男性右眼彩色眼底照片拼图,显示视网膜中周部骨细胞样色素沉着,视网膜血管变细,为 RP 的典型眼底特征。

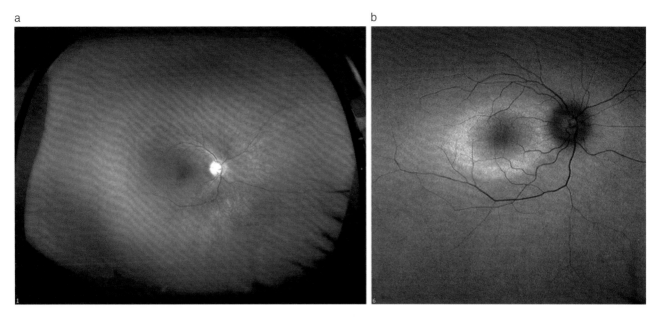

图 83.2 病例摘要:患有 Usher 综合征的 17 岁女性。(a)右眼广角彩色眼底照片,显示中心凹反光模糊,视盘周围萎缩。(b)广角眼底自发荧光,显示黄斑区一个较宽的强自发荧光环。

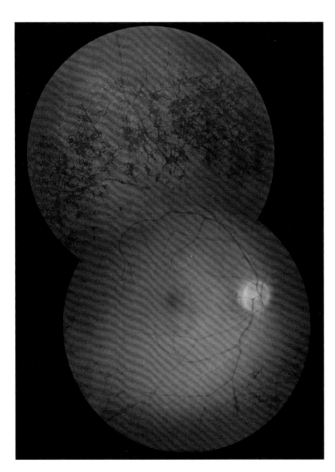

图 83.3 病例摘要:患有 Usher 综合征的 23 岁女性的右眼彩色眼底照片拼图,显示中周部浓重的骨细胞样色素沉着,视网膜血管变细,为 RP 典型特征。

(陶思羽 译 雷博 校)

参考文献

1. Rivolta C, Berson EL, Dryja TP. Paternal uniparental heterodisomy with partial isodisomy of chromosome 1 in a patient with retinitis pigmentosa without hearing loss and a missense mutation in the Usher syndrome type II gene USH2A. Arch Ophthalmol. 2002;120(11):1566–71.
2. Seyedahmadi BJ, Rivolta C, Keene JA, Berson EL, Dryja TP. Comprehensive screening of the USH2A gene in Usher syndrome type II and non-syndromic recessive retinitis pigmentosa. Exp Eye Res. 2004;79(2):167–73.
3. Eudy JD, Weston MD, Yao S, Hoover DM, Rehm HL, Ma-Edmonds M, et al. Mutation of a gene encoding a protein with extracellular matrix motifs in Usher syndrome type IIa. Science. 1998;280(5370):1753–7.
4. Weston MD, Eudy JD, Fujita S, Yao S, Usami S, Cremers C, et al. Genomic structure and identification of novel mutations in usherin, the gene responsible for Usher syndrome type IIa. Am J Hum Genet. 2000;66(4):1199–210.
5. Dreyer B, Tranebjaerg L, Rosenberg T, Weston MD, Kimberling WJ, Nilssen O. Identification of novel USH2A mutations: implications for the structure of USH2A protein. Eur J Hum Genet. 2000;8(7):500–6.
6. Aller E, Jaijo T, Beneyto M, Nájera C, Oltra S, Ayuso C, et al. Identification of 14 novel mutations in the long isoform of USH2A in Spanish patients with Usher syndrome type II. J Med Genet. 2006;43(11):e55.
7. Rivolta C, Sweklo EA, Berson EL, Dryja TP. Missense mutation in the USH2A gene: association with recessive retinitis pigmentosa without hearing loss. Am J Hum Genet. 2000;66(6):1975–8.
8. Kaiserman N, Obolensky A, Banin E, Sharon D. Novel USH2A mutations in Israeli patients with retinitis pigmentosa and Usher syndrome type 2. Arch Ophthalmol. 2007;125(2):219–24.
9. Xu W, Dai H, Lu T, Zhang X, Dong B, Li Y. Seven novel mutations in the long isoform of the USH2A gene in Chinese families with nonsyndromic retinitis pigmentosa and Usher syndrome type II. Mol Vis. 2011;17:1537–52.

10. Sandberg MA, Rosner B, Weigel-DiFranco C, McGee TL, Dryja TP, Berson EL. Disease course in patients with autosomal recessive retinitis pigmentosa due to the USH2A gene. Invest Ophthalmol Vis Sci. 2008;49(12):5532–9.

11. Sadeghi M, Cohn ES, Kelly WJ, Kimberling WJ, Tranebjoerg L, Moller C. Audiological findings in Usher syndrome types IIa and II (non-IIa). Int J Audiol. 2004;43(3):136–43.

12. Pennings RJE, Fields RR, Huygen PLM, Deutman AF, Kimberling WJ, Cremers CWRJ. Usher syndrome type III can mimic other types of Usher syndrome. Ann Otol Rhinol Laryngol. 2003;112(6):525–30.

13. Iannaccone A, Kritchevsky SB, Ciccarelli ML, Tedesco SA, Macaluso C, Kimberling WJ, et al. Kinetics of visual field loss in Usher syndrome type II. Invest Ophthalmol Vis Sci. 2004;45(3):784–92.

14. Pennings RJ, Huygen PL, Orten DJ, Wagenaar M, van Aarem A, Kremer H, et al. Evaluation of visual impairment in Usher syndrome 1b and Usher syndrome 2a. Acta Ophthalmol Scand. 2004;82(2):131–9.

15. Bernal S, Medà C, Solans T, Ayuso C, Garcia-Sandoval B, Valverde D, et al. Clinical and genetic studies in Spanish patients with Usher syndrome type II: description of new mutations and evidence for a lack of genotype – phenotype correlation. Clin Genet. 2005;68(3):204–14.

16. Schwartz SB, Aleman TS, Cideciyan AV, Windsor EA, Sumaroka A, Roman AJ, et al. Disease expression in Usher syndrome caused by VLGR1 gene mutation (USH2C) and comparison with USH2A phenotype. Invest Ophthalmol Vis Sci. 2005;46(2):734–43.

17. Nakanishi H, Ohtsubo M, Iwasaki S, Hotta Y, Mizuta K, Mineta H, et al. Identification of 11 novel mutations in USH2A among Japanese patients with Usher syndrome type 2. Clin Genet. 2009;76(4):383–91.

18. Nakanishi H, Ohtsubo M, Iwasaki S, Hotta Y, Usami S, Mizuta K, et al. Novel USH2A mutations in Japanese Usher syndrome type 2 patients: marked differences in the mutation spectrum between the Japanese and other populations. J Hum Genet. 2011;56(7):484–90.

第 84 章

VCAN

VCAN 编码 4 种细胞外基质(ECM)亚型(因 7 号及 8 号内含子的可变剪接),它们是玻璃体的组成部分,可能参与其修复和保持结构的完整性[1,2]。突变只发生在 7 号内含子剪接受体区域和 8 号内含子剪接供体区域,引起 V2 和 V3 亚型的过表达,导致 Wagner 综合征(WS)[1,3]。

目前所知,Wagner 综合征均由 *VCAN* 突变引起,该病为常染色体显性遗传。通常青春期发病,但也有在儿童早期发病的报道[4]。视力及视力下降进展程度在家系间及家系内差异很大[3],但年轻患者(20~50 岁[4])一般在正常范围内,老年患者则严重下降[5]。其他特征有近视、早发性白内障、进展性夜盲症和视网膜脱离的风险[1,3,4]。裂隙灯下 Wagner 综合征的特征性表现是玻璃体空腔伴丝状、膜状或面纱状[1,3,4]。除中心凹异位、视盘内陷和无粘连性葡萄膜炎外[3,4],还可见脉络膜视网膜萎缩伴视网膜内色素迁移[3]。暗适应和明适应 ERG 反应在各家系内表现程度各异,a 波和 b 波振幅均降低[2,3]。视野表现为环形暗点,最终可进展为中心视力的丧失[4]。

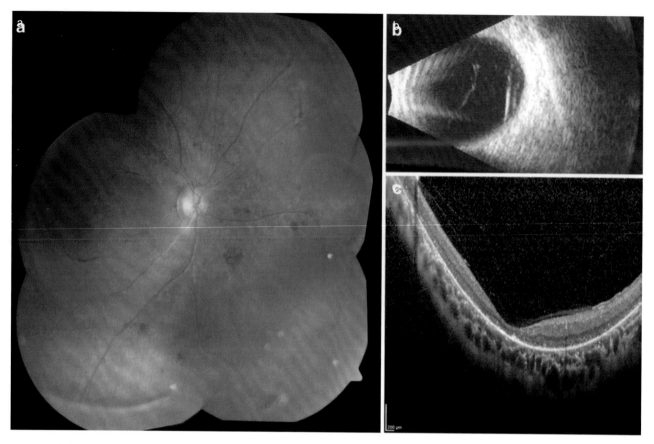

图 84.1   病例摘要：患有 *VCAN* 突变的 31 岁女性。(a)右眼彩色眼底照片，显示弥漫性视网膜萎缩，靠近血管弓及中心凹处更明显。(b)右眼 B 超可见玻璃体腔内膜样结构。(c)右眼 SD–OCT，显示视网膜广泛变薄，椭圆体带消失，中心凹萎缩。

（陶思羽 译   雷博 校）

参考文献

1. Kloeckener-Gruissem B, Neidhardt J, Magyar I, Plauchu H, Zech JC, Morlé L, et al. Novel VCAN mutations and evidence for unbalanced alternative splicing in the pathogenesis of Wagner syndrome. Eur J Hum Genet. 2013;21(3):352–6.

2. Kloeckener-Gruissem B, Amstutz C. VCAN-related vitreoretinopathy. 2009 [Updated 2016]. In: Pagon RA, Adam MP, Ardinger HH, et al., editors. GeneReviews® [Internet]. Seattle: University of Washington, Seattle; 1993–2017. Available from: https://www.ncbi.nlm.nih.gov/books/NBK3821/.

3. Rothschild PR, Brézin AP, Nedelec B, Burin d, Roziers C, Ghiotti T, et al. A family with Wagner syndrome with uveitis and a new versican mutation. Mol Vis. 2013;19:2040–9.

4. Meredith SP, Richards AJ, Flanagan DW, Scott JD, Poulson AV, Snead MP. Clinical characterisation and molecular analysis of Wagner syndrome. Br J Ophthalmol. 2007;91(5):655–9.

5. Zech JC, Morlé L, Vincent P, Alloisio N, Bozon M, Gonnet C, et al. Wagner vitreoretinal degeneration with genetic linkage refinement on chromosome 5q13-q14. Graefes Arch Clin Exp Ophthalmol. 1999;237(5):387–93.

索 引